一杯好茶喝出健康

采薇◎编著

中国纺织出版社有限公司

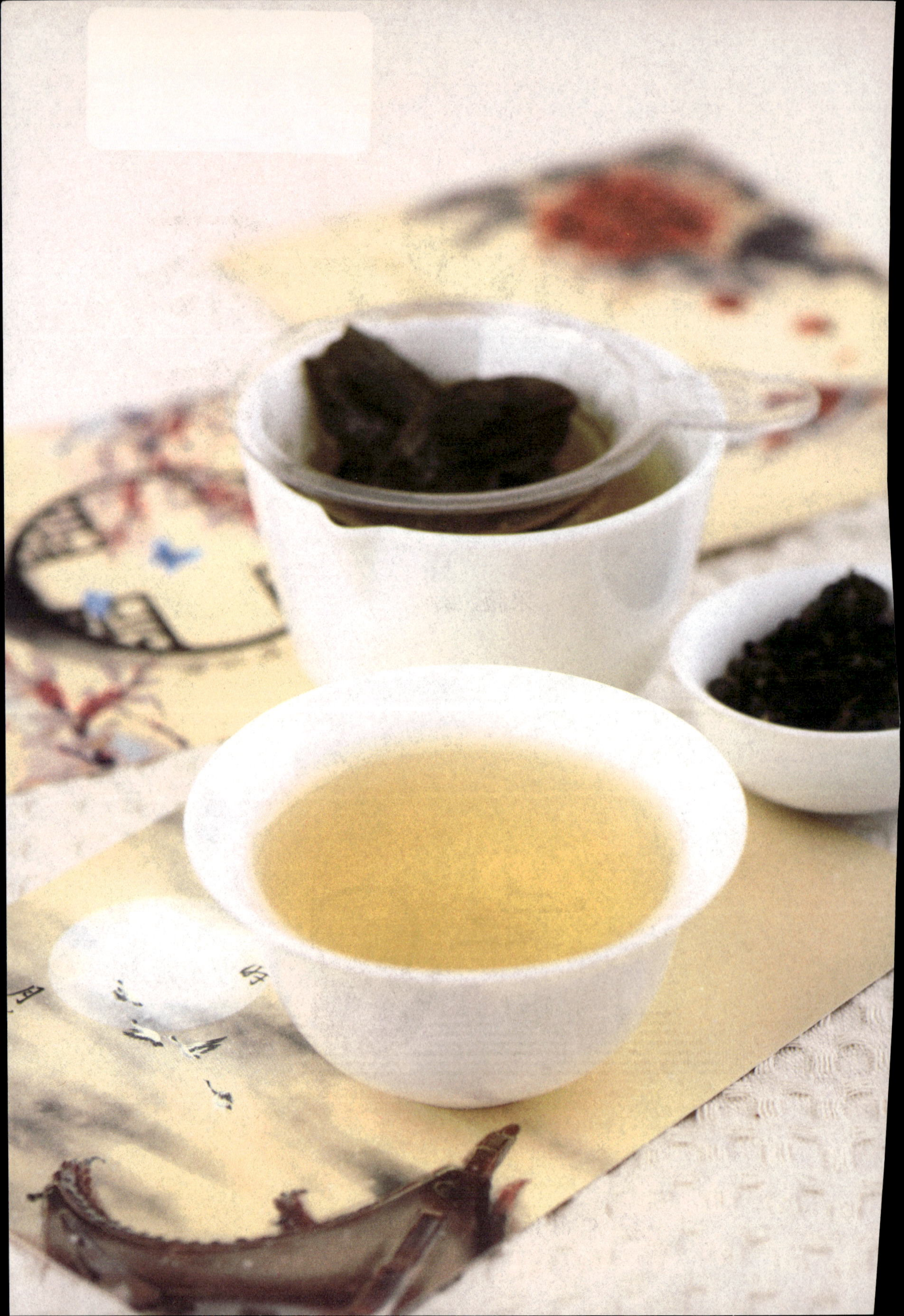

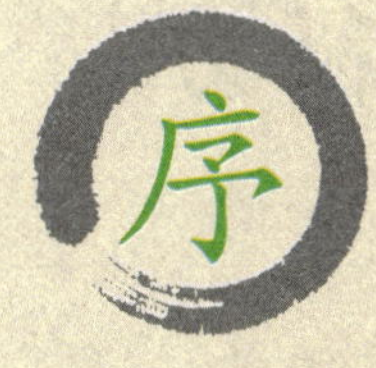

近年来，几乎在世界范围内兴起了回归自然的热潮。所谓回归自然，就是一切要顺应自然，从食品到饮品、药品，都要求尽量是天然产品。这一热潮的兴起不是没有原因的，在医疗保健方面，化学药品、抗生素的大量应用，酿成了许多医源性疾病，其毒副反应令人咋舌。所以，人们开始回归自然和传统，从饮食和自然疗法中寻找打开健康之门的钥匙。

茶疗在我国民间流传很广，如有轻微不适或大病初愈，人们第一个反应不是吃打针吃药，而是喝杯药茶来调理，往往收效很好。从防疫、防病到治病、调养，一杯茶的作用不可小视。

根据“神农尝百草，一日遇七十二毒，得茶而解之”的传说，迄今茶叶已有4000年的历史，若从《神农本草经》的记载起算，也已经有了2000多年的历史。现在，茶叶不仅仅是世界四大天然饮料之一，而且具有清热解毒、消食等药用功效。

除了茶叶之外，很多中草药也是泡茶的常用材料，这就形成了“无茶之茶”的药茶概念，应用的灵活性和使用范围都大大提高。

爱茶，不必拘泥于形式大于内容的繁琐程序，不必热衷多少钱一斤的财富比拼，真正的热爱就是让它成为自己生活的一部分，每天喝茶就像每天要吃饭、睡觉一样自然而然，简单随性，丰俭由人，因时而变，因人而异。只要坚持下去，不但能拥有健康，还能拥有一份自然平和的心态。

采薇

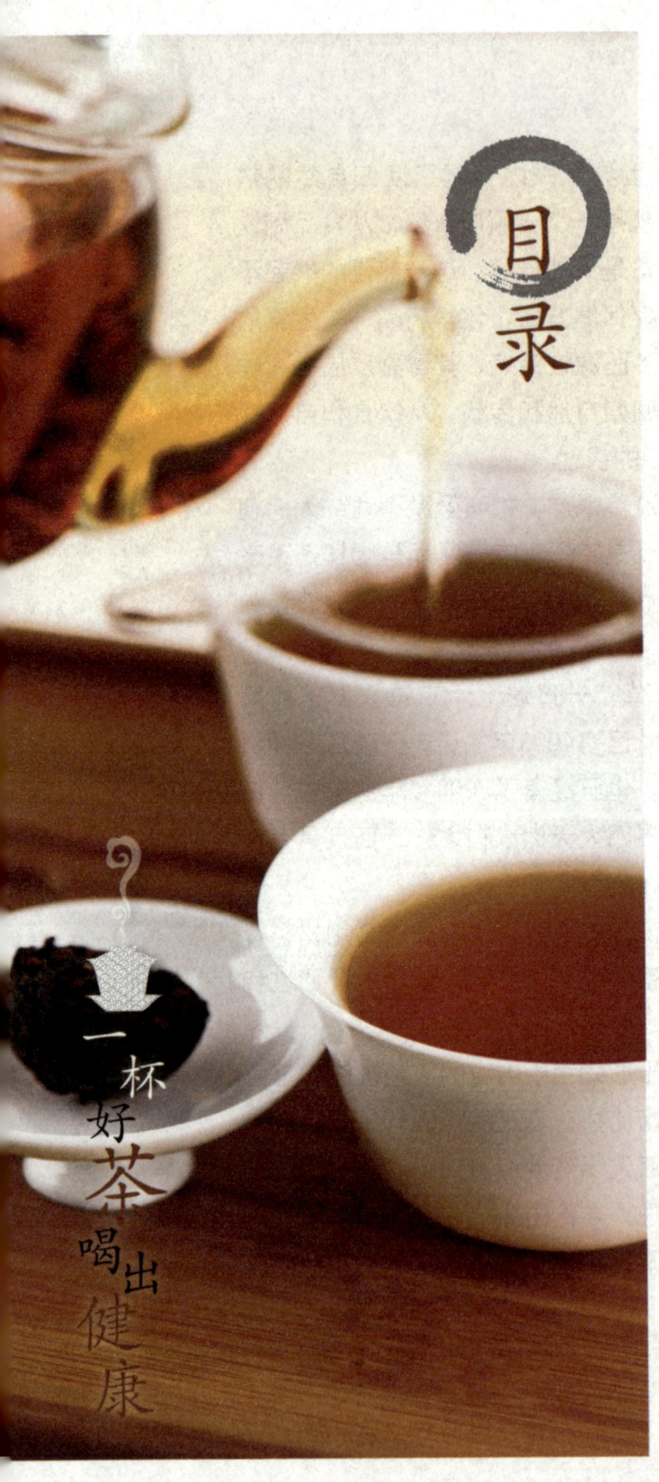

壹 茶杯里的健康秘方

贰 跟着季节喝茶

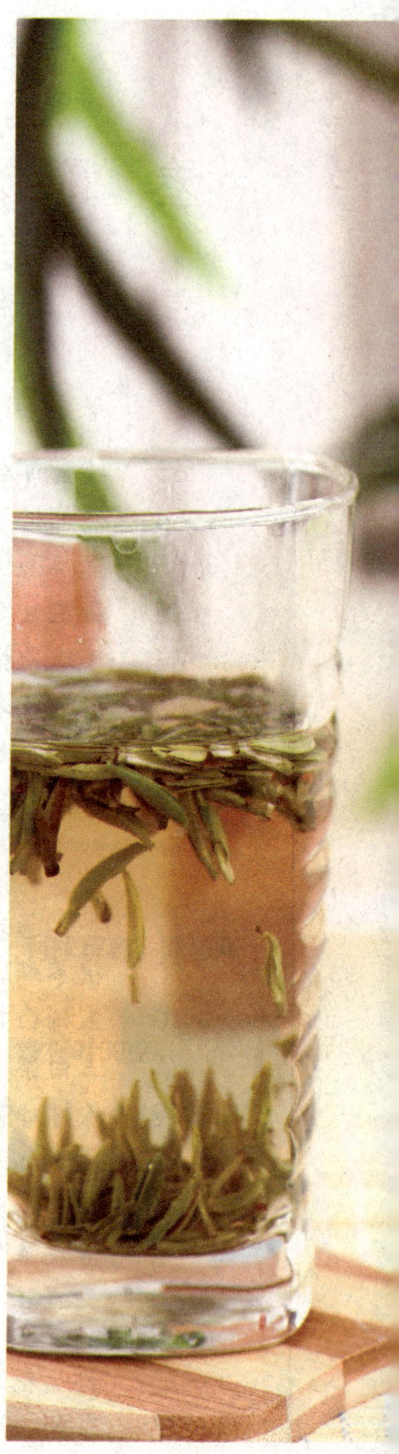

叁 喝出健康美人茶

肆 上班泡杯保健茶

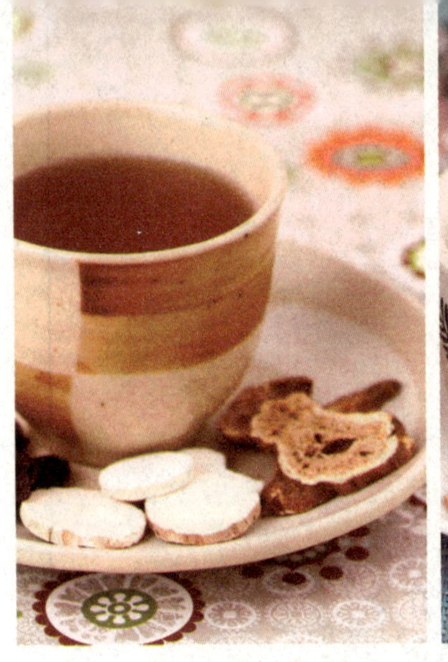
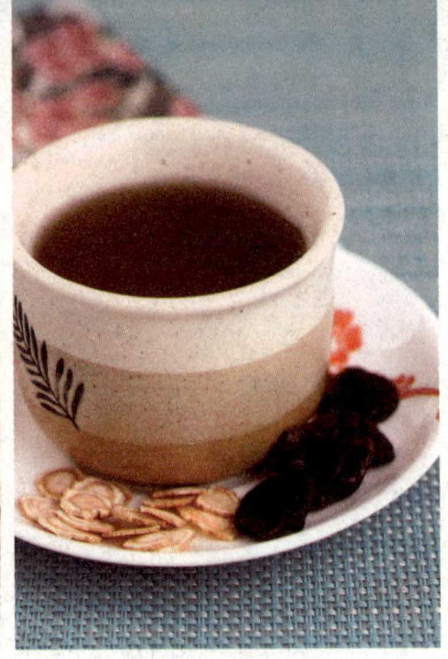
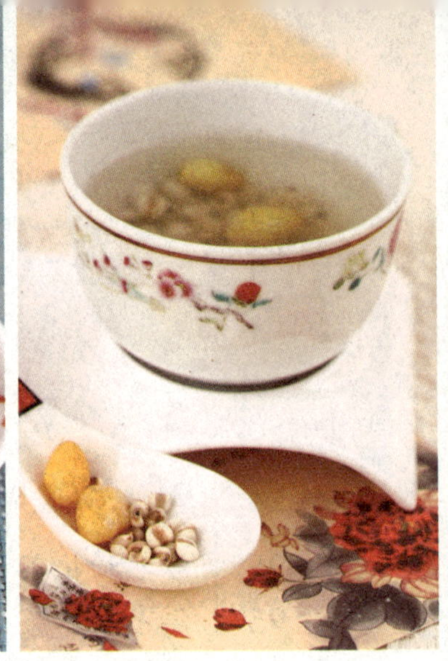

伍 延年益寿不老茶

陆 常见病调养茶

柒 旅途中的随身茶

附录

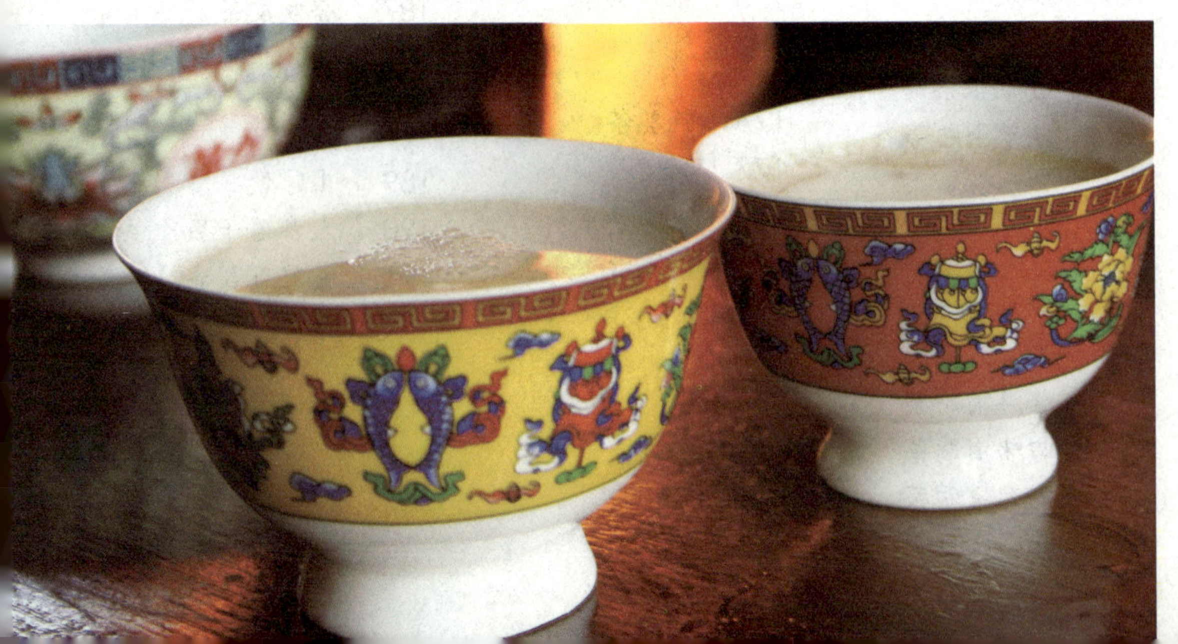

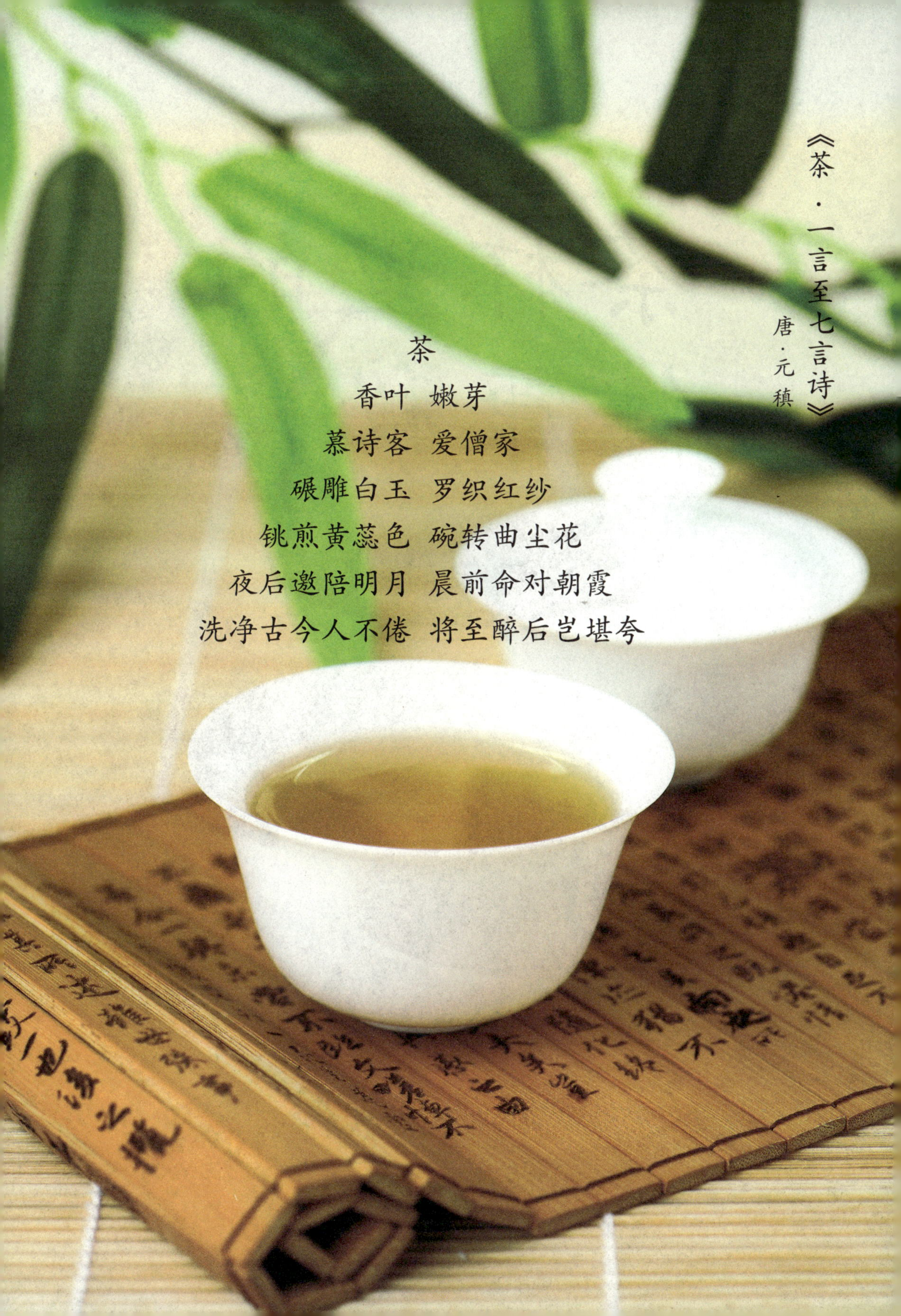

《茶·一言至七言诗》
唐·元稹
茶
香叶 嫩芽
慕诗客 爱僧家
碾雕白玉 罗织红纱
铫煎黄蕊色 碗转曲尘花
夜后邀陪明月 晨前命对朝霞
洗净古今人不倦 将至醉后岂堪夸

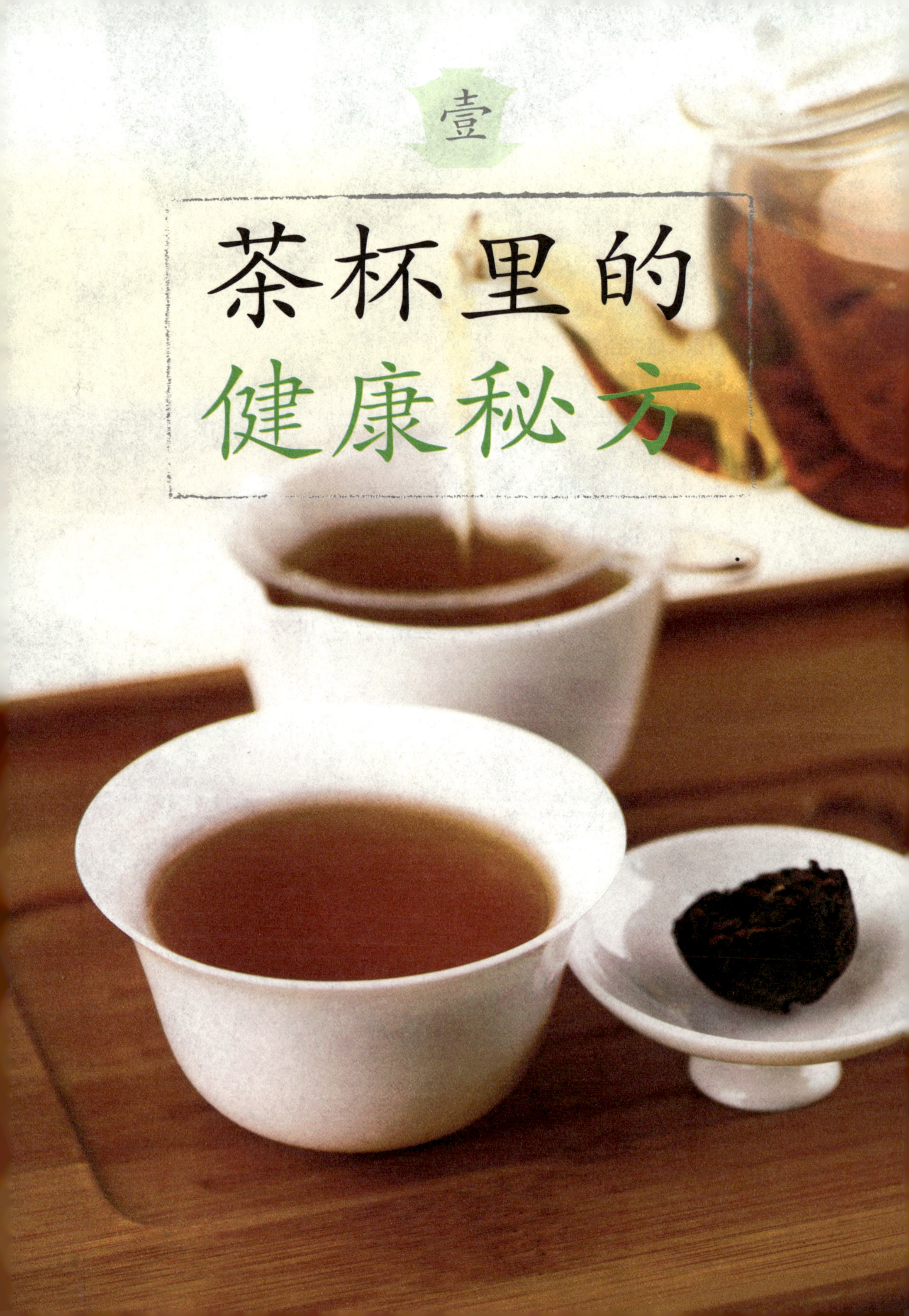

壹

茶杯里的健康秘方

茶的保健功效

茶是一种优质饮品。根据历代中医药书籍记载和实践证明，茶有多种保健功能，对许多疾病有一定的预防和调理作用。据药理研究，茶叶含有咖啡碱、茶碱、可可碱、嘌呤碱、黄酮类、儿茶素、酚类、酯类、芳香油化合物、氨基酸、多种维生素，以及钙、磷、铁、碘、锰、钼、锌、铜、锗、氟、硒等常量元素和微量元素，共有300多种成分，对人体健康有重要作用。

提神醒脑

人们在精神疲惫的时候，喝一杯新泡的茶，顿觉精神爽朗。茶叶中的生物碱主要是咖啡碱，能兴奋高级中枢神经，增强大脑皮层的兴奋性，使精神兴奋、思想活跃、思维敏捷，并能消除疲劳，提高工作效率。

清利头目

长期饮茶能够清利头目，具有提神醒脑、聪耳明目的作用。肝开窍于目，一旦肝火上升则目赤肿痛，饮茶能防治肝火上亢，清利头目。茶叶中还含多种有保护视力作用的维生素，常饮茶对减少眼疾、护眼明目、预防白内障均有积极的作用。

美容护肤

茶多酚是水溶性物质，用茶汤洗脸能清除面部的油腻，收敛毛孔，具有消毒、灭菌、抗皮肤老化，减少日光中紫外线辐射对皮肤的损伤等作用。

减肥降脂

饮茶减肥最为简便易行，市售的许多减肥降脂茶就是以茶叶为基质的。茶叶中的咖啡碱能提高胃液的分泌量，可以帮助消化，增强分解脂肪的能力。因此，饮茶有“久食令人瘦”、消脂去油的效果。

延缓衰老

茶叶中富含茶多酚，而茶多酚具有很强的抗氧化性和生物活性，有阻断脂质过氧化反应、清除活性酶的作用，是人体自由基的清除剂。由于自由基是造成人体衰老的元凶，所以，茶多酚的抗衰老效果非常明显。

抑制心血管疾病

茶多酚对人体脂肪代谢有着重要作用。人体的胆固醇、甘油三酯等含量高时，血管内壁脂肪沉积，血管平滑肌细胞增生后形成动脉粥样化斑块，进而引起多种心血管疾病。茶多酚，尤其是茶多酚中的儿茶素及其氧化产物茶黄素等，有助于使这种斑状增生受到抑制，使纤维蛋白原水平降低，使凝血变清，抑制动脉粥样硬化的发生。

防癌

茶多酚可以阻断亚硝酸铵等多种致癌物质在体内的合成，并具有直接杀伤癌细胞和提高机体免疫力的作用。据有关资料显示，常饮茶对胃癌、肠癌等多种癌症有一定的预防作用。

预防和治疗辐射伤害

茶多酚及其氧化产物具有吸收放射性物质锶90和钴60毒害的能力。临床实验证实，对肿瘤患者在放射治疗过程中引起的轻度放射病、白细胞减少症等，用茶叶提取物进行治疗，有效率高于80%。

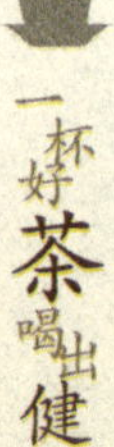

抑制和抵抗病毒、细菌

茶多酚有较强的收敛作用，对细菌、病毒有明显的抑制和杀灭作用，有明显的消炎止泻效果。有不少医疗单位应用茶叶制剂治疗急性和慢性痢疾、阿米巴痢疾、流感，效果不错。

利尿解乏

茶叶中的咖啡碱可刺激肾脏，促使尿液迅速排出体外，提高肾脏对毒素的滤出率，减少有害物质在肾脏中的滞留时间。咖啡碱还可帮助排出尿液中的过量乳酸，有助于尽快消除身体疲劳。

护齿清口

茶叶中含氟量较高，且是碱性饮料，对预防龋齿、护齿、坚齿都有益。饭后以茶漱口，可显著降低龋齿发生率，并能净化口腔、清新口气。

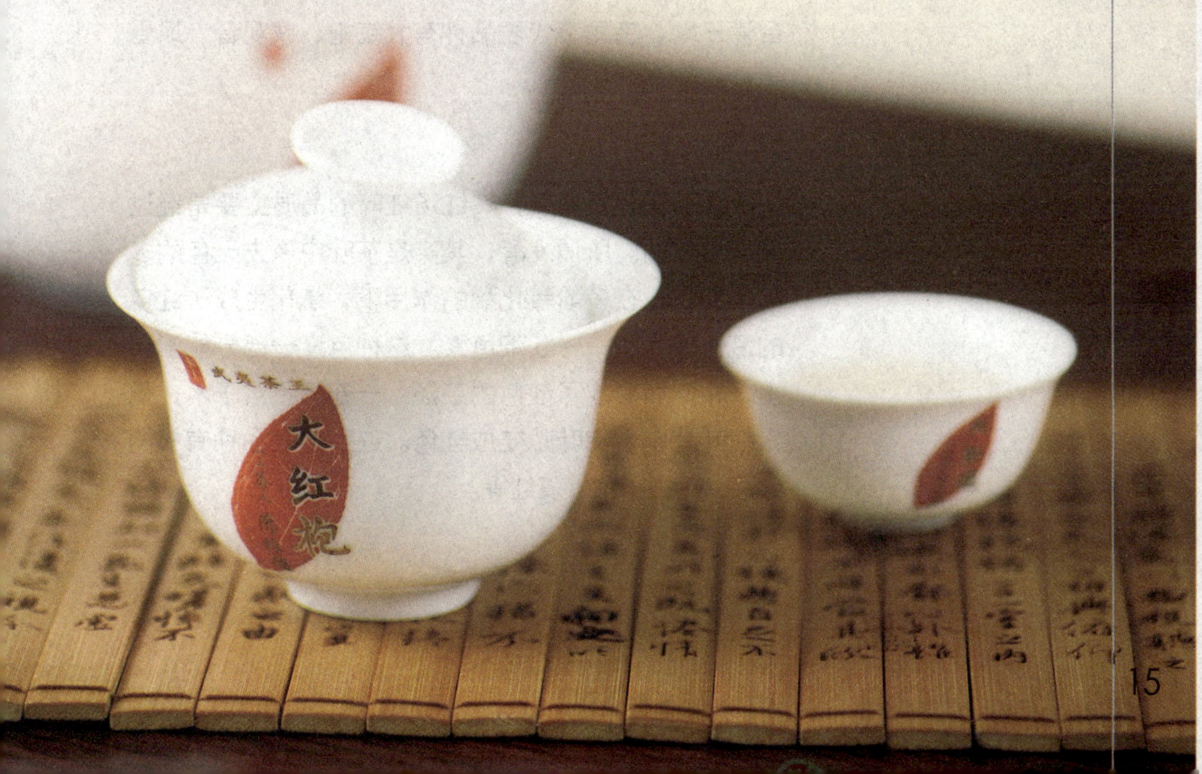

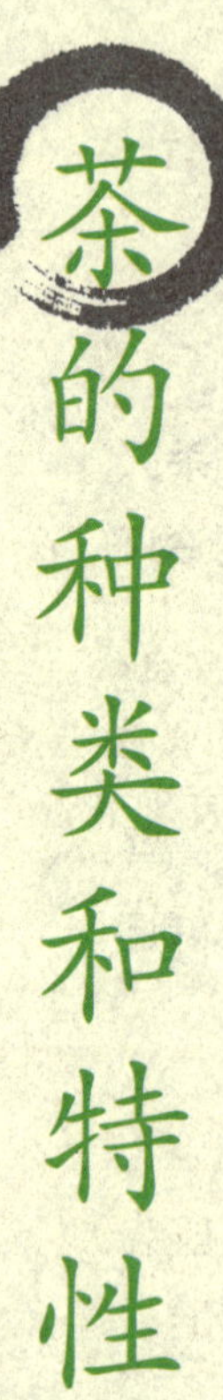

茶的种类和特性

基本茶类

绿茶

绿茶是我国产量最多的一类茶叶，每年出口数万吨，占世界绿茶贸易量的70%。绿茶的基本工艺流程分为杀青、揉捻、干燥三个步骤，为不发酵茶。绿茶的代表品种有西湖龙井、碧螺春、黄山毛峰、太平猴魁、眉茶等。

乌龙茶

乌龙茶属于半发酵茶，是介于不发酵的绿茶与全发酵的红茶之间的一类茶叶，色泽青褐，因此也称为“青茶”。典型的乌龙茶，叶片中间呈绿色，叶边呈红色，冲泡后，叶片上有红有绿，有“绿叶镶红边”的美称。乌龙茶汤色红黄，有天然花香，滋味浓醇，具有独特的韵味。乌龙茶主要产于福建、广东、中国台湾三地。乌龙茶代表品种有大红袍、铁观音、凤凰单枞、台湾高山茶等。

红茶

红茶是全发酵茶，其红汤红叶的品质主要是经过发酵形成的。所谓发酵，其实是茶叶中原先无色的多酚类物质，在多酚氧化酶的作用下，氧化生成了红色的氧化聚合物——红茶色素。这种色素一部分能溶于水，冲泡后形成了红色的茶汤；一部分不溶于水，积累在叶片中，使叶片变成红色。红茶代表品种有祁门红茶、正山小种、滇红等。

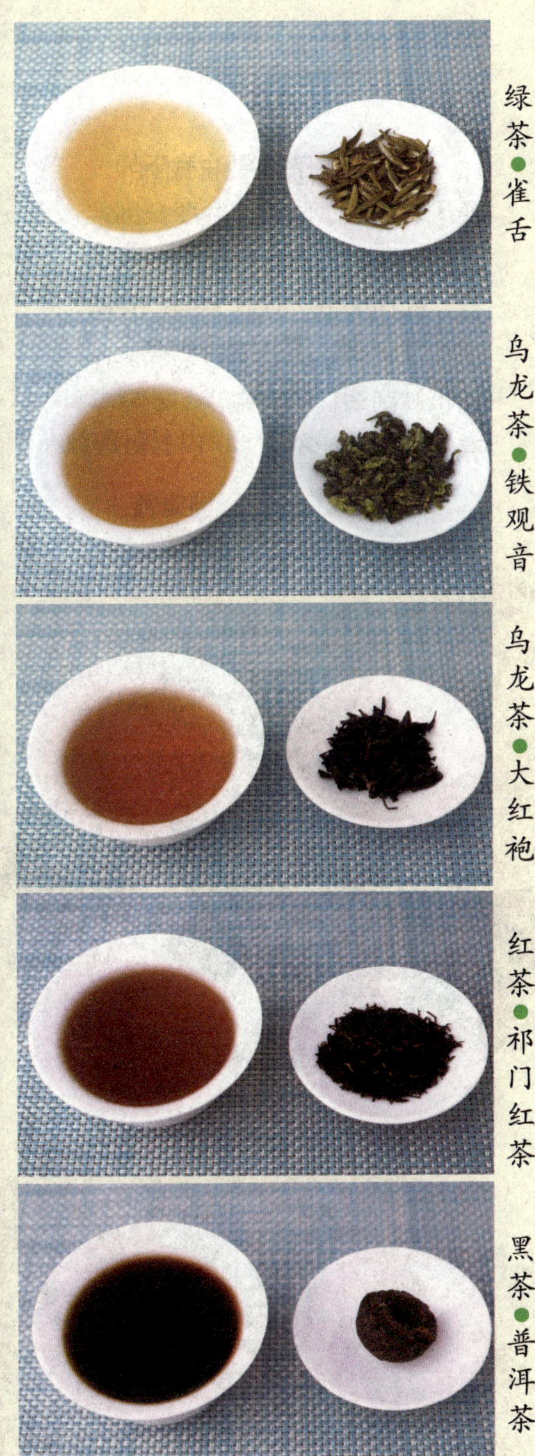

绿茶●雀舌

乌龙茶●铁观音

乌龙茶●大红袍

红茶●祁门红茶

黑茶●普洱茶

黑茶

黑茶制作的基本工艺流程是杀青、揉捻、渥堆、干燥。黑茶一般原料较粗老，加之制作过程中堆积发酵时间较长，因而叶色油黑或黑褐，故称黑茶。黑茶主要供边区少数民族饮用，所以又称边销茶。黑毛茶是压制各种紧压茶的主要原料，各种黑茶的紧压茶是藏、蒙、维等民族的日常生活必需品。黑茶的代表品种有黑砖、普洱茶、六堡茶、老青砖等。

除了以上四种主要的茶类外，还有白茶和黄茶。

白茶属轻微发酵茶，常选用芽叶上白茸毛较多的品种，如福鼎大白茶、白毫银针、白牡丹、贡眉、寿眉等。

黄茶的特点是黄汤黄叶，这是制茶过程中闷堆渥黄的结果。根据芽叶的嫩度与大小可分为黄大茶、黄小茶与黄芽茶。代表品种有君山银针、蒙顶黄芽、霍山黄芽、大叶青等。

花草茶类

习惯上，我们把除了茶之外，由天然芳香花草植物泡制而成、具有一定保健价值的饮料，统称为“花草茶”。这其中既有中国传统的花草，如菊花、茉莉花、玫瑰花、月季花、桃花、白梅花、腊梅花、薄荷、金银花、野菊花、百合花等，也有来自欧洲的传统花草，如迷迭香、薰衣草、洋甘菊、柠檬草、金盏花等，这些花草在各地的茶叶专柜都不难寻觅。

花草茶一般富含芳香油（挥发油）类、单宁、苦味素、类黄酮、配糖体及维生素、矿物质等成分，普遍具有轻盈、发散的特点，有助于发汗解表、祛风散热、消除积滞、理气活血，对缓解炎症、头痛、紧张、烦闷、躁热、气滞、抑郁等都有很大帮助，不少花类对调理女性月经有特效，是女性的养颜保健之宝。此外，由于花草类材料含有的芳香物质较多，所以又比一般药茶清香甘甜，更易于被人们接受，适用人群也更为广泛。

保存花草茶时要注意干燥、通风、防晒、防虫，并要分别存放，不要混合存放，以免香气混杂，品质降低。保存时间过长会使花草香气尽失，原有的保健作用也被削弱，一般来说，花草茶存放不要超过2年。

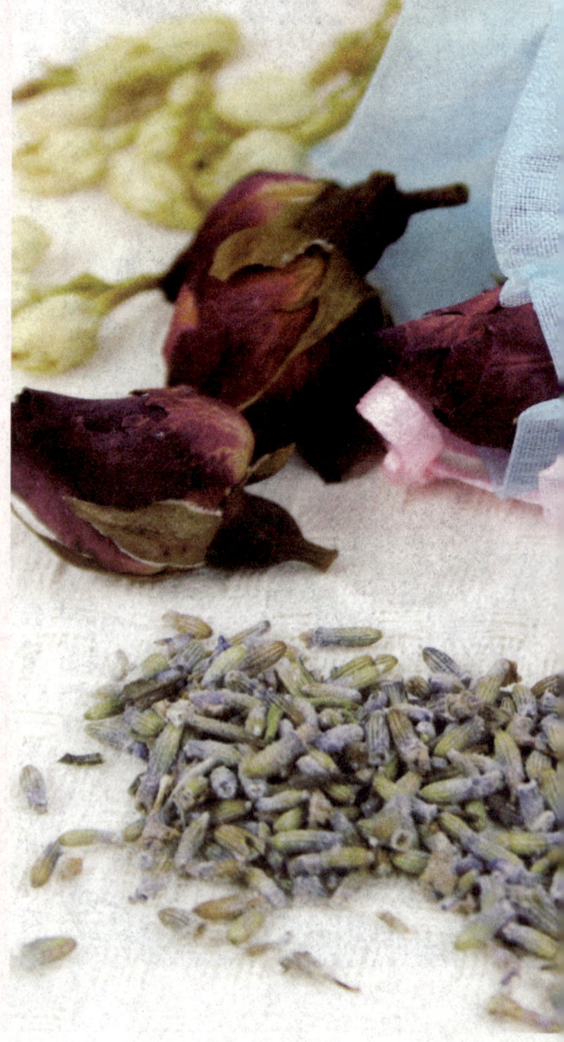

果蔬茶类

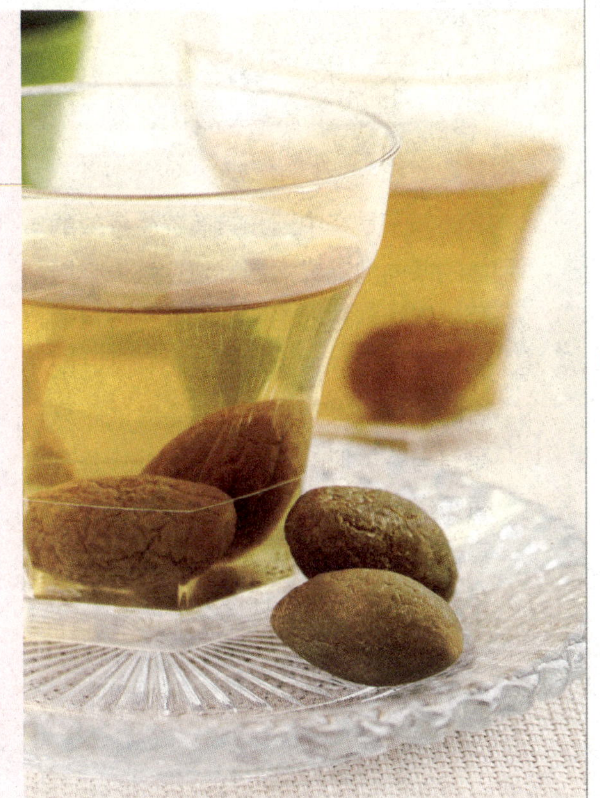

水果和蔬菜也是制作茶饮的重要材料，在很多传统古方中都有关于果蔬茶的记载。不少水果和蔬菜含汁液丰富，非常适合做成茶饮来喝着吃。而且果蔬茶的材料本身就是日常食品，安全性高、适用范围广、取材容易，是茶饮中非常多见的品种。

从营养价值上讲，水果和蔬菜可以说是维生素、矿物质和膳食纤维的宝库，有促进消化、清肠排毒、通利二便、净化血液、保护心血管、护肤养颜、控制体重等作用。水果、蔬菜中还富含萜类化合物、有机硫化合物、类黄酮物质、植物多糖等，这些成分的生理功能主要表现在抗氧化、提高免疫力、防癌、抗感染、降低血脂、延缓衰老等，对调节人体代谢平衡、预防慢性退行性疾病有重要价值。果蔬茶也经常用在调和脾胃、醒酒解酒、降压降脂、美容减肥、改善体质等方面。

果蔬茶的原料有以下几类，不少都是药食两用的材料，保健效果非常好。

- 根茎类：如萝卜、莲藕、甘蔗、胡萝卜、葱、姜、荸荠等。
- 果实类：如冬瓜、苦瓜、西瓜、葡萄、蓝莓、梨、龙眼、樱桃、猕猴桃、山楂、枇杷、橄榄等。
- 果皮类：如橘子皮、西瓜皮、冬瓜皮、石榴皮等。
- 坚果种仁类：如杏仁、大枣、核桃、白果、黑芝麻、花生、栗子、大豆等。
- 叶菜类：如菠菜、芹菜、油菜、大白菜等。

药茶类

药茶是将中药和具有养生疗效的食物共同泡制或煮制，像饮茶一样服用，以达到祛邪治病、防病保健目的的茶饮类型。其中可以有药和茶叶配合的情况，也有完全没有茶叶的，只是有与茶类似的冲泡方法，并代替茶每日多次饮用。喝药茶对于一些轻症患者、需调养人群及预防疾病的人，是非常方便有效的保健方法。

药茶与中药煎剂的区别

药茶和中药煎剂比起来，虽然治病的效果没有汤药来得快，但也有很多独到之处，适合日常保健。

味道较好，常人乐于接受：药茶是以“茶”的形式出现，一般不用太苦味或偏性大的中药，所以比较平和甘甜，一般人都乐于饮用。爱喝才能常喝，而常喝才能起到保健效果。

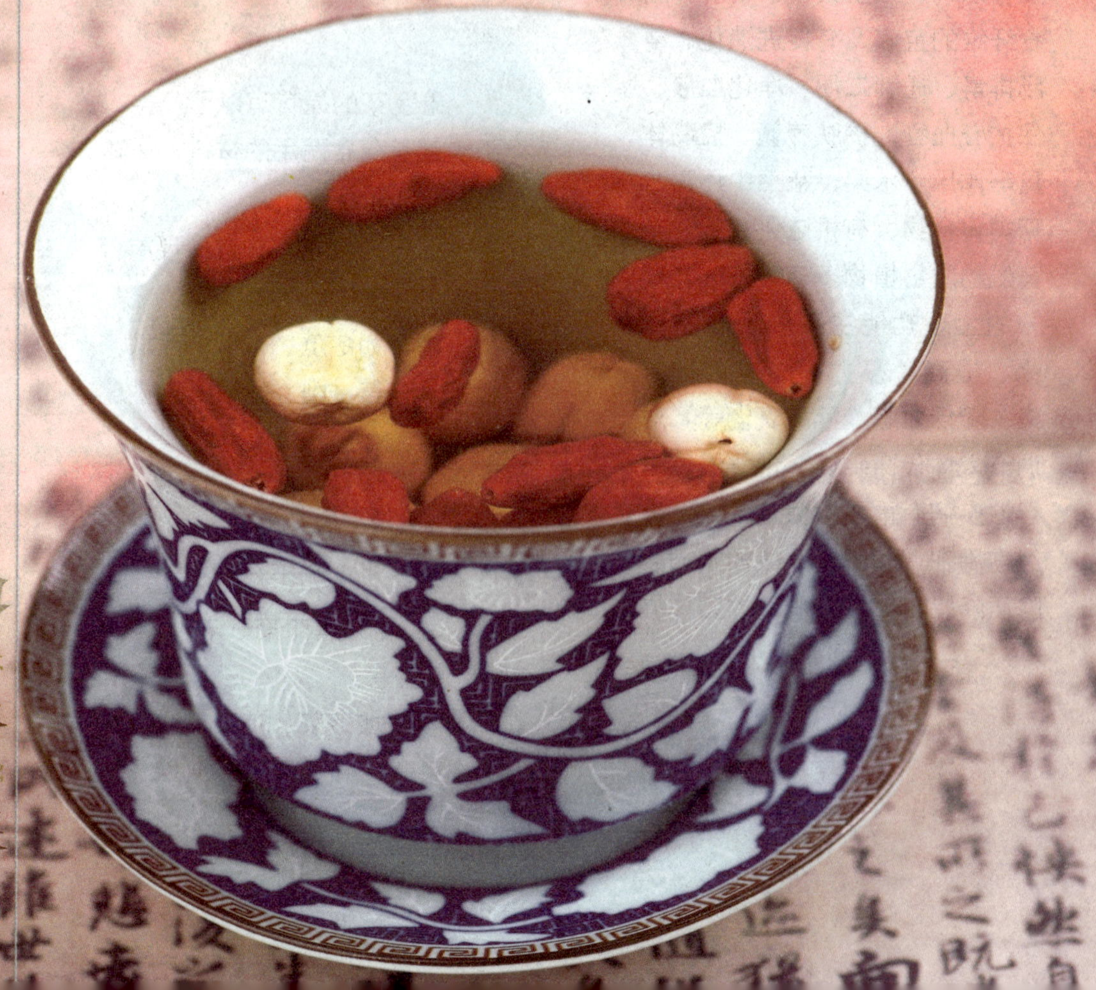

保健为主，适用人群较广：药茶非常适合做保健、调理用，无病强身，对于轻症疾病也有疗效，这就使药茶的适用范围更广，副作用也更小。而对于疾病较重者，还是要以服汤药或西医治疗为主，药茶只能起到辅助作用。

制作和服用更方便：和煎药相比，药茶的制作只需要简单的煮水和冲泡，不像煎汤药那么繁琐，并不拘时间，随时泡服。同时，药茶的温度容易控制，可以根据病情选择恰当的服用温度。

可以多次重复冲泡，疗效持久：某些慢性病患者，经长时间饮服药茶后，其有效成分在体内可达到量化标准，效果持久、稳定。如泌尿系结石病人，持续多次饮服药茶后，能加大药液对结石的冲刷力，有利于结石的缩小和排出。

适合不耐煎煮的材料：对于一些胶类药如阿胶、鹿角胶等不耐高温的药物或含挥发性成分的药物，如菊花、金银花等，还有一些不宜久煎的药，如桑叶、番泻叶等，制成药茶比汤剂更为适宜。

服用药茶的注意事项

一定要根据病情、体质及自身情况合理选用药茶，掌握好用量，不宜过少或超量饮用。尤其是孕妇、脾胃虚弱者或内热上火者，选择药茶前先要了解饮用禁忌。

饮用药茶 2 小时内不宜吃西药，以免影响药效。药茶饮用以趁热为宜，现做现服为佳，一般不宜隔夜再用。

服用发汗解表类的药茶，宜温饮顿服，不拘时候，病除即止。发汗以微微汗出为度，不可大汗淋漓，以免虚脱。

服用补益药茶，宜在饭前服，使之充分吸收；对胃肠道有刺激性的药茶，宜在饭后服，以减轻对胃肠的刺激。饮用药茶期间不宜饮茶、吃萝卜。茶和萝卜都是凉性下气的，会降低补益类药物的功效，所以，补益药茶中一般不放茶叶。

安神类药茶，宜晚上临睡前服。

咽喉疾患所用的清咽茶等，宜冲泡后慢慢湿润于咽部，再缓缓饮服。

服用防疫药茶，宜在疾病流行季节选用。老年保健药茶和治疗慢性病的药茶，应做到经常化和持久化。

茶的冲泡方法

基本茶的冲泡法

基本茶一般采用壶泡法，以边泡边饮为佳。

茶具

茶壶、茶碗或茶杯。茶具最好带盖子，冲泡时可以保持水温，使材料充分泡开，香气完全保留。茶具质地可根据茶的类型来选择。瓷质的茶具是普通茶的不二伴侣；玻璃杯保温性稍差，但观赏性更佳；紫砂壶最适合冲泡乌龙茶、普洱茶，泡出的茶从香气到口感都最优。

冲泡方法

冲泡茶时应先用热水温壶烫杯，放入材料，再倒入沸水，盖上壶盖，闷泡5~15分钟后，茶香成分得以充分释放，此时即可趁热饮用。

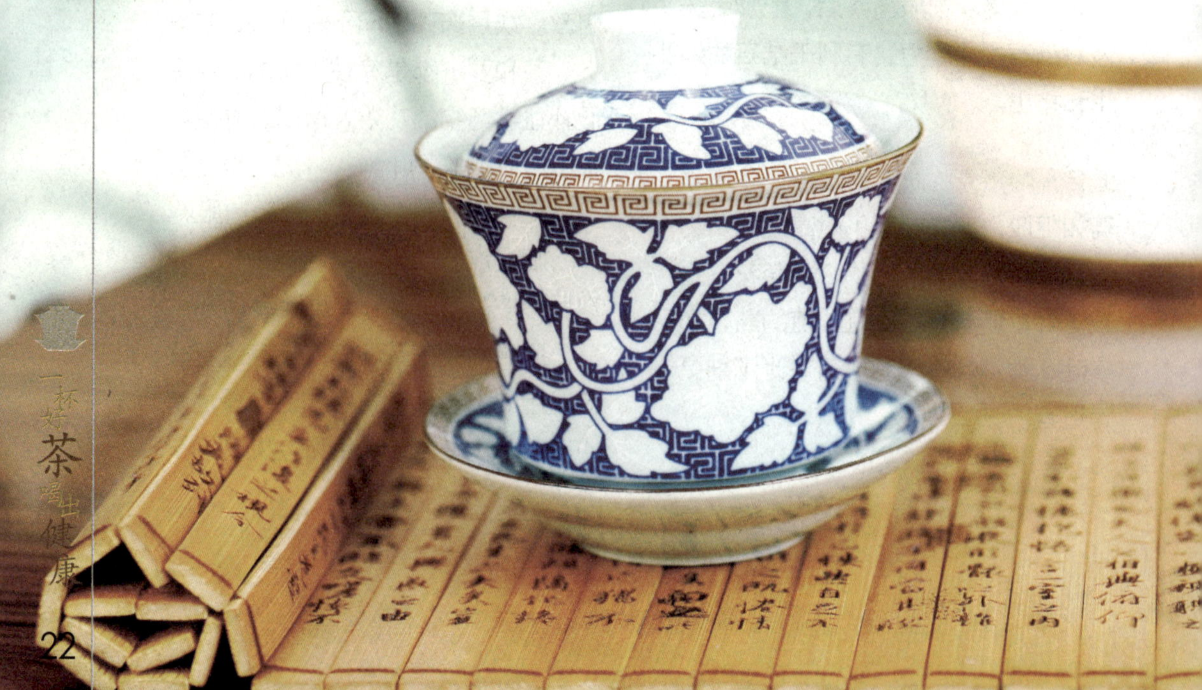

冲泡时间

一般大宗红茶、绿茶，头泡茶以冲泡5分钟为宜。以后，每泡时间增加15秒钟。红碎茶、绿碎茶因经揉切作用，颗粒细小，茶叶中的成分易浸出，冲泡3~4分钟即可。如在茶中加糖或加奶后再冲泡，也以5分钟为宜。

乌龙茶因沏茶时先要用沸水浇淋壶身以预热，且用茶量较大，所以，冲泡时间可缩短为：第1次冲泡时间为1分钟，第2次冲泡时间为1分半钟，第3次为2分钟，第4次为2分半钟，依次递增，以使茶汤不会先浓后淡。

紧压茶为获得较高浓度的茶汤，用煎煮法煮沸茶叶的时间应控制在10分钟以上。

冲泡次数

通常，大宗红茶、绿茶可冲泡2~3次；红茶中的红碎茶只能冲泡1次，工夫红茶可冲泡2~3次；乌龙茶可冲泡4~6次，甚至更多。

水

大宗红茶、绿茶，1克茶冲泡50~60毫升水较为适宜；云南普洱用茶量是它的2倍；细嫩炒青的用茶量还可稍多些。

泡茶的水温也有所不同。泡绿茶、红茶的水温不用太高，一般75~80℃即可；乌龙茶要用100℃的沸水充分泡开才好喝。

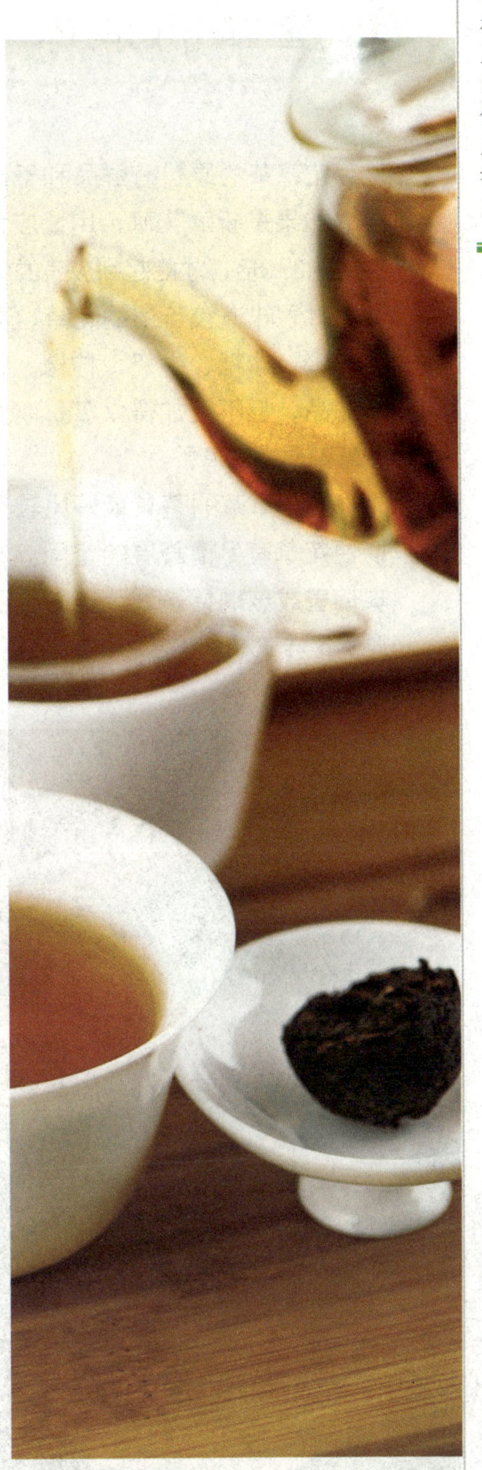

花草茶的冲泡法

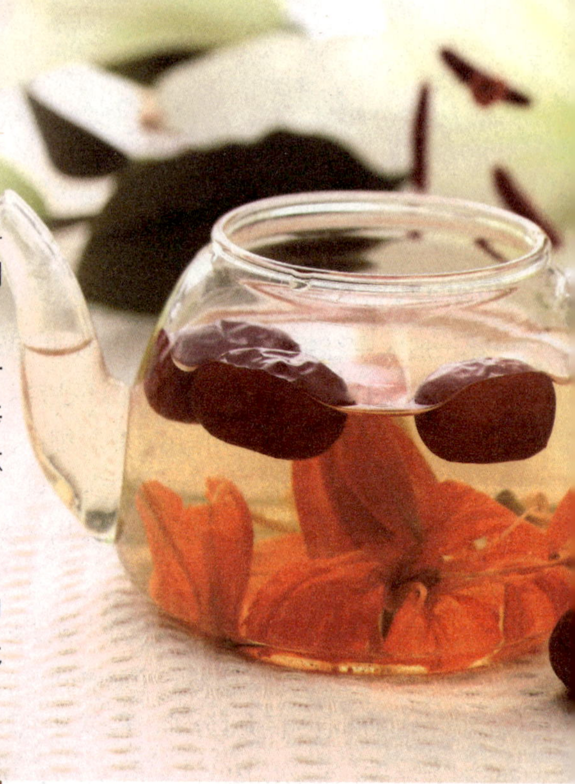

花草茶的原料有鲜品和干制品之分。如果是新鲜花草，用量应为干制原料的2~3倍，才能起到应有的效果。

对于味道较苦涩的花草，可加一些蜂蜜、冰糖、牛奶、柠檬、红枣等调味品，但不宜加得太多，以免破坏花草茶原本的清香。

泡花草茶的茶具最好比较宽大，以便花草有尽情舒展的空间。透明的玻璃壶或玻璃杯是展示花草艳丽与优雅的最佳工具。

果蔬茶的冲泡法

果蔬茶一般是通过榨汁来制作的。先将选用的水果、蔬菜清洗，去皮、核等坚硬部分，放入榨汁机中，倒入适量水，开机搅拌成汁糊，倒出即可饮用。现做现饮的果蔬茶口感及功效都最佳。

有些人不喜欢果蔬的酸、涩、苦甚至甜味，做成茶饮后可以添加茶、糖、奶、蜜等调味，或与其他味道的果蔬汁混合，调配出自己喜欢的口感。

有一些水果可以切开后直接用热水冲泡，如山楂、梅子、柠檬等，搭配不同的茶，既能增加疗效，又是天然调味剂。

药茶的冲泡法

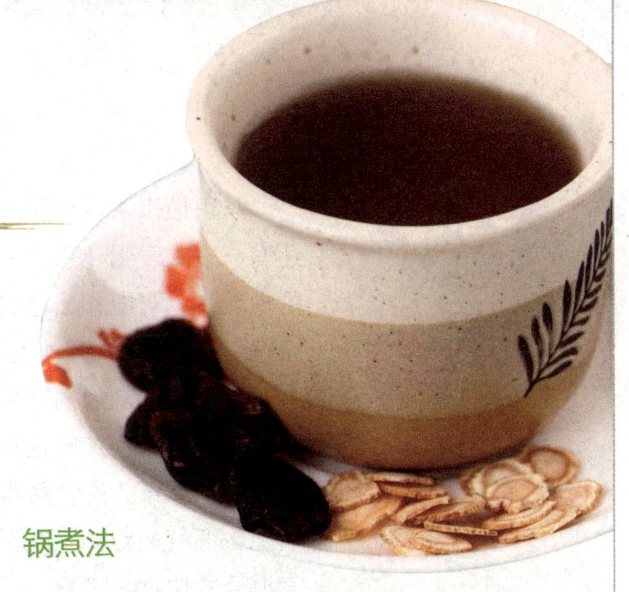

药茶可根据需要采用壶泡法或锅煮法。不论用哪种方法，首先都应将药材尽量切碎或掰开，这样可以增加药材和水的接触面积，将药物成分充分浸泡出来。尤其是红枣、黑枣、龙眼等药材皮较厚，有效成分不易溶出，应该先将其剥开，露出肉质部分，再煎煮或冲泡。核桃仁、桃仁、茯苓等药材需要先行捣碎再冲泡服用。

壶泡法

采用壶泡法时，将中药材放置于茶杯中（或制作成茶包），倒入煮沸的开水，搅匀，盖好茶杯盖，闷泡15~30分钟即可。

锅煮法

一般以植物的根、茎、树皮、果实等坚韧部分为原料时，多用锅煮法，如何首乌、杜仲等。这样可以使有药效的物质充分溶出，使疗效更明显。

锅煮药茶时，先将水煮沸，放入原料，再转小火煮至原料舒展开来，茶汤颜色变深，其特有的味道散发出来，就可以关火倒出，再与其他材料搭配饮用。煮药茶的时候要盖上锅盖，以免药草的挥发油随蒸汽消散殆尽。茶用材料剂量小、毒性小，无需久煎，所以煎煮时间比煎药大大缩短。

锅具可以选择不锈钢、陶瓷或玻璃等材质的，但不宜选用铁锅或铝锅，以免发生化学反应，影响药效。

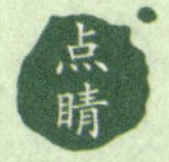

茶包做法

药茶材料一般要先切碎，如果直接冲泡，比较细碎、轻浮，材料浮在水面，饮用起来相当不便。此外，不少外出或上班的人携带材料不方便，此时可以事先将药茶材料搭配好，自制成小茶包，以方便携带和泡饮。

方法：将粉碎成粗末的药材搭配好，按配方量放入纸质或布制的空茶包中分装，置于干燥处保存。外出要喝时取出一包，投入茶壶或茶杯，以沸水冲泡即可。

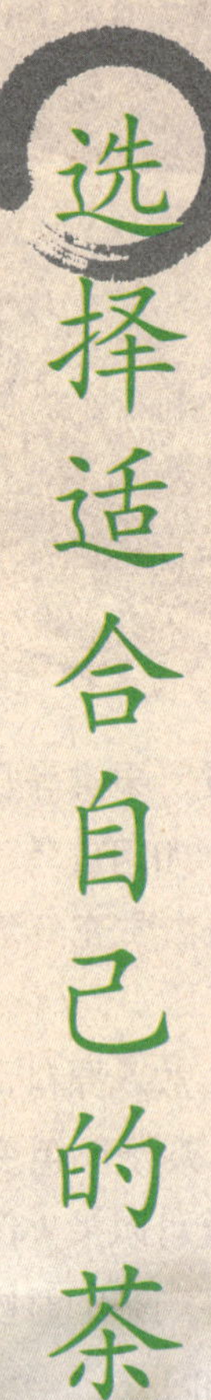

选择适合自己的茶

从习惯来讲，有些人爱喝绿茶，有些人爱喝红茶，还有一些人爱喝花茶、乌龙茶等。而且，饮茶还有明显的地域性，可能和当地的气候条件、饮食习惯、文化传统等有关，没有好坏之分。

从营养及功能角度来讲，红茶更适合身体较虚弱的人，如果在其中加些糖和奶，效果会更好。青年人以饮用清热的绿茶为好，解毒效果强，对体内毒素较多的人有益，而气血虚弱者就不宜多喝。花茶有疏肝解郁、理气调经的功效。红茶、沱茶、乌龙茶有助于减肥。

从体质角度来讲，应该根据自己的体质对症选择。红茶偏暖，适合虚寒体质者；绿茶偏寒，适合热性体质者；乌龙茶比较平和，适应范围较广。

体质有不同的分类方法，比较简单的是根据寒热、虚实、燥湿来划分。现代人的体质很难划分，从日常表现来看，常常会两种体质兼有。所以，按体质饮茶时要以个人主要症状为依据。

一般来说，随着年龄的增长，人的体质会发生由热转寒、由实转虚的变化，所以说，饮茶也要随着年龄变化而变化，一种茶喝很多年的做法并不科学。

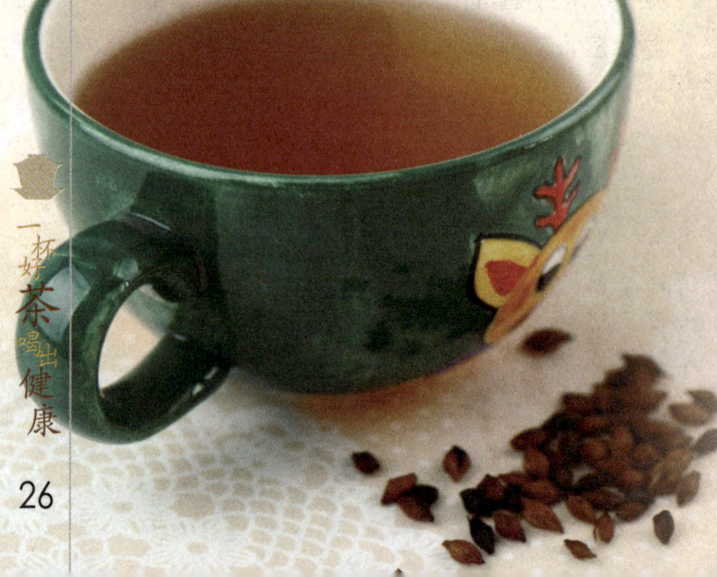

寒热之分

热性体质

热性体质者经常有以下表现

- □ 经常发热、上火发炎、皮肤起疮疖
- □ 颜面潮红，怕热，易出汗
- □ 眼睛充血，口干舌燥，舌苔厚而黄
- □ 喜欢喝冷饮，吃冷食
- □ 脾气急躁，容易发火，静不下心
- □ 容易兴奋紧张，脉搏强
- □ 容易便秘或大便干燥，尿少而黄
- □ 月经期常提前

茶饮原则：热者寒之，应清热祛火。

适宜茶类：热性体质者身体代谢活动比较旺盛，宜饮用偏于寒凉的茶，如绿茶、乌龙茶和果蔬饮品。如果火气较大，并伴有发炎、便秘、目赤、口舌生疮、咽痛等问题时，不妨搭配一些金银花、菊花、野菊花、薄荷等花草茶，并适当添加绿豆、荷叶、夏枯草、百合、麦冬、枇杷叶、白茅根、桑叶、淡竹叶等材料入茶，以清热降火，养阴除烦。

不宜茶类：不宜饮用温热性质的茶饮，否则会助热生火，应少用红枣、龙眼等材料。

寒性体质

寒性体质者经常有以下表现

- □ 抵抗力差，体温较低，容易疲劳
- □ 脸色苍白，怕冷，手脚发凉
- □ 不易口渴，舌苔较厚
- □ 喜欢喝热饮，吃热食
- □ 性格偏安静内向
- □ 有贫血倾向，脉搏弱
- □ 容易腹泻，尿多而色淡
- □ 月经期推迟

茶饮原则：寒者热之，应温阳暖胃。

适宜茶类：寒性体质者身体代谢活动比较缓慢，体内阳气不足，需要饮用温性或热性的茶饮，来去除寒气，补充热量，宜喝红茶、普洱茶等发酵程度高的茶，并搭配生姜、牛奶、红糖、红枣、龙眼、肉桂、当归、党参等温热的药材，可以起到振奋阳气、祛散内寒、温暖身体、增加活力、促进代谢的作用，有效改善身体衰退沉滞、寒凝萎靡的状态。

不宜茶类：不宜饮用太过寒凉的茶饮，如绿茶、苦丁茶等，不宜添加有清热泻火作用的中药材。

虚实之分

实性体质

实性体质者经常有以下表现

- □ 声音洪亮，皮肤红润
- □ 言语行动力气足，体力充沛
- □ 排汗较不顺畅
- □ 容易便秘，尿量少
- □ 脉搏强，有活力，肌肉发达

茶饮原则：实者泻之，应排毒泻实。

适宜茶类：邪气过盛为实，人体实盛容易引起阳、热、滞、闭等现象。实性体质者缺乏排毒能力，应通过有缓泻作用的茶饮来促进体内毒素的排出，以改善便秘等症状。实性体质宜饮用的茶有绿茶、红茶、乌龙茶、黑茶，并可适当添加山楂、橘皮、金银花、蒲公英、芦根、淡竹叶、决明子等材料，以加强泻实效果。此外，清凉的蔬果茶、发散的花草茶也适合实性体质者饮用。

不宜茶类：不宜饮用有补益作用的茶饮，如红枣、山药、人参、莲子等，否则容易加重实邪胀满、便秘、上火的现象。

虚性体质

虚性体质者经常有以下表现

- □ 声音小，皮肤粗糙，面色苍白
- □ 言语行动无力，体质虚弱，易疲劳
- □ 体虚，容易自汗、盗汗
- □ 容易腹泻、下痢
- □ 脉搏弱，浑身无力，瘦弱，多病

茶饮原则：虚者补之，应扶正补虚。

适宜茶类：正气不足为虚，人体正气包括气、精、血、津液等，这些物质的亏损、虚弱都会产生虚证。虚性体质者由于元气不足，缺乏免疫力，对病邪的抵抗力较差，多体弱多病。虚性体质又有气虚、血虚、阴虚、阳虚之分，虽然有所不同，但总体上应以药茶为主，可根据自身状况，添加人参、红枣、山药、龙眼、枸杞子、核桃、牛奶等补益材料，以增强体力，恢复元气。

不宜茶类：不宜饮用绿茶、有发散作用的花草茶及通利二便的清泄茶，少加萝卜、山楂等破气的材料，在服用补益药茶时，它们会减弱补益效果。

燥湿之分

燥性体质

燥性体质者经常有以下表现

- □ 口渴咽干，口干舌燥
- □ 空咳无痰，声音容易沙哑
- □ 身体枯燥，眼睛干涩，皮肤干痒
- □ 容易便秘
- □ 月经量少

茶饮原则：燥者润之，应滋阴润燥。

适宜茶类：燥性体质者体内水分不足，津液干枯，阴虚内热，最宜多多饮茶，并需要通过有滋阴、润肺、生津、清热作用的材料来改善体质。可适当添加杏仁、荸荠、莲藕、丝瓜、梨、银杏、枇杷、罗汉果、银耳、核桃、百合、枸杞子、莲子、玉竹等材料来滋阴润燥，在茶饮中调以蜂蜜、牛奶等也有利于改善干燥症状。

不宜茶类：不宜多饮有助热、生火作用的茶饮，避免龙眼、肉桂、人参、生姜等材料的使用。

湿性体质

湿性体质者经常有以下表现

- □ 身体水肿，虚胖
- □ 咳嗽多痰，胸闷憋气
- □ 有高血压倾向
- □ 经常腹泻、肠鸣
- □ 女性白带较多

茶饮原则：湿者燥化，应利水除湿。

适宜茶类：湿性体质者体内水分相对过剩，难以顺利排出体外，应通过利湿的食材来促进排尿、排汗，以促进水分和湿邪排泄，消除水肿。可适当添加紫苏、茯苓、红小豆、绿豆、薏米、冬瓜、冬瓜皮、金针菜、玉米须、西瓜、西瓜皮、荷叶等材料以茶代饮。

不宜茶类：不宜在茶饮中添加有敛汗、缩尿作用的材料，如山药、莲子、芡实、浮小麦等。

贰

跟着季节喝茶

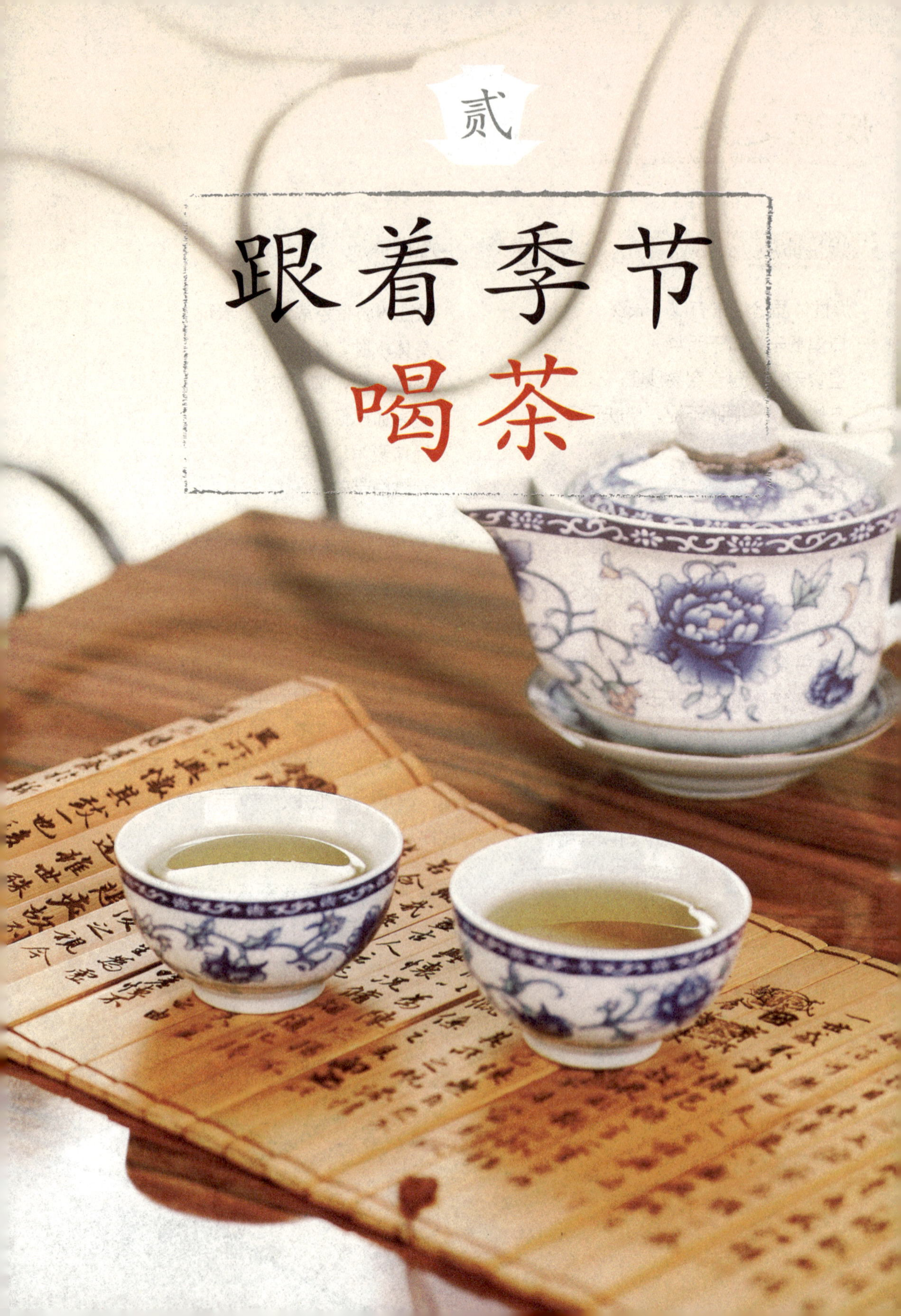

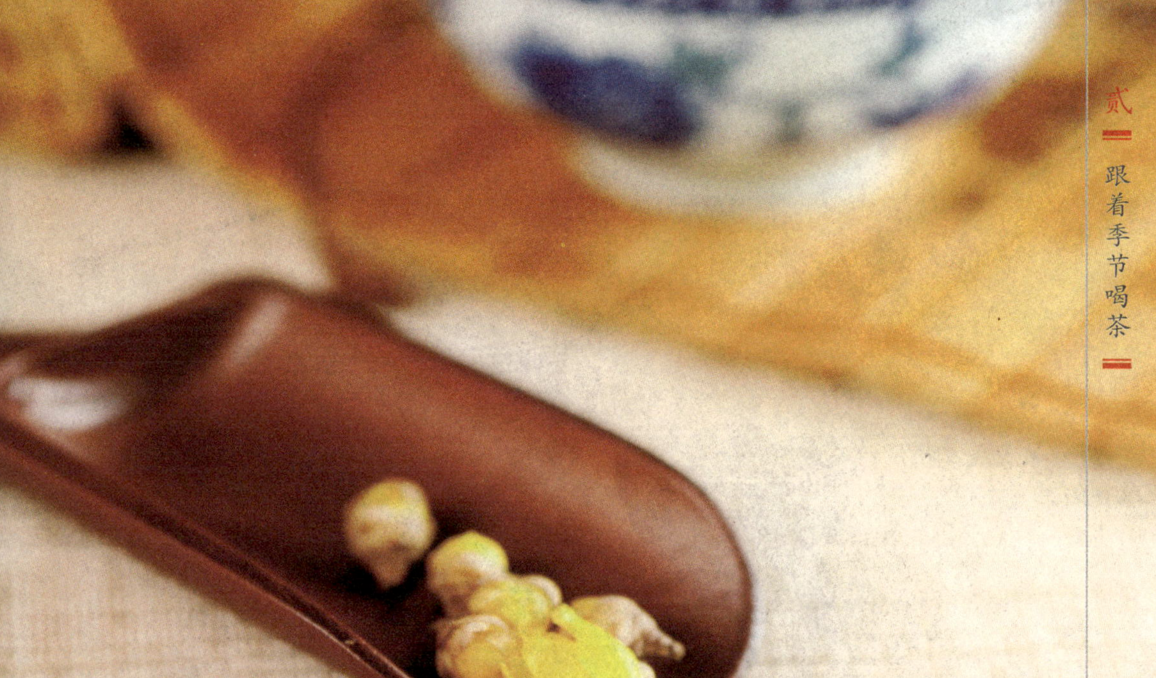

茶香四季

天气有四季的变换，喝茶同样也四季有别。我国大部分地区是季风气候，春温、夏热、秋凉、冬寒，四季极为分明。每个季节都有各自的特点，春生、夏长、秋收、冬藏，人体的状态也会随着季节更替而发生相应的调整，以适应外部环境的变化。按季节喝对茶，可以帮助人体抵御外部病邪侵扰，净化体内小环境，改善不同季节易发的不适症状，以达到最佳的保养作用。

对于一般健康人来说，春天宜饮花茶，以养肝升阳，疏风解表；夏季适饮绿茶，以清心泻火，利湿退热；秋季应饮乌龙茶，以健脾润燥，生津止渴；冬季则宜选红茶，以养护脾胃，御寒保暖。也有“夏饮绿，冬饮红，一年到头喝乌龙”的说法。

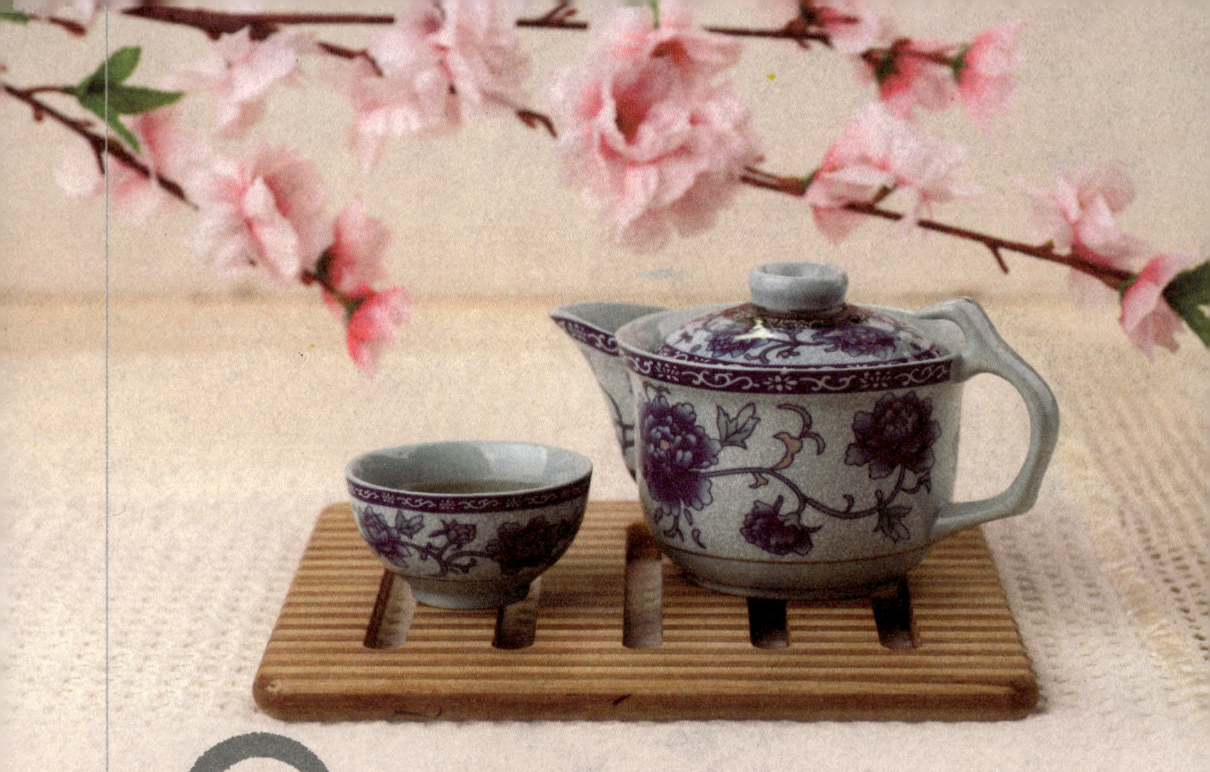

春季养肝茶

春天是万物生发的季节，人体阳气生发，新陈代谢旺盛，肝火偏旺，使人做事急躁，容易发火，各种宿疾和传染性、过敏性疾病也容易发作。因此，春季养生重在养肝，喝茶也要以“柔肝疏肝、养血排毒、提高免疫力”为原则，以花茶为首选。

花茶是集茶味之美、鲜花之香于一体的茶中珍品，“花引茶香，相得益彰”，在春天里沏上一杯浓郁芬芳、清香爽口的花茶，可以振奋精神、提神醒脑、清除睡意，缓解“春困”烦扰，又能散发体内郁积一冬的寒邪之气，浓郁的香茶可促进人体阳气生发，令人神清气爽，还对预防春季感冒、过敏、各种炎症及传染病非常有益。等天气彻底转暖后，酌量品用上好的新茶（绿茶），可以起到清火解毒、清利肝胆的效果，也是春季茶疗保健养生的上佳选择。

菊花、茉莉花、金银花、蒲公英、薄荷、玫瑰花、槐花、嫩柳叶、玉兰花、柠檬等材料泡制的茶，最宜春季饮用，品尝明前、雨前新茶，也是晚春时节的专享。在茶香、花香四溢的同时，也品味着春天的优雅、浪漫，并收获一份愉悦的心情。

新茶

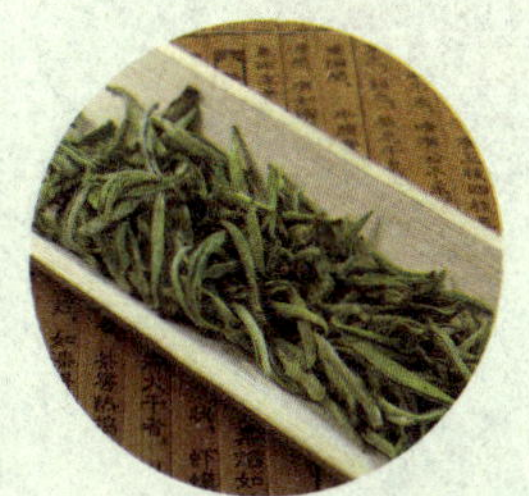

新茶也叫春茶，一般为绿茶，是指当年春季从茶树上采摘的头几批鲜叶加工而成的茶叶，具有色泽油润、香气馥郁、滋味鲜爽、叶底柔软的特点。在清明节前采的茶被称为明前茶,雨水节气前采的茶被称为雨前茶，它们都是爱茶人追捧的对象。

一般来讲，春茶要比夏茶、秋茶好，营养价值更高，滋味更鲜爽，香气更浓烈，保健作用更明显，特别是早期的春茶，往往是一年中绿茶品质最佳的。

点睛 绿茶性寒，初春和仲春寒气较重时，不宜喝绿茶,尤其是体质偏寒的人更不适宜在春天饮用新茶。等到4月晚春，天气彻底转暖时，适当喝些绿茶非常有益健康。

明前新茶

功效：清肝利胆，清热排毒，除烦解乏，提神醒脑。

材料：清明节前采摘的鲜嫩龙井茶叶3~5克。

做法：将茶叶投入茶壶中，以沸水冲泡，加盖闷5分钟后，倒出饮用。

宜忌：热性体质者最宜，体质偏寒、肠胃功能弱者不宜多饮。

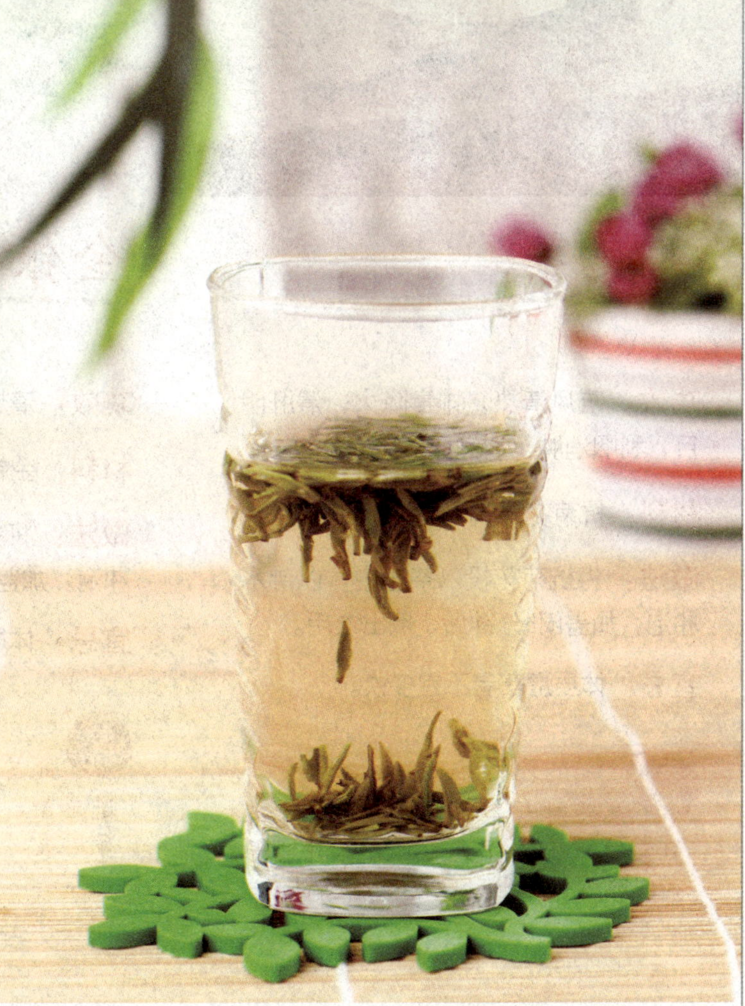

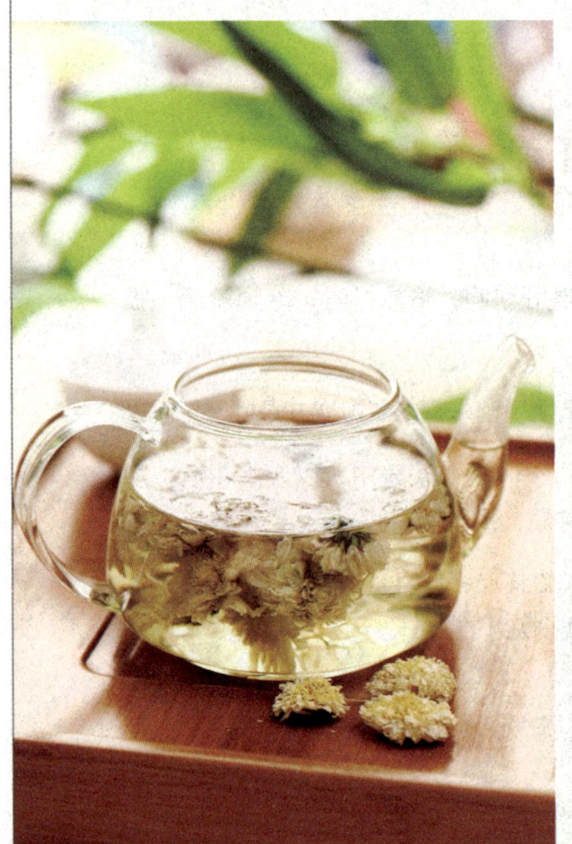

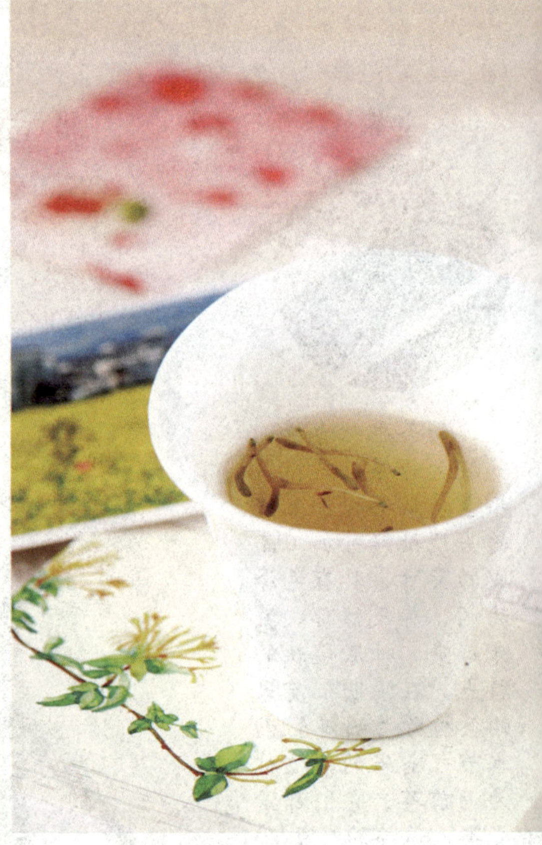

菊花茶

功效：疏风清热，排毒降火，清肝明目，利咽消肿，消炎，抗病毒。

材料：杭菊花5~6朵。

做法：将杭菊花投入茶壶中，以沸水冲泡，加盖闷5分钟后，倒出饮用。

宜忌：体质虚寒者不宜多饮。

点睛 此茶对春季阳气过盛、肝火旺引发的血压高、头痛、目赤肿痛等有缓解效果，也可预防风热感冒。

金银花茶

功效：清热解毒，疏散风热，消肿止痛。

材料：金银花10克。

做法：将金银花投入茶壶中，以沸水冲泡，加盖闷5分钟后，倒出饮用。

宜忌：体质虚寒者不宜。

点睛 此茶可缓解春季常见的上呼吸道感染、流行性感冒、扁桃体炎、牙周炎、皮肤疮疖、过敏等病症。

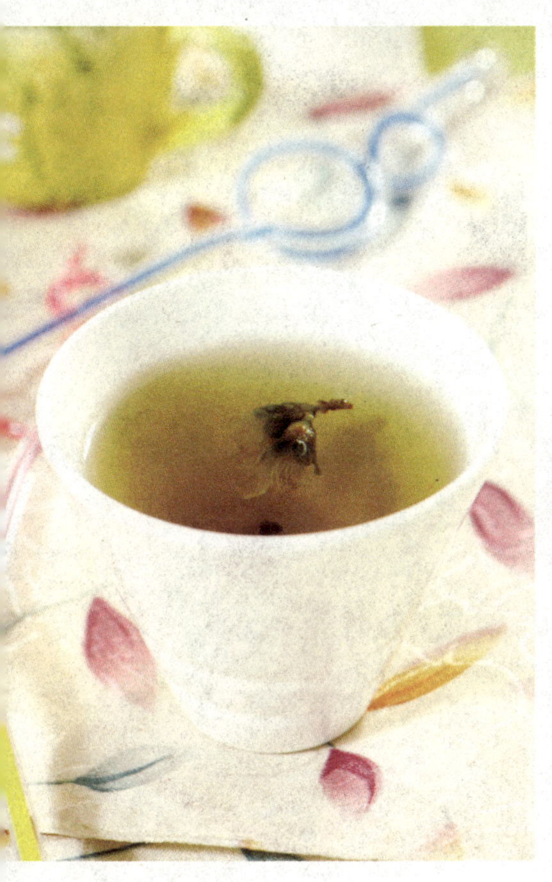

桃花茶

功效：美容养颜，消食顺气。

材料：干桃花蕾5克，蜂蜜适量。

做法：将干桃花蕾投入茶壶中，以沸水冲泡，加盖闷5分钟后，倒出，拌以适量蜂蜜饮用。

宜忌：桃花有泻下通便作用，久服损阴血元气，饮用量不宜大。桃花是轻泻、活血品，孕妇禁用。

点睛 桃花“令人好颜色”，可活血美肤、排毒养颜，使容颜红润如桃花，并有一定的减肥作用。

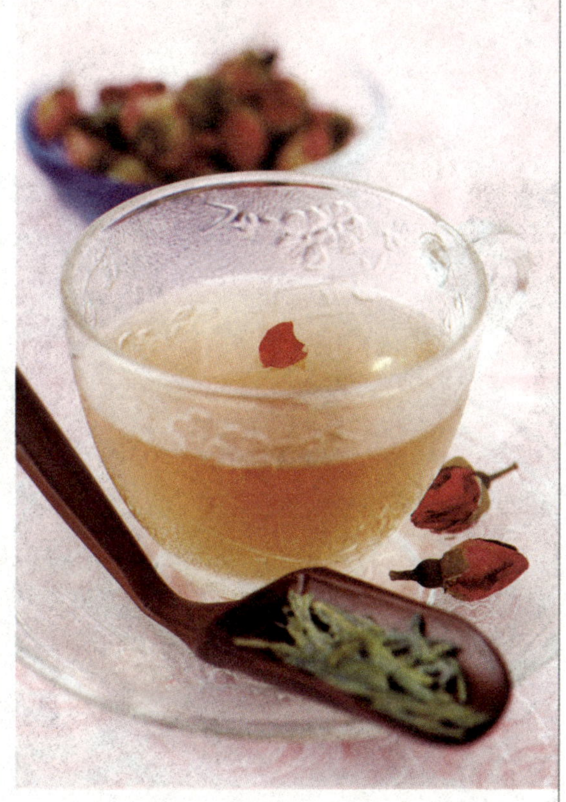

玫瑰花茶

功效：疏肝理气，缓解肝胃气痛。

材料：干玫瑰花6克，茶叶3克。

做法：将玫瑰花和茶叶一起放入茶壶中，冲入沸水，加盖浸泡5分钟后即可饮用。

宜忌：玫瑰花是活血品，孕妇禁用。

点睛 此茶可调畅气血、爽神悦志，最适合调节春季肝气不疏、气滞胁痛、心情烦躁，对女性调理月经、美颜祛斑也有效果。

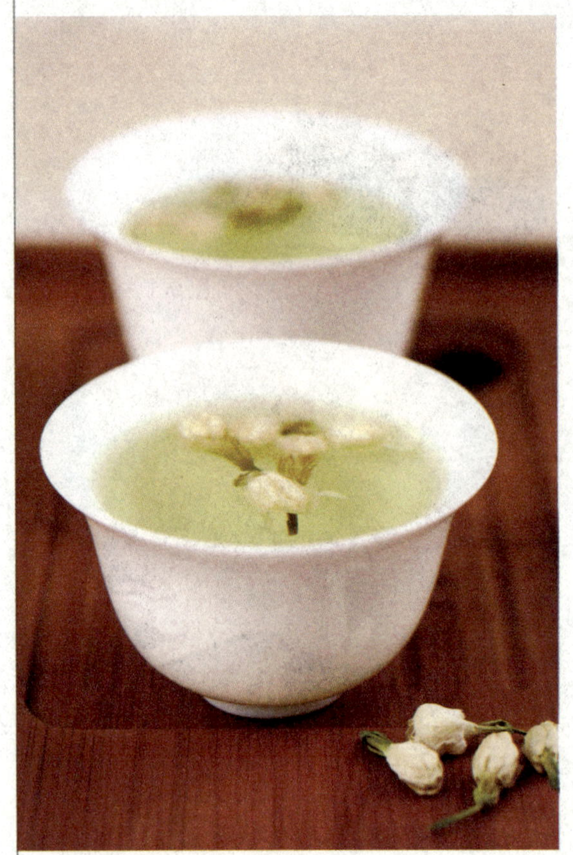

茉莉花茶

功效：理气开郁，辟秽和中，化湿和胃。

材料：茉莉花茶5克。

做法：将茉莉花茶放入杯中，倒入开水，浸泡5分钟即可饮用。

宜忌：肺脾气虚者不宜多饮。

点睛 茉莉花茶除了可以行气解郁、安定情绪、振奋精神、消除春困外，还能祛风解表、消炎解毒，是春季茶饮的上品。

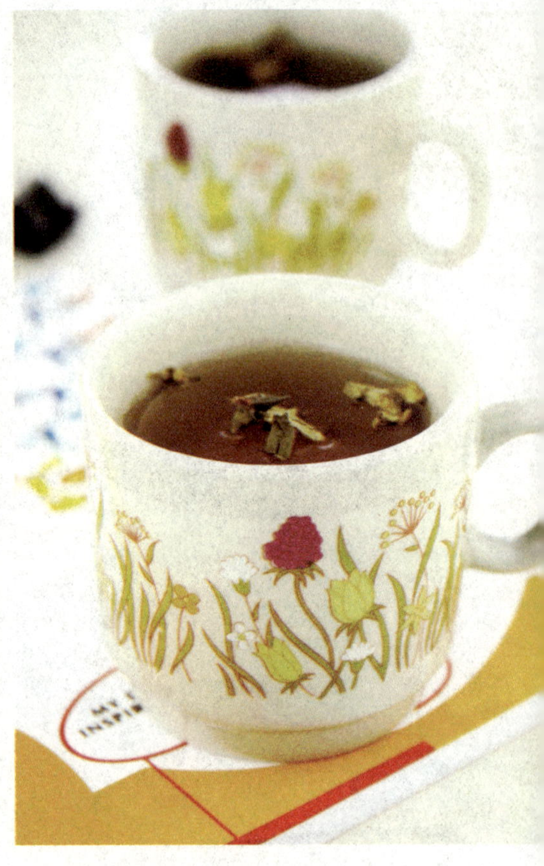

槐花茶

功效：清热凉血，清肝泻火，止血消炎，明亮双眸。

材料：槐花5克，绿茶5克。

做法：将槐花和绿茶放入杯中，倒入开水，浸泡5分钟即可饮用。

宜忌：孕妇忌服。

点睛 槐花茶常用于因肝火大引起的目赤肿痛、头晕目眩，其特有的花香还能使头脑清爽，适合春季降肝火。

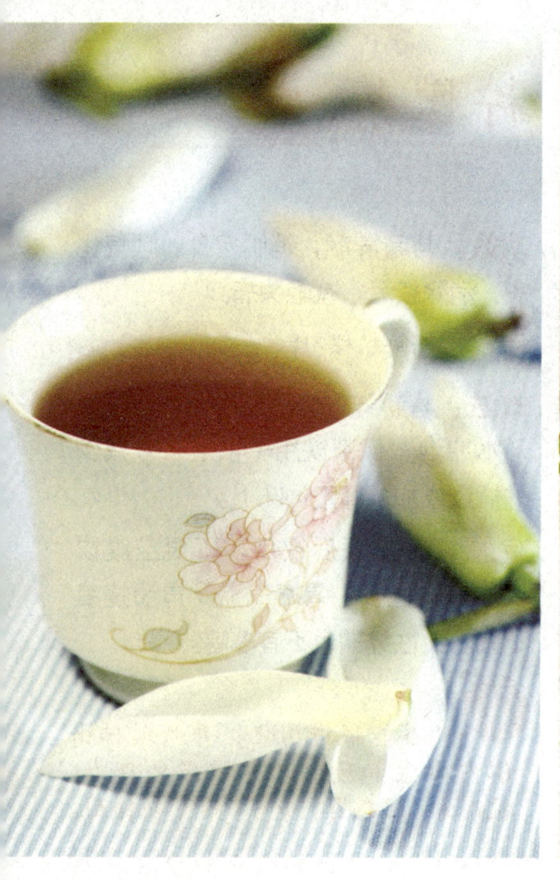

玉兰花茶

功效： 通窍，祛头风，治鼻病，降血压。

材料： 将开的玉兰花蕾5朵。

做法： 将玉兰花蕾洗净，以沸水冲泡，加盖闷5分钟后，倒出饮用。

宜忌： 孕妇忌服。

点睛 此茶能散风通窍，可防治春季易发作的鼻炎、头痛、高血压及头痛兼有鼻塞不通等症状。

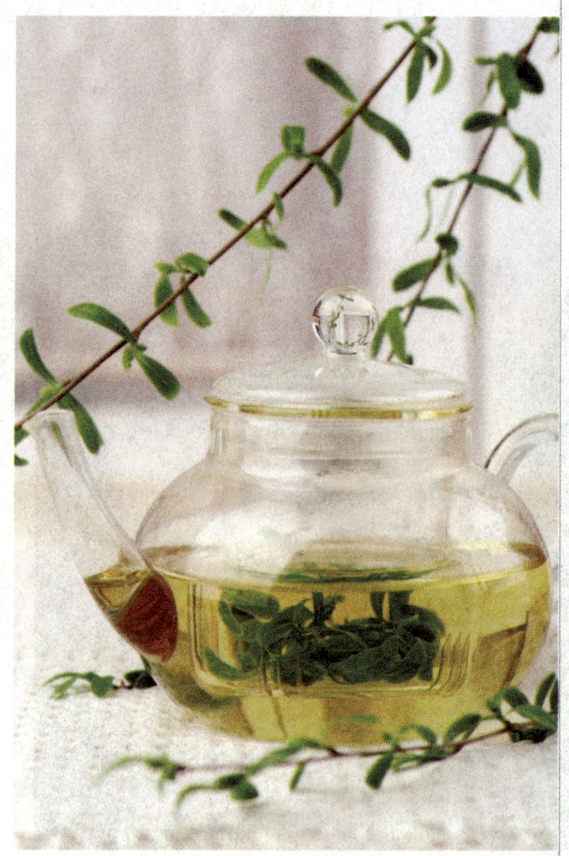

柳叶茶

功效： 清热透疹，利尿解毒，降压降脂，减肥。

材料： 春天垂柳青嫩柳叶30克。

做法： 将柳叶洗净，投入茶壶中，以沸水冲泡，加盖闷5分钟后饮用。

宜忌： 柳叶苦寒，体质虚寒者应少喝。

点睛 民间常用柳叶煎汤，内服并洗身，用于小儿疹透不畅。鲜柳枝茶对呼吸道炎症、膀胱炎、乳腺炎、腮腺炎、疔疮疖肿等均有益。

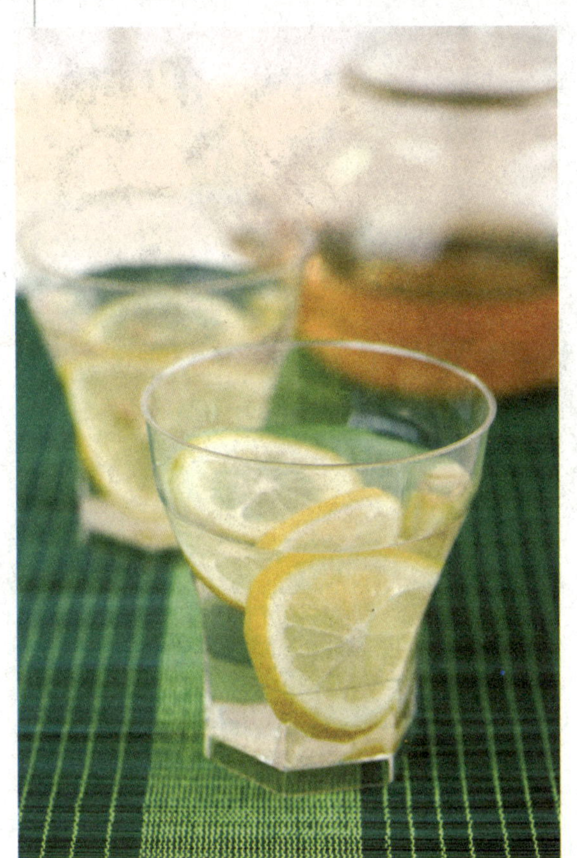

柠檬茶

功效：排毒养颜，消脂瘦身，顺气化痰，消除疲劳，减轻头痛。

材料：新鲜柠檬2片。

做法：将新鲜柠檬片投入杯中，以温开水冲泡，代茶饮用（怕酸者可减少柠檬量或加入蜂蜜调味）。

宜忌：最好饭后饮用，不要空腹饮用。胃酸过多、胃寒气滞及胃溃疡者不宜。女性经期也不宜多喝。

点睛 此茶能促进消化，并帮助排出体内毒素和废物，有增强免疫力、抗病毒、防感冒、美容、瘦身的作用。

柠檬草蜜茶

功效：缓解疲劳，清利头脑。

材料：柠檬草3克，柠檬皮1块，蜂蜜适量。

做法：将柠檬草、柠檬皮放入杯中，倒入开水，调入蜂蜜，浸泡5分钟即可饮用。

宜忌：孕妇不宜。

点睛 此茶清爽淡雅，可使人头脑清醒，精神振作，还能缓解疲劳，对防春困、头痛、感冒很有效。

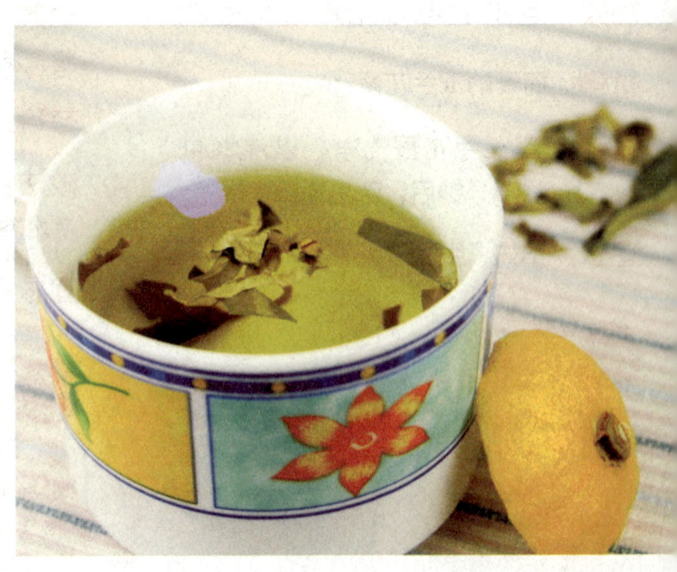

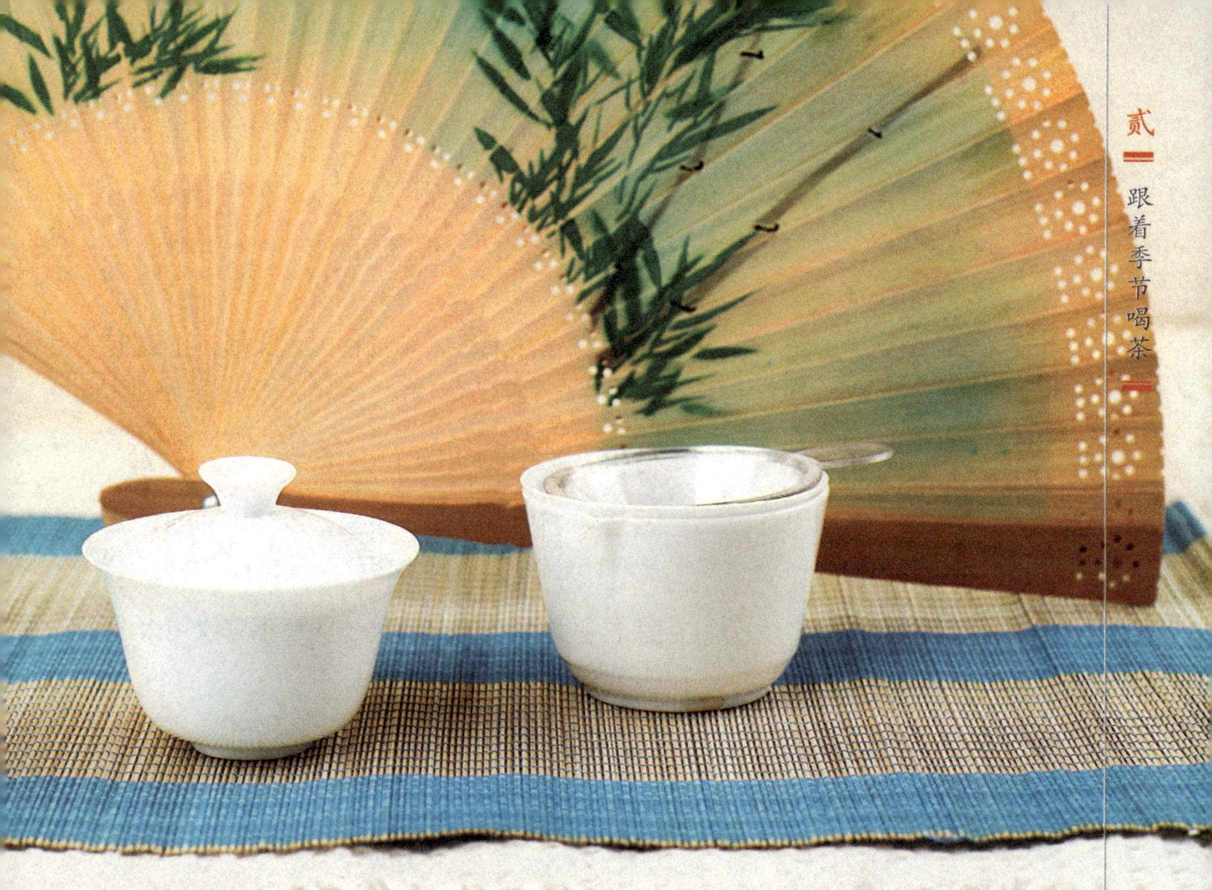

夏季清心茶

夏季骄阳似火、炎热潮湿，此时人体阳热偏盛，腠理开泄，汗出过多，津液消耗大，血液循环旺盛，容易心火旺，出现口干口渴、心烦失眠、口舌生疮等问题。同时，暑湿逼人，体内水湿代谢不畅又容易导致中暑、皮肤痱疹、暑湿感冒、头痛等问题。人体脾胃功能此时也趋于减弱，食欲偏低，若饮食贪凉、饮冷，又易导致脾阳损伤，出现腹痛、腹泻等脾胃病症。

所以，夏季茶饮的原则是“清心祛火，消暑化湿”，茶叶宜选绿茶。在此基础上，还可以适当添加荷叶、薄荷、竹叶、莲子心、枇杷叶、白茅根、薏米、绿豆等材料，一些夏季瓜果，如苦瓜、西瓜、西瓜皮、黄瓜、番茄、葡萄等也是茶饮的好材料。通过喝茶，可以生津止渴、退热消暑、利尿除湿，安然度过炎夏，还能起到降脂减肥、改善代谢功能、维护心血管健康的作用。

绿茶

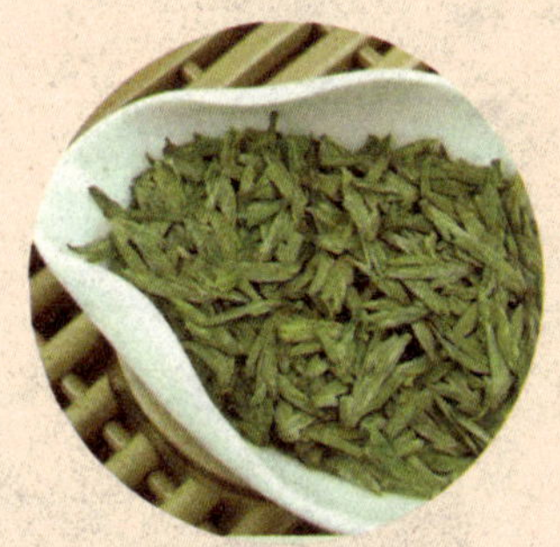

绿茶中的珍品，有浙江西湖龙井，汤色碧绿，清香宜人，被誉为“中国绿茶魁首”；江苏太湖碧螺春，茶色碧翠嫩绿，香气浓郁；安徽黄山毛峰，茶味清香，均为上品。绿茶冲泡后水色清冽，香气清幽，滋味鲜爽，夏日常饮，可清热解暑、化湿排毒。

消暑绿茶

功效： 清热消暑，解毒祛火，除烦，止渴生津，强心提神。

材料： 龙井茶10克。

做法： 将龙井茶投入茶壶，以沸水冲泡，加盖闷10分钟后，倒出饮用。

宜忌： 体质虚寒、神经衰弱者不宜饮用太浓的绿茶。

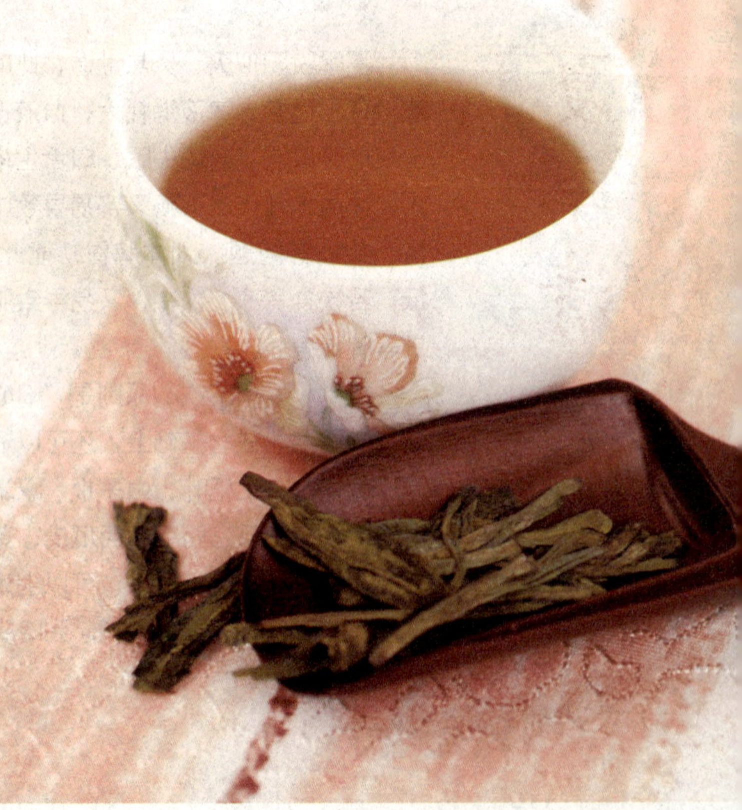

点睛 因绿茶属未发酵茶，性寒，寒可清热，最宜夏季喝。多饮绿茶能解暑湿毒火、生津止渴、消食化痰，还具有降血脂、防血管硬化等作用。

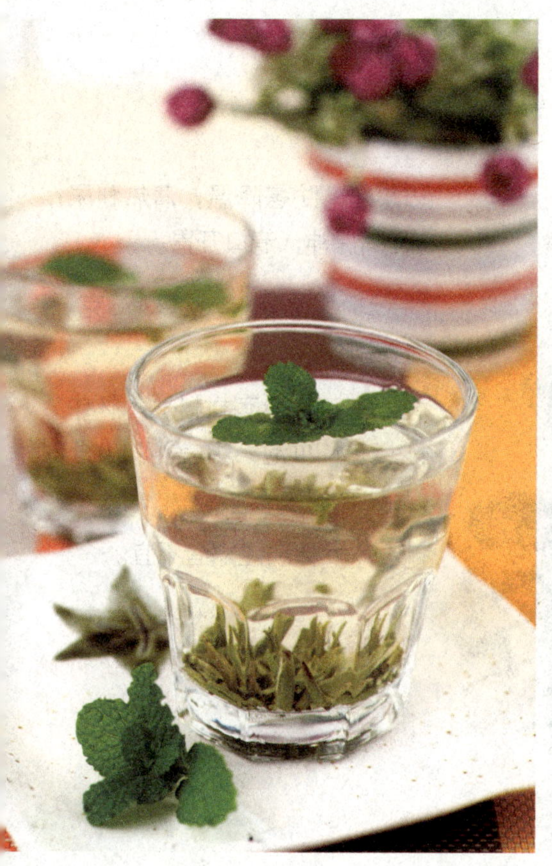

清凉薄荷茶

功效： 清暑提神，缓解头痛，开胃助消化，防夏季感冒。

材料： 新鲜薄荷叶2克，绿茶5克。

做法： 将薄荷叶洗净，和绿茶一起投入茶壶，以沸水冲泡，加盖闷5分钟后，倒出饮用。

宜忌： 气虚者不宜。

点睛 此茶在闷热潮湿的夏季饮用，能让身体舒爽，缓解头痛；还能醒脑开胃，消除烦渴，增强免疫力。

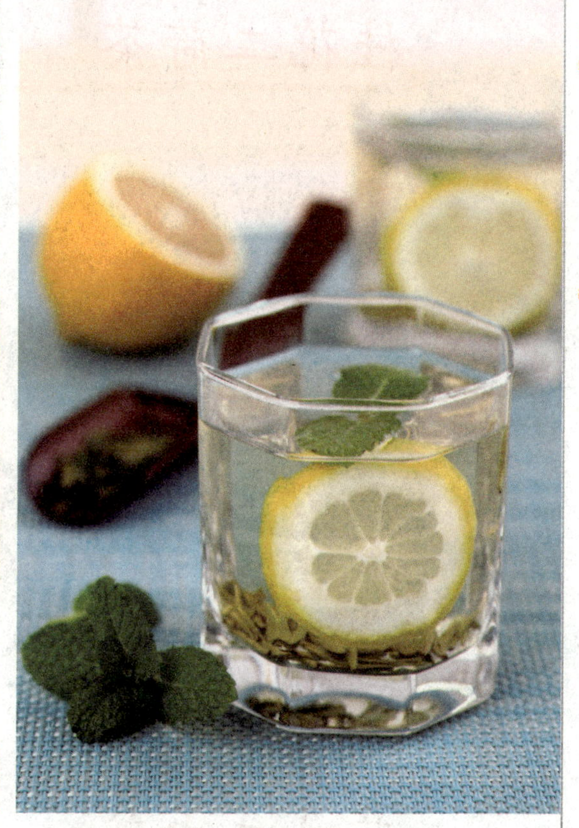

薄荷柠檬茶

功效： 清热提神，开胃，防感冒。

材料： 薄荷2克，柠檬1片，绿茶5克。

做法： 将绿茶、薄荷放入杯中，用沸水泡开，闷泡至稍温，投入柠檬片即可。

宜忌： 气虚、胃酸过多者不宜。

点睛 盛夏时人容易没有食欲，消化不良，饮此茶可以增进食欲，帮助消化。本茶对预防室内外温差过大引起的感冒、头痛也有一定作用。

桂花二荷茶

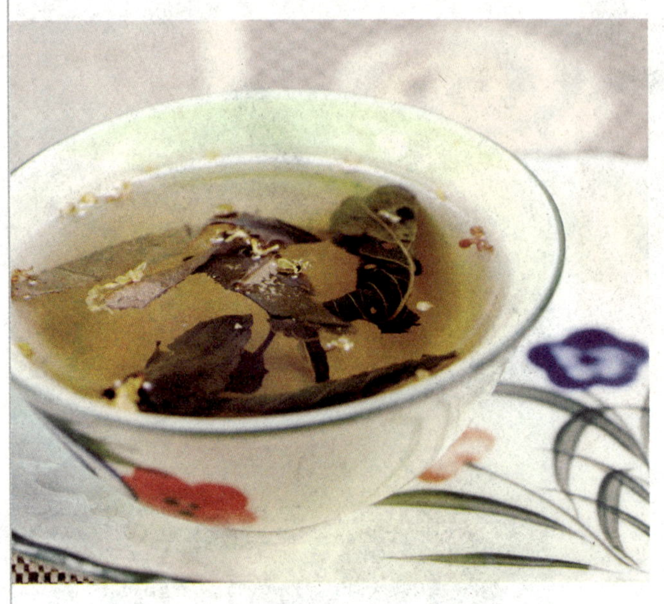

功效：防暑降温，清热利尿，醒脑提神，清口开胃。

材料：荷叶3克，薄荷3克，桂花1克。

做法：将所有材料放入杯中，以沸水冲泡，加盖闷10分钟后，倒出饮用。

宜忌：体质虚寒者不宜。

点睛 暑湿闷热难耐时饮用此茶，可防中暑、解胸闷、止烦渴、缓解头痛、清口气。

荷叶二皮茶

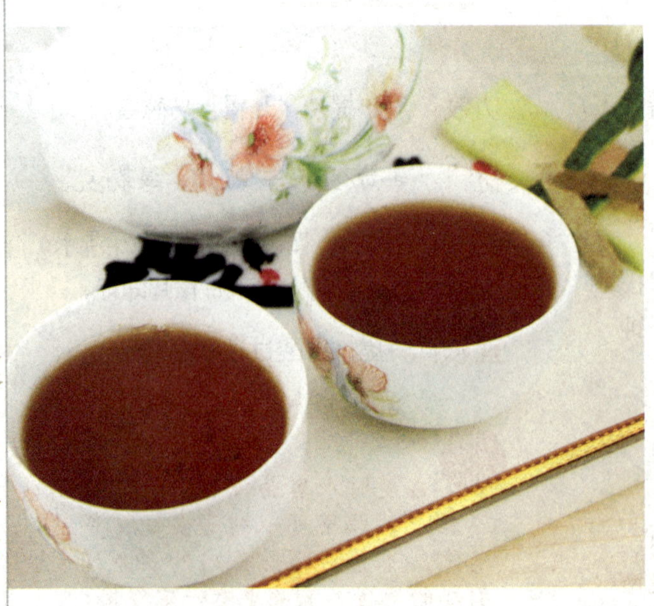

功效：清暑热，除湿毒，利尿，消水肿。

材料：丝瓜皮10克，西瓜皮10克，荷叶5克，冰糖少许。

做法：将丝瓜皮、西瓜皮、荷叶用适量水煮15分钟，把汤汁倒入杯中，加冰糖饮用。

宜忌：体质虚寒者不宜。

点睛 丝瓜皮、西瓜皮都有清热利尿、解毒消肿的作用，加上解暑利水的荷叶，特别适合化解盛夏暑湿烦渴，并能去除油腻，净化肌肤，减肥瘦身。

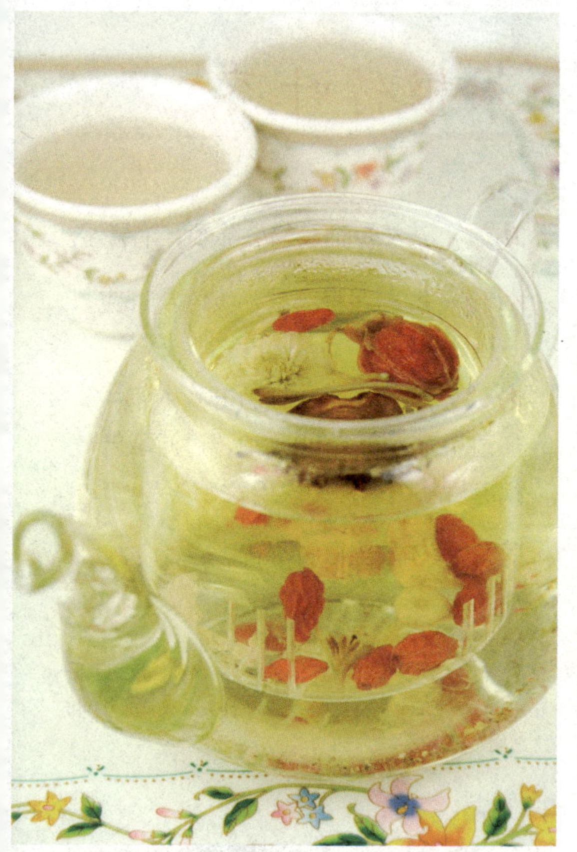

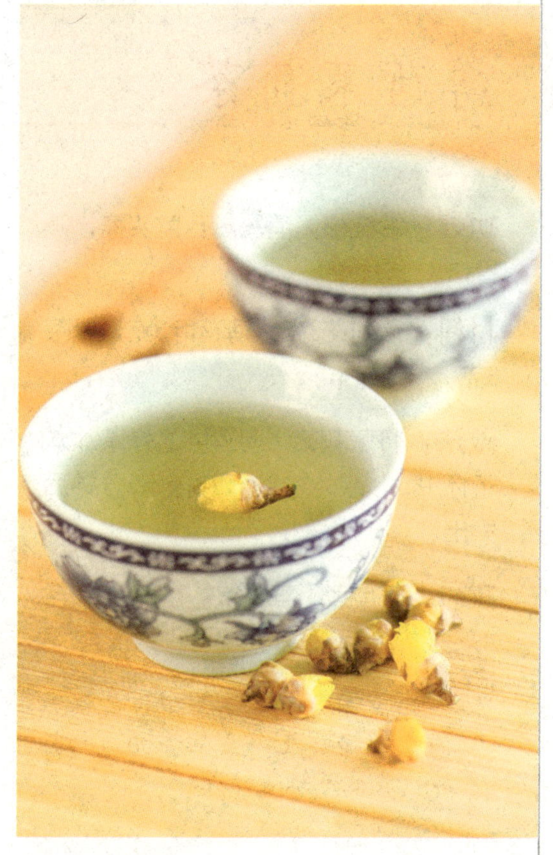

清热凉茶

功效：清热降火，消炎解毒，消火明目。

材料：栀子6克，枸杞子10克，菊花、金银花各3克，冰糖适量。

做法：将栀子、枸杞子、菊花、金银花和冰糖放入茶壶中，倒入开水，浸泡15分钟即可倒出饮用。

宜忌：体质虚寒者不宜。

点睛 此茶能清毒火、消肿痛，夏季饮用，能清火退热，提高身体免疫力。

腊梅花茶

功效：解暑生津，开胃散郁，顺气止咳。

材料：腊梅花蕾5克。

做法：将腊梅花蕾洗净，以沸水冲泡，加盖闷5分钟后，倒出饮用。

宜忌：脾胃虚寒者不宜。

点睛 此茶对缓解暑热及热病烦渴、高血糖、头晕、胸闷、呕吐、小儿百日咳等有效，还有消除青春痘及黑斑的美容作用。

薄荷茉莉茶

功效：解气郁，消暑热，解头痛，开胃口。

材料：茉莉花3克，薄荷叶3克，绿茶3克。

做法：将茉莉花、薄荷叶、绿茶放入茶杯中，以沸水冲泡，加盖闷5分钟后饮用。

宜忌：气虚者不宜多饮。

点睛 此茶可缓解夏季易出现的烦热口渴、胸闷憋气、头脑昏沉、精神萎靡、食欲不振等状况。

茅根竹叶茶

功效：清热凉血，清心除烦，消暑湿。

材料：鲜白茅根20克，淡竹叶15克，白糖适量。

做法：将白茅根、淡竹叶放入锅中，加适量水，煎煮10分钟，过滤取汁，稍凉后加白糖拌匀饮用。

宜忌：体质虚寒者不宜。

点睛 此茶可用于夏感暑热所致的口渴心烦、小便黄赤等症，是常用的解暑凉茶之一。

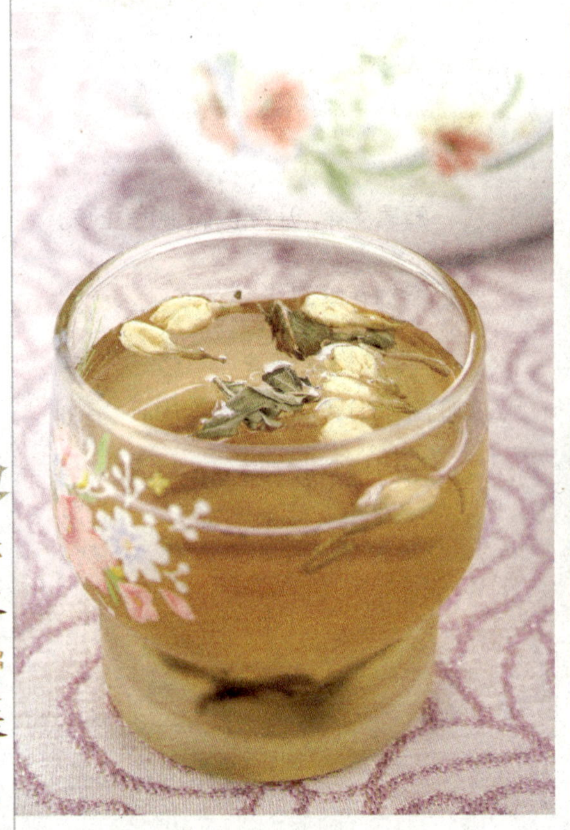

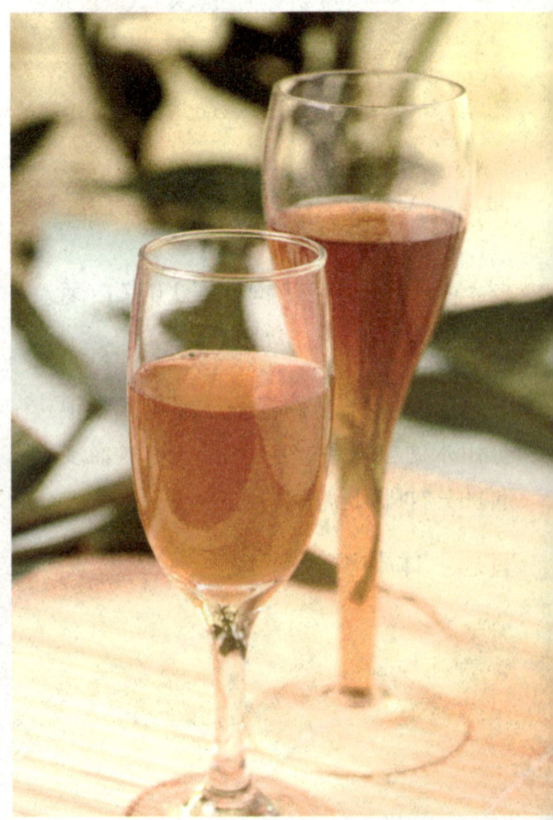

酸梅绿豆茶

功效： 清热解暑，祛湿排毒。

材料： 绿豆100克，酸梅50克，白糖适量。

做法： 将绿豆、酸梅放入锅中，加适量水煎煮取汁，加入白糖拌匀，待凉后代茶频饮。

宜忌： 体质虚寒者不宜。

点睛 此茶是夏季的常用饮料，适用于暑热、烦躁、燥热等症。本茶冰镇后更好喝，消暑效果也更佳。

枇杷叶消暑茶

功效： 清热和胃，生津止渴，祛除暑热。

材料： 枇杷叶、淡竹叶各15克，白糖适量。

做法： 将枇杷叶、淡竹叶洗净，撕成小块，加水煮沸10分钟，加白糖饮用。

宜忌： 体质虚寒者不宜。

点睛 此茶可用于缓解暑热烦渴、小便短赤等不适，最适合夏季伏天里饮用。

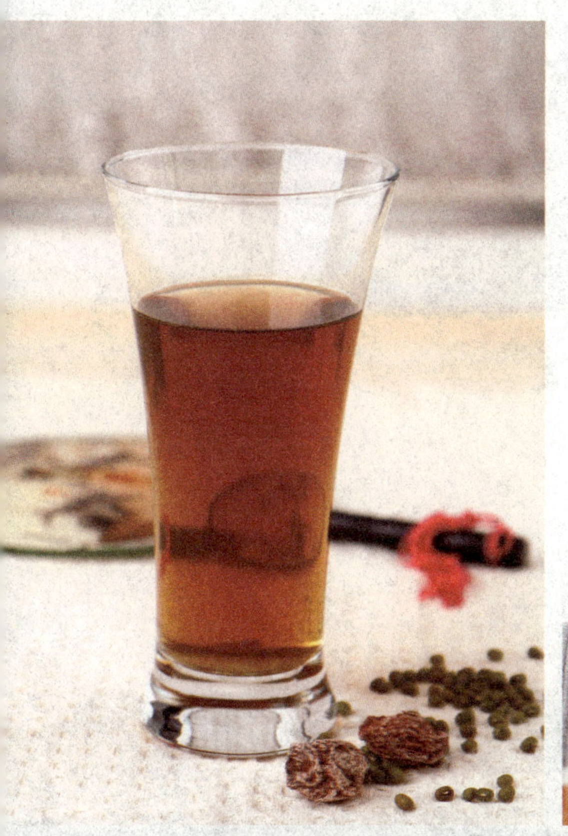

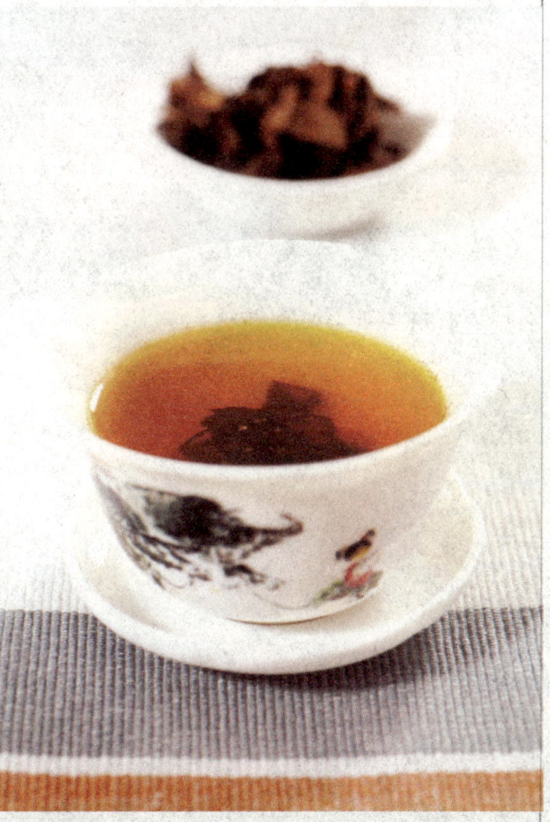

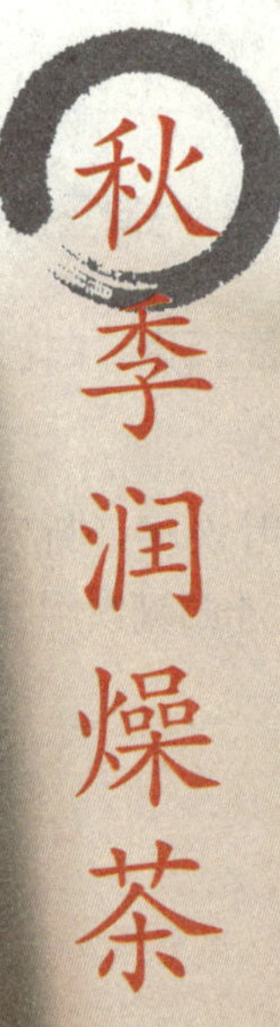

秋季润燥茶

秋季是农作物成熟的季节，此时阳气开始收敛，阴气渐长，气候干燥，加上夏天津液的大量损耗还没有恢复，人体偏于津亏体燥，出现口唇干裂、咽干咳嗽、皮肤干燥等表现，中医称为“秋燥”。秋季也容易感到身体疲乏，有“春困秋乏”之说。此外，秋季还容易产生情绪抑郁，是“悲秋”之际，这些都是与季节相伴而生的生理特点。

秋季养生重点在于润肺，保护好呼吸系统，这样做有利于肌肤养护，预防感冒咳嗽，提高人体免疫力，也有助于振奋精神、缓解不良情绪、强身健体。

秋季的茶饮原则是“养肺润燥，保养津液”，茶叶以半发酵的乌龙茶（也称青茶）最为适宜。茶饮可适当搭配红茶、蜂蜜、百合、藕粉、梨、甘蔗、牛奶、银耳等润燥的材料，以及麦冬、玉竹、枸杞子、菊花、桑叶等药材，以提高身体防病抗病能力。

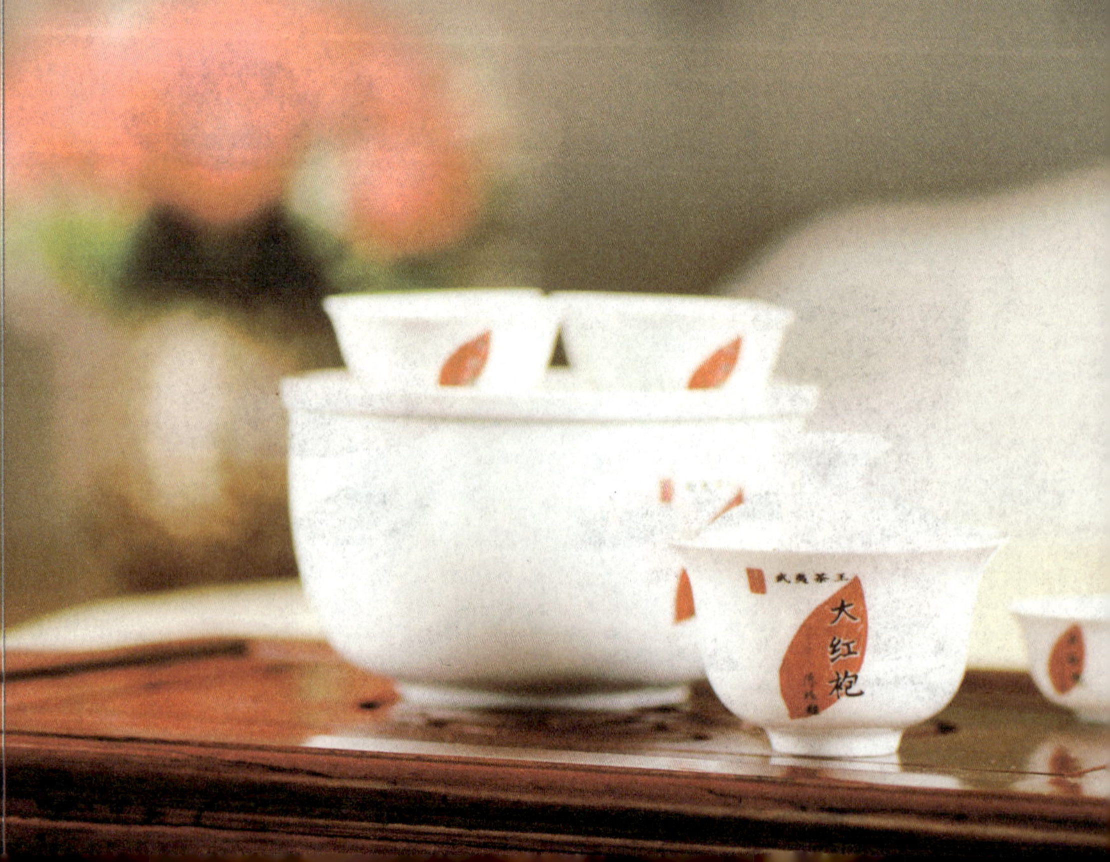

乌龙茶

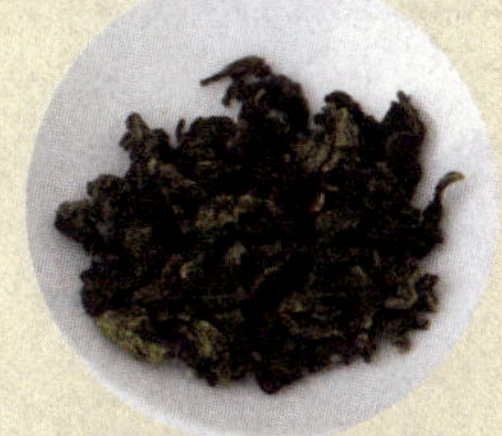

乌龙茶又称青茶，属于半发酵茶，介于绿茶、红茶之间。乌龙茶既有绿茶的清香和天然花香，又有红茶醇厚的滋味，不寒不热，温热适中，有润肤、清喉、生津、除积热的作用。乌龙茶的茶汤有琥珀的色泽、醇厚的浓香，给人一种成熟稳重之感，最宜秋季饮用。

常见的乌龙茶名品有福建乌龙、广东乌龙、台湾乌龙，以闽北武夷岩茶、闽南安溪铁观音最为著名。

点睛 乌龙茶宜浓饮，注重品味闻香。冲泡乌龙茶需用100℃沸水，泡后片刻将茶壶里的茶水倒入茶杯里，品时香气浓郁、齿颊留香。

乌龙茶

功效：清热生津，提神解乏，延缓衰老，降脂减肥，提高免疫力。

材料：铁观音10克。

做法：将铁观音放入茶壶中，以沸水冲泡，加盖闷10分钟后，倒出饮用。

宜忌：脾胃虚弱及神经衰弱者不宜饮太浓的乌龙茶。

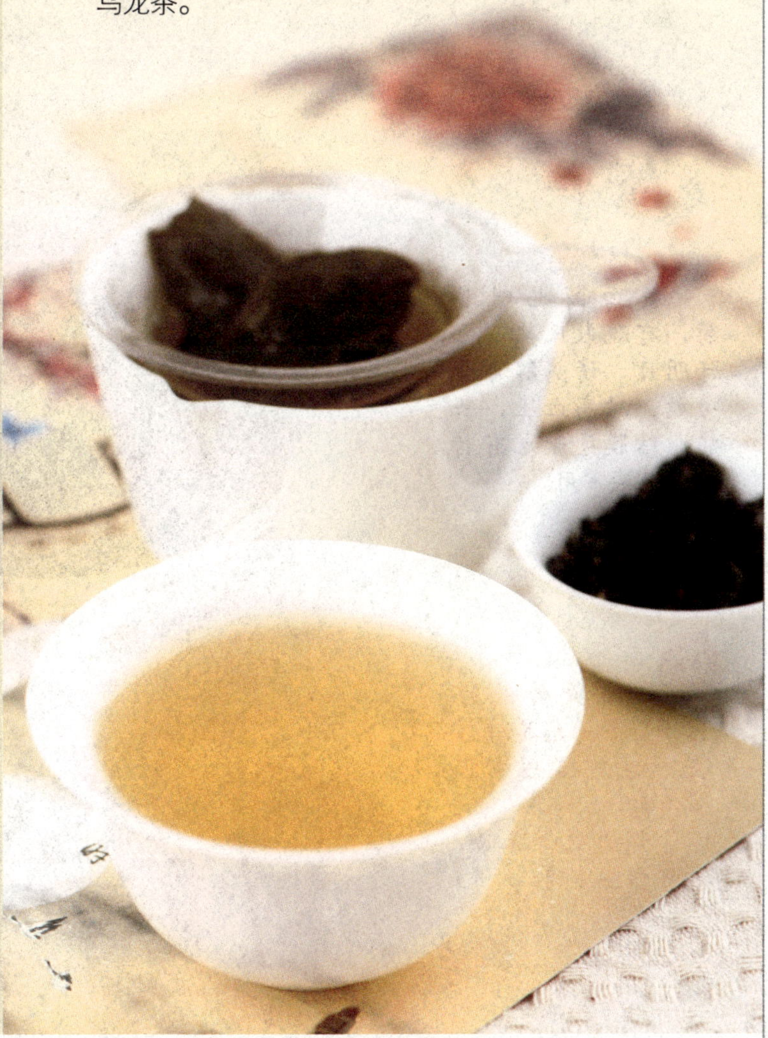

桑菊茶

功效：疏散风热，润肺止咳，能有效预防及治疗秋季感冒。

材料：桑叶2克，杭白菊4朵。

做法：将所有材料放入茶壶中，以沸水冲泡，加盖闷10分钟后，倒出饮用。

宜忌：体质虚寒者不宜。

桑叶

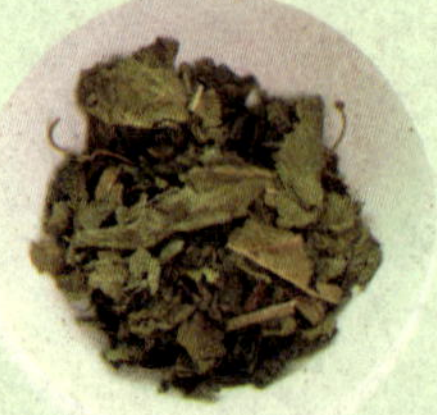

桑叶性质较苦寒，有疏散风热、清肺润燥、清肝明目的功效。

杭白菊

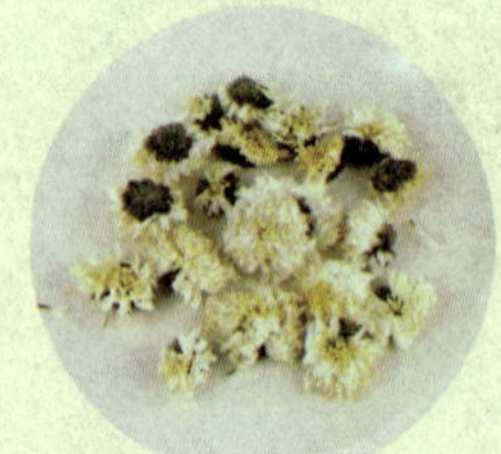

杭白菊也叫甘菊，有疏散风热、平肝明目、清热解毒等功效，对高血压、头痛、结膜炎等也有特效，泡茶常用。

点睛

此茶是传统的防感冒茶。尤其对感冒初起、轻微咳嗽非常有效。

如果觉得味苦，也可加些冰糖。

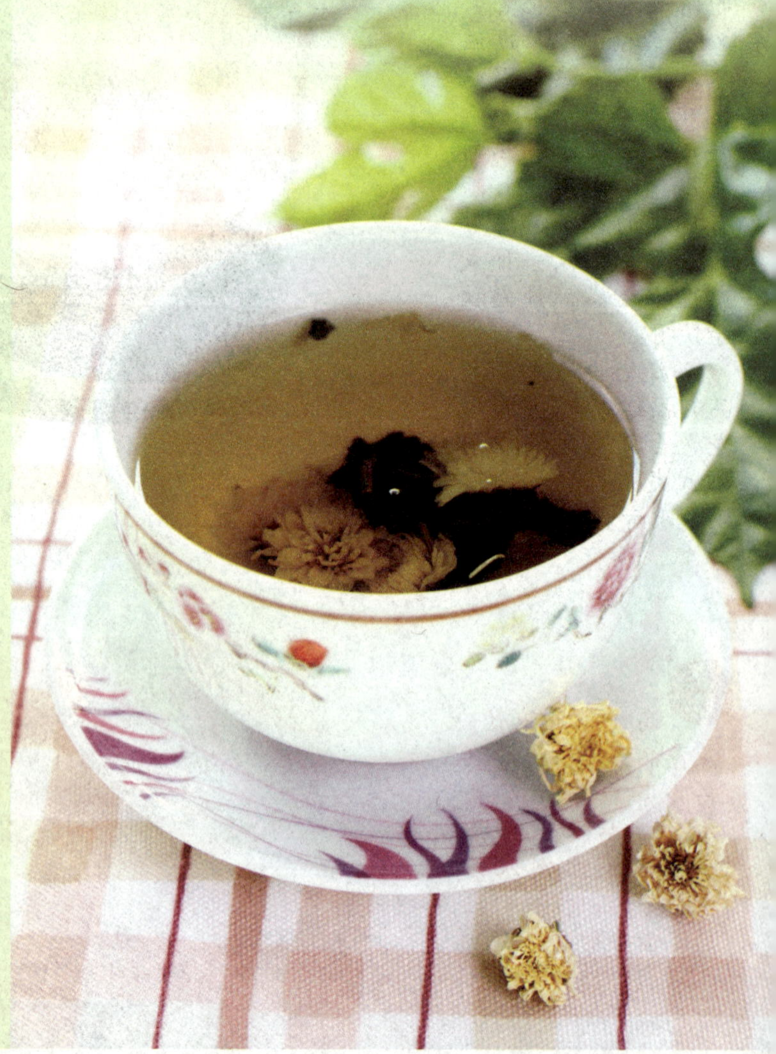

蜂蜜柚子茶

功效： 养阴润燥，美容瘦身，排毒净肠，预防疾病。

材料： 柚子肉100克，蜂蜜10克。

做法： 将柚子肉切块，放入榨汁机，加适量水，搅打成汁，倒入杯中，加入蜂蜜搅拌均匀即可饮用。

宜忌： 脾虚腹泻者不宜。

点睛 此茶有润燥及美容作用，是秋季保养佳品。

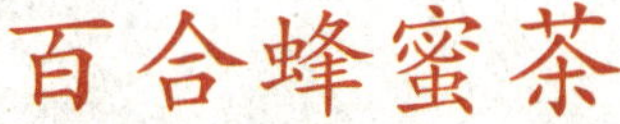

百合蜂蜜茶

功效： 养肺润燥，通便排毒。

材料： 鲜百合20克，蜂蜜15克。

做法： 鲜百合择洗干净，放入榨汁机，加适量水，搅打成汁，倒入杯中，兑入蜂蜜，搅匀即成。

宜忌： 脾虚久泻者不宜。

点睛 此茶适合因秋燥引起的咽干咳嗽、肌肤干燥、便秘、烦躁者，空气污染、疾病流行时也可多饮。

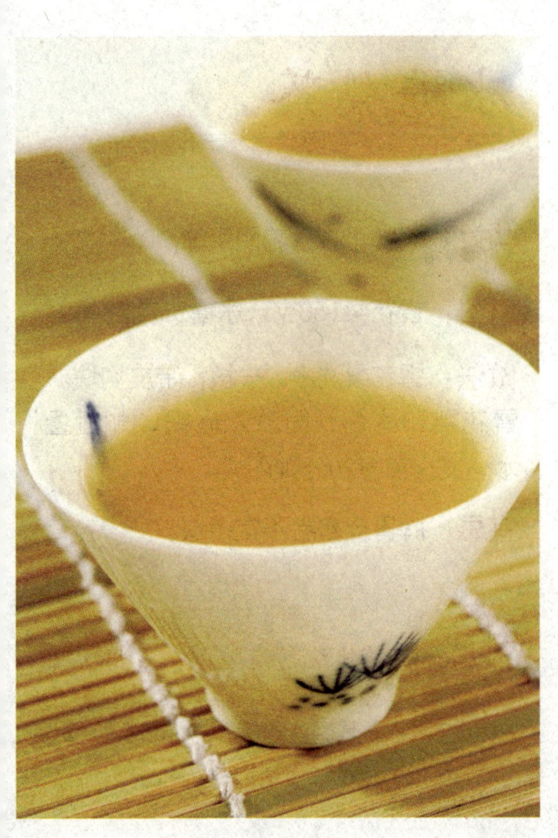

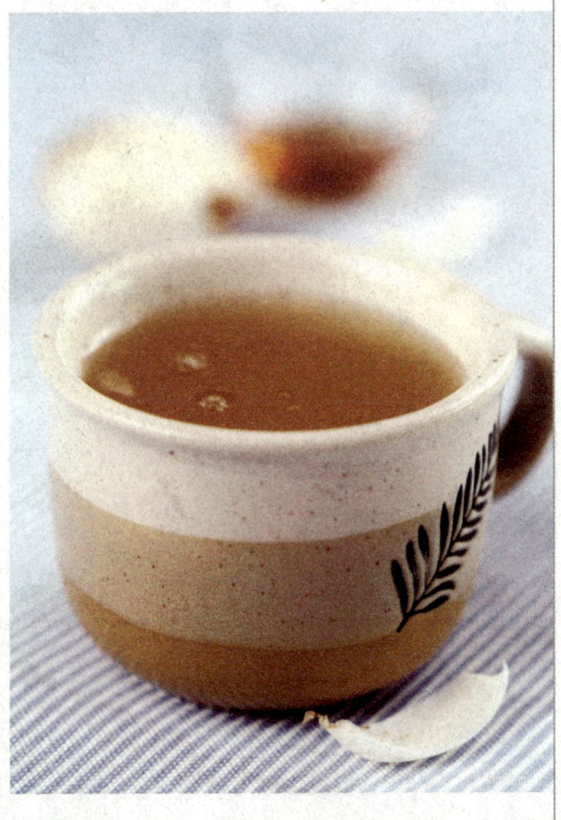

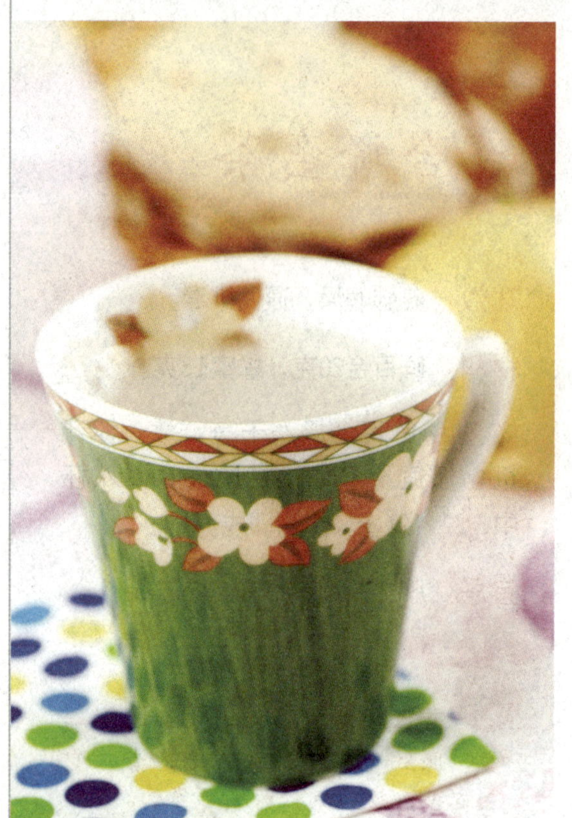

秋梨莲藕茶

功效：治痰热咳嗽、咽干口燥。

材料：梨100克，莲藕50克，蜂蜜10克。

做法：将梨去皮、核，洗净，切块；莲藕去皮，洗净，切片。梨和莲藕一同放入榨汁机，加适量水搅打成稀糊，倒入杯中，兑入蜂蜜搅匀饮用。

宜忌：虚寒泄泻者不宜。

点睛 此茶能生津止渴、润肺化痰，适合因痰热蕴肺引起的咳嗽痰黄、发热、口干咽痛者饮用。无病者饮用有预防感冒、清咽利喉的功效。

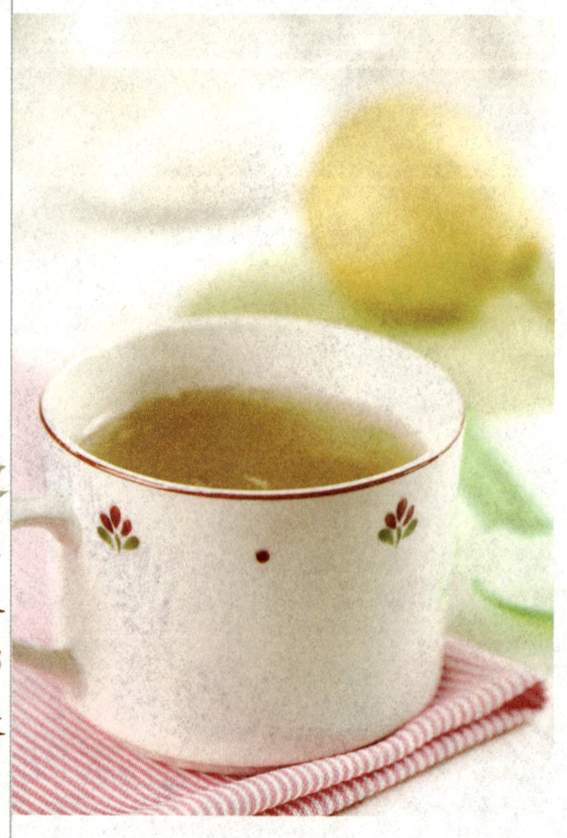

冰糖梨茶

功效：润肺止咳，养阴生津。

材料：雪花梨150克，冰糖15克。

做法：雪花梨洗净，去核，带皮切块。雪花梨和冰糖一同放入砂锅，加适量水，文火煎煮20分钟即成。

宜忌：脾胃虚寒者不宜多饮。

点睛 此茶是传统的清肺方，常用于肺燥咳嗽、感冒咳嗽、急（慢）性支气管炎、咽喉干涩或肿痛等，秋季最宜。

莲子枸杞茶

功效：补虚安神，固精止泻，除烦止渴。

材料：枸杞子10克，莲子20克。

做法：将莲子放入锅中，加水炖煮1小时，再放入枸杞子续煮15分钟，倒出饮用。

宜忌：腹胀、便秘者不宜。

莲子

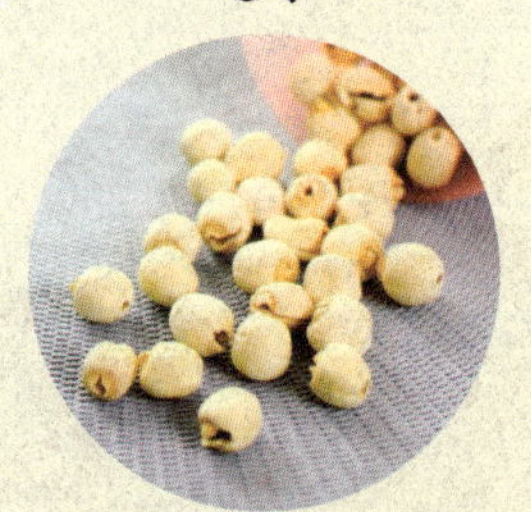

莲子有补脾止泻、养心安神、益肾固精等功效，对秋季腹泻、心烦失眠者非常有益。

枸杞子

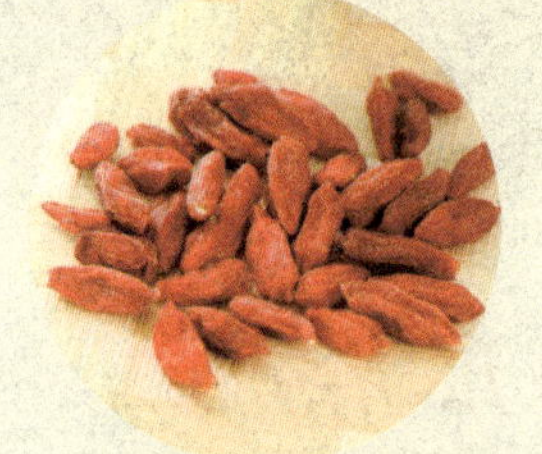

枸杞子能滋补肝肾、益精明目，有助于提高免疫力，是温和的滋补品。

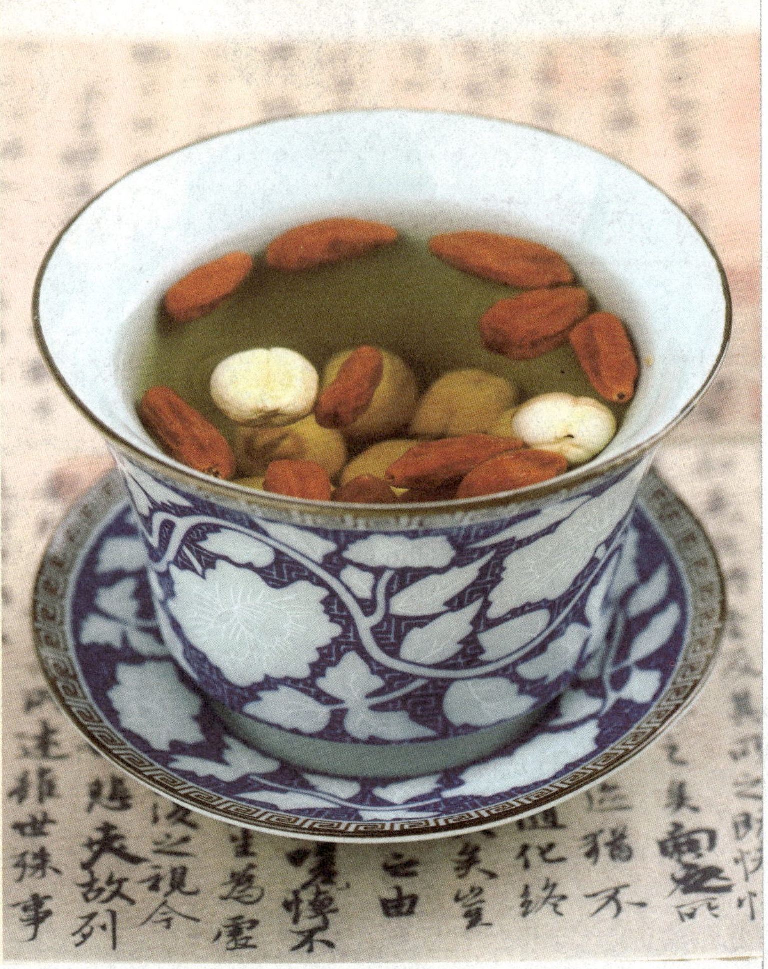

点睛 此茶适合在深秋季节进行适当的滋补调养，以养护元气，安养心神，为即将到来的冬季做好准备。

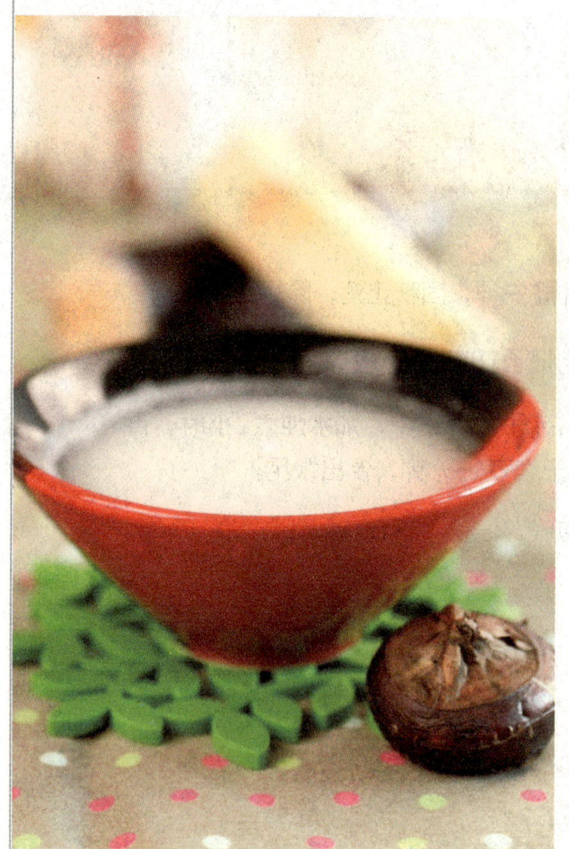

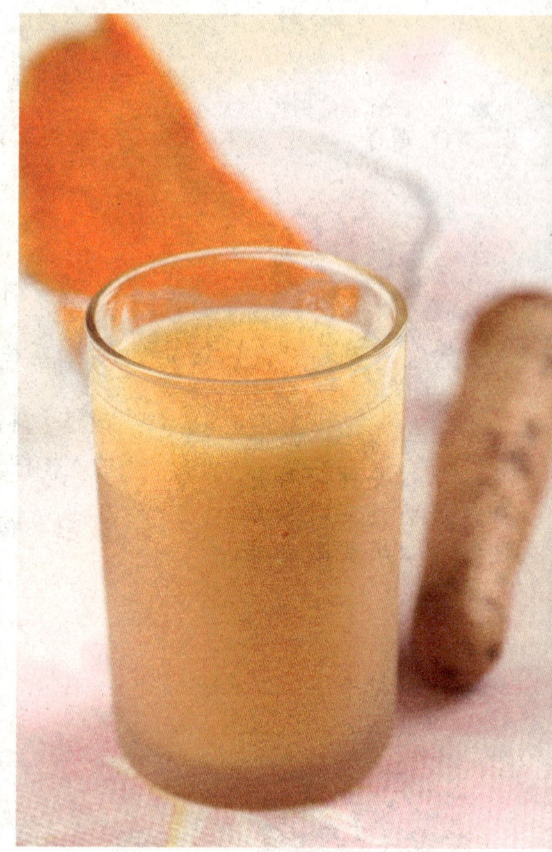

甘蔗荸荠茶

功效：退热，生津，预防流感。

材料：甘蔗100克，荸荠50克。

做法：将甘蔗削皮，切小块，榨汁。荸荠去皮，洗净，放入榨汁机，加入甘蔗汁和适量水，搅打成汁即可。

宜忌：虚寒泄泻者不宜。

点睛 此茶有清热消炎、生津止渴的功效，适用于心烦口渴、低热、肺热咳嗽；还有一定的抗病毒作用，可预防流感及秋季腹泻、痢疾等。

山药南瓜茶

功效：健脾益气，强壮滋补。

材料：南瓜、山药各100克。

做法：南瓜去皮、瓤，山药去皮，一起放入蒸锅蒸熟，晾凉后一同放入榨汁机，加适量水，搅打成稀糊即可。

宜忌：非常适合脾胃虚寒、气虚久泻者。胃热、气滞、便秘者不宜。

点睛 此茶是深秋补益佳品，但一定要熟制，才可起到温胃健脾、益气补虚的作用。

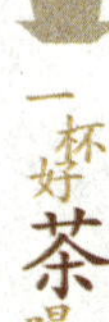

冬季补益茶

冬季天寒地冻，万物蛰伏，生机闭藏，寒邪袭人，人体阳气偏弱，生理活动处于抑制状态。由于人体血液循环和新陈代谢减缓，容易出现寒湿凝滞、关节疼痛、胸闷、胃脘痛等问题，咳嗽、哮喘等呼吸道疾病也易被寒邪引发或加重。

冬季养生的原则是御寒保暖、适当补益，人体要养藏精神，为来年储备能量。冬季调养得当，对改善和治愈慢性衰弱病证非常有利，来年体质会明显增强。茶饮宜“养肾助阳，温热滋补”。红茶、普洱茶等是最适合在冬季饮用的茶饮，还可适当搭配红糖、大枣、牛奶、蜂蜜、枸杞子、陈皮、黑芝麻、核桃、肉桂、杜仲、山药等材料，以起到活血暖身、补肾固精、增强体质的作用。

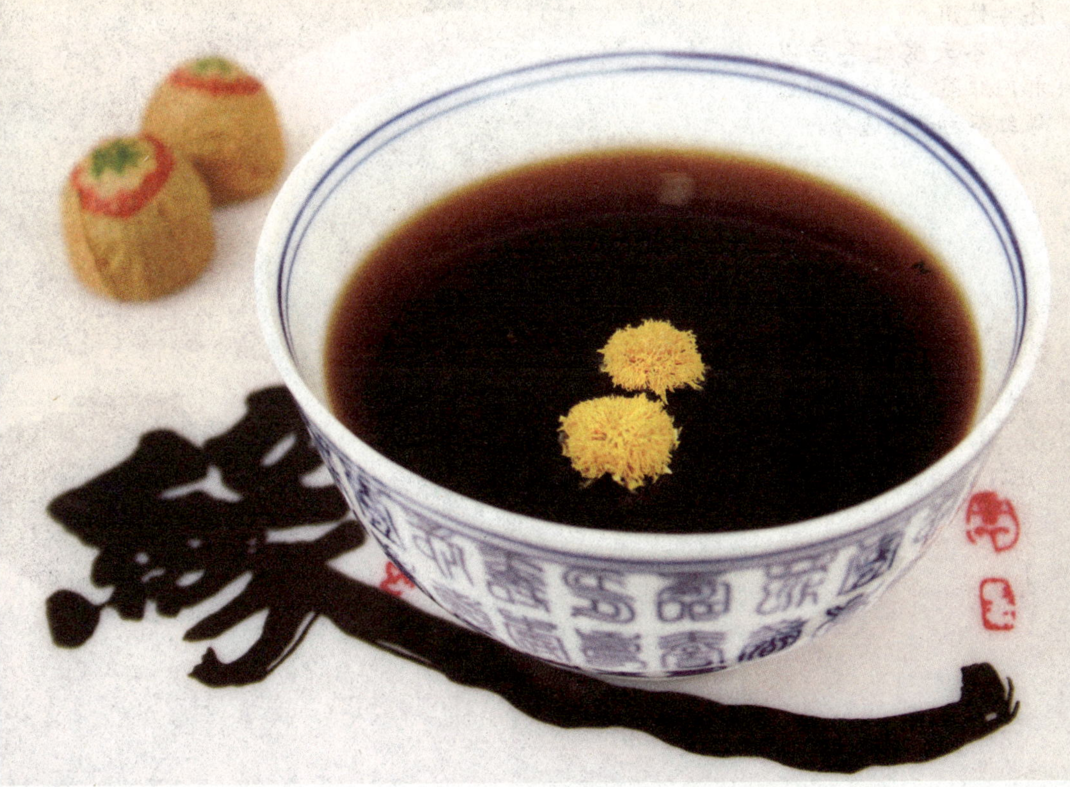

红茶

红茶

功效： 暖脾胃，助消化，护阳气。

材料： 祁门红茶10克。

做法： 将祁门红茶放入茶壶中，以沸水冲泡，加盖闷 5 分钟后，倒出饮用。

宜忌： 神经衰弱者不宜多喝。

红茶在加工过程中经过充分发酵，使茶鞣质氧化，故又称全发酵茶。红茶能养人体阳气，饮用后可生热暖腹，增强人体的抗寒能力。红茶的茶汤色泽红褐，让人感觉沉厚温暖，且红茶甘温，对脾胃没刺激，温养脾胃、助消化效果好，最适宜在冬季饮用。

冬天喝红茶应以祁门红茶、滇红、闽红等红茶为最佳选择。

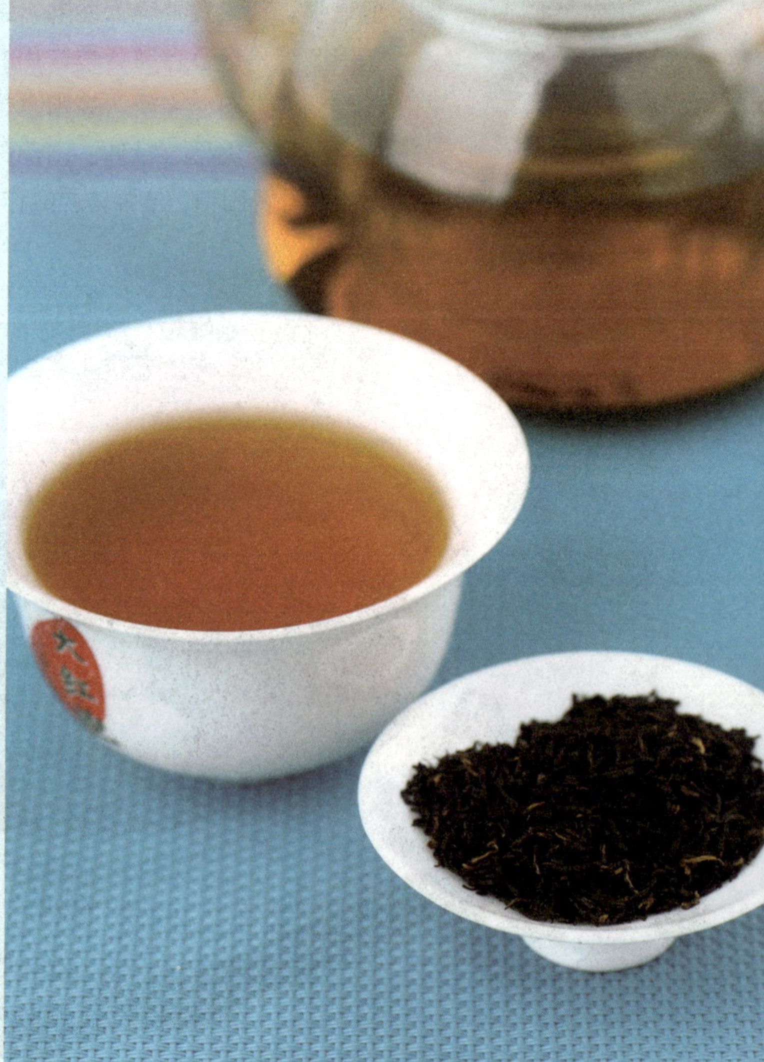

点睛 高寒地区及以肉食为主的游牧地区，人们饮茶以红茶为主，就是因其有抗寒暖身、助肉食消化的特点。胃寒的人如果想饮茶，首选红茶。

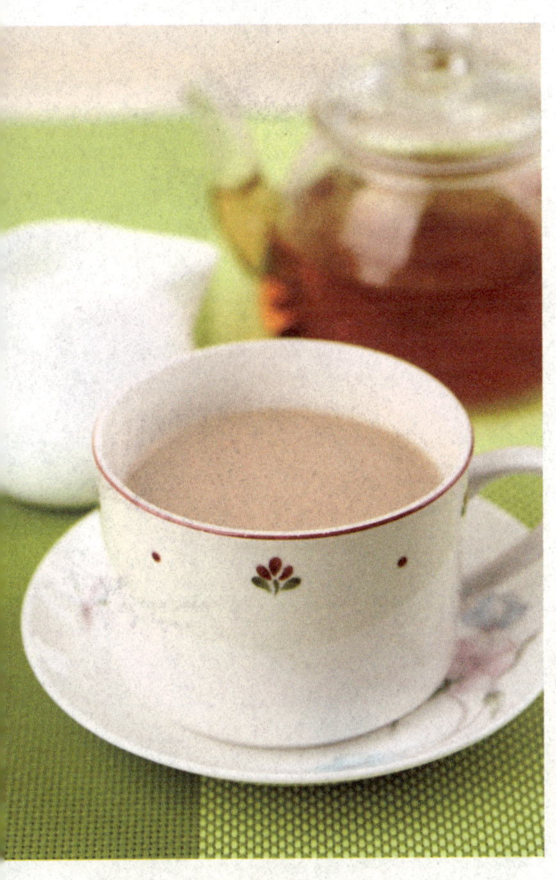

牛奶红茶

功效： 补益气血，暖身抗寒，增强体质。

材料： 红茶3克，牛奶100克，盐2克。

做法： 将红茶放入锅中，加水煎煮5分钟，过滤取汁，倒入煮沸的牛奶，加盐拌匀即可饮用。

宜忌： 三高、肥胖者宜少加牛奶，多加红茶。

点睛 身体虚寒、瘦弱者多饮本茶可强身健体，提高抗寒及抗病能力。

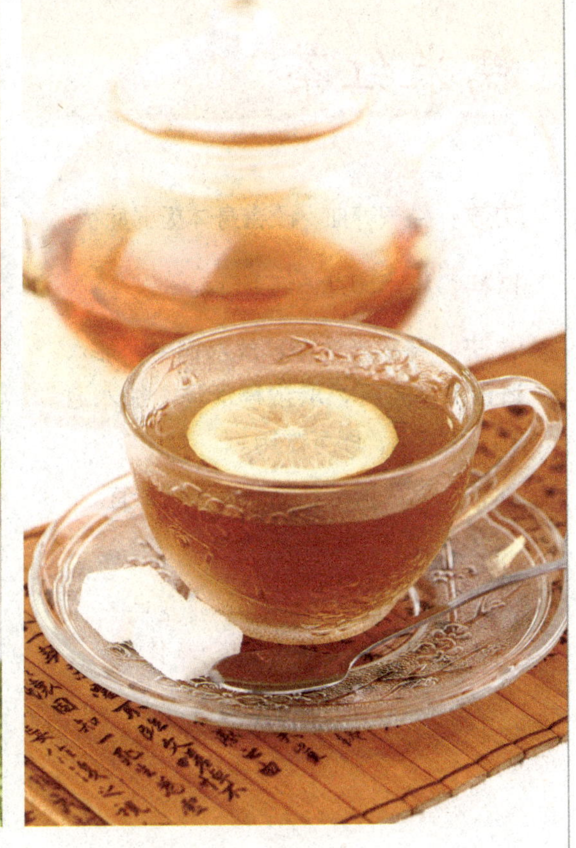

柠檬红茶

功效： 促进消化，开胃醒酒，去油解腻。

材料： 红茶3克，柠檬片1片，冰糖1块。

做法： 将红茶放入茶壶，以沸水冲泡，加盖闷5分钟后，倒入杯中，待稍温后投入柠檬片、冰糖泡饮。

宜忌： 胃酸过多者可增加冰糖用量。

点睛 冬季节日相连，酒宴不断，最容易进食酒肉过度，引发消化不良，多饮此茶对醒酒、消积、养胃非常有益。

糯米红茶

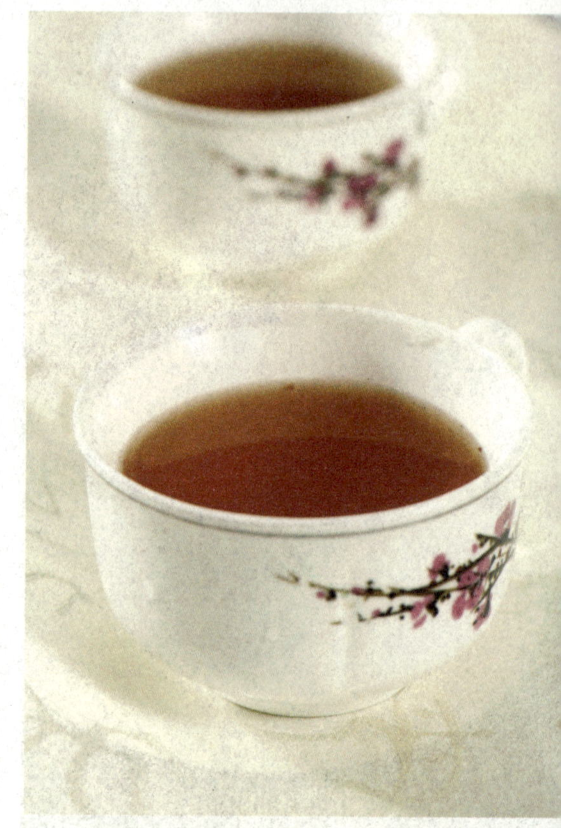

功效：益气养血，改善身体虚弱症状。

材料：糯米50克，红茶5克。

做法：将糯米洗净，放入锅中，加入适量清水煮开，取浓糯米汤，加入泡好的红茶汤，即可饮用。

宜忌：常人皆可，气血虚弱者最宜。

点睛 此茶能温养脾胃、补益气血、养阴润燥，是最廉价的补益佳品。

枸杞茶

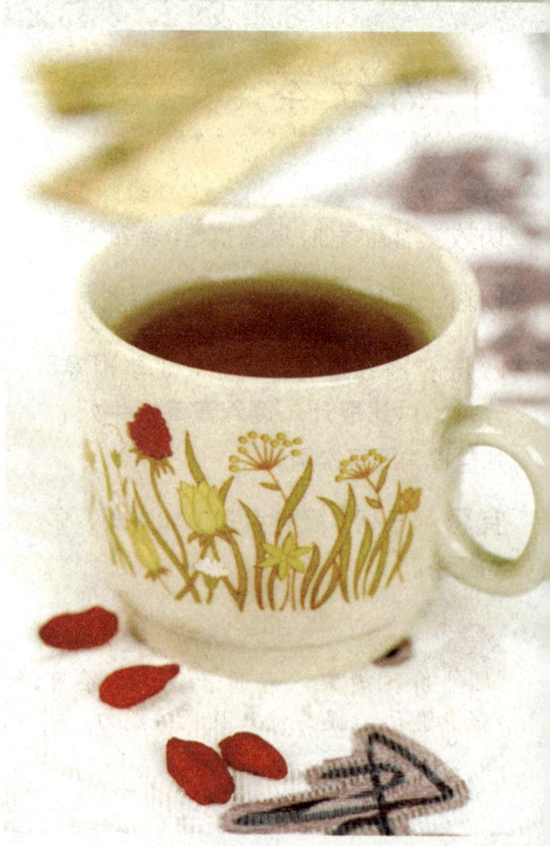

功效：益精明目，温热滋补。

材料：枸杞子10克。

做法：将枸杞子放入杯中，以沸水冲泡，加盖闷10分钟后饮用。

宜忌：体质虚弱者最宜，感冒发热、有炎症、腹泻者不宜多饮。

点睛 枸杞子可滋养肝肾、益精明目，改善各种虚弱、衰老症状，让人精力旺盛，冬季也充满活力。

菊花普洱茶

功效：解毒利尿，消食去腻，祛风解表，止咳化痰，益气延年。

材料：干菊花3克，普洱茶叶3克。

做法：将干菊花与普洱茶叶置入有杯盖的瓷杯中，注入开水。第一泡茶倒掉不喝，再注入开水，泡约2分钟即可掀盖，菊花香味溢出，趁热饮用。

宜忌：脾胃虚弱、胃寒者不宜多饮。

点睛 普洱茶属于黑茶，具有公认的保健效果，非常适合冬季饮用。菊花以杭白菊和黄山贡菊为上品。

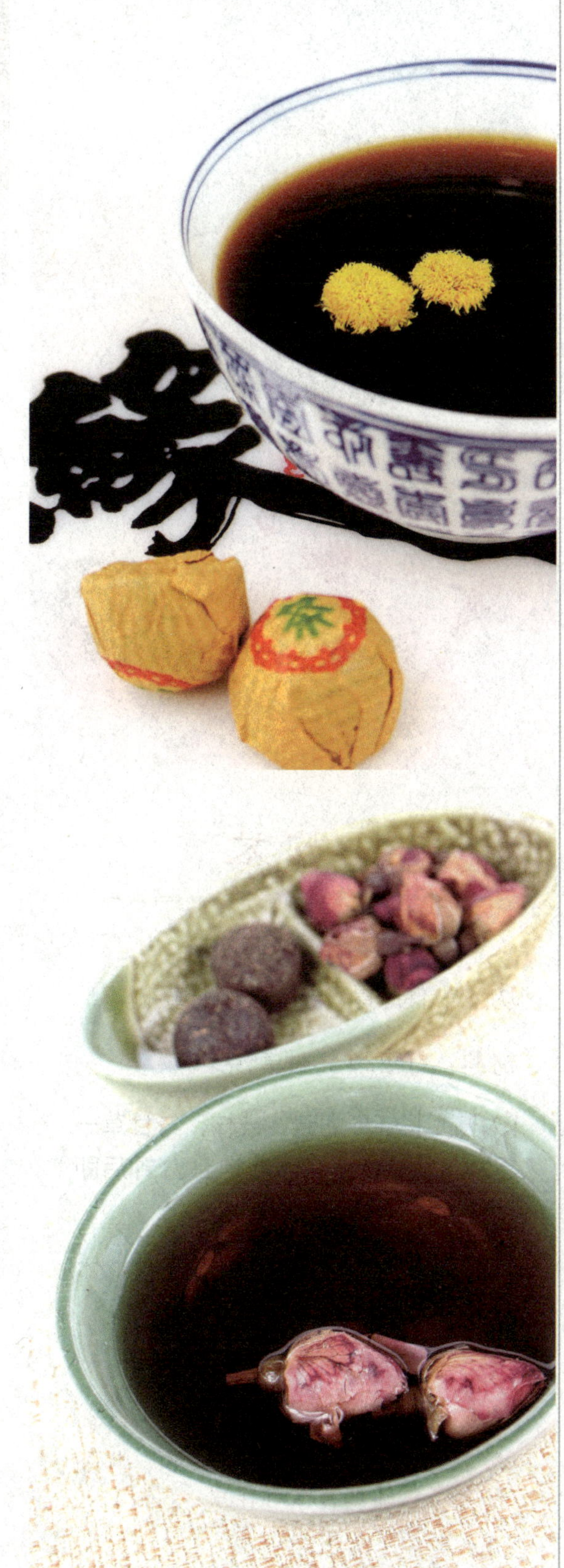

玫瑰普洱茶

功效：疏解胸闷、紧张、身体冷痛。

材料：玫瑰花15克，普洱茶3克，蜂蜜适量。

做法：先将普洱茶放在杯碗中，注入开水。第一泡茶倒掉不喝，第二泡加入玫瑰花，再注入开水冲泡，待稍凉，加入蜂蜜即可。

宜忌：孕妇不宜。

点睛 此茶能疏肝理气、化解积滞、活血暖身，还能改善心情。

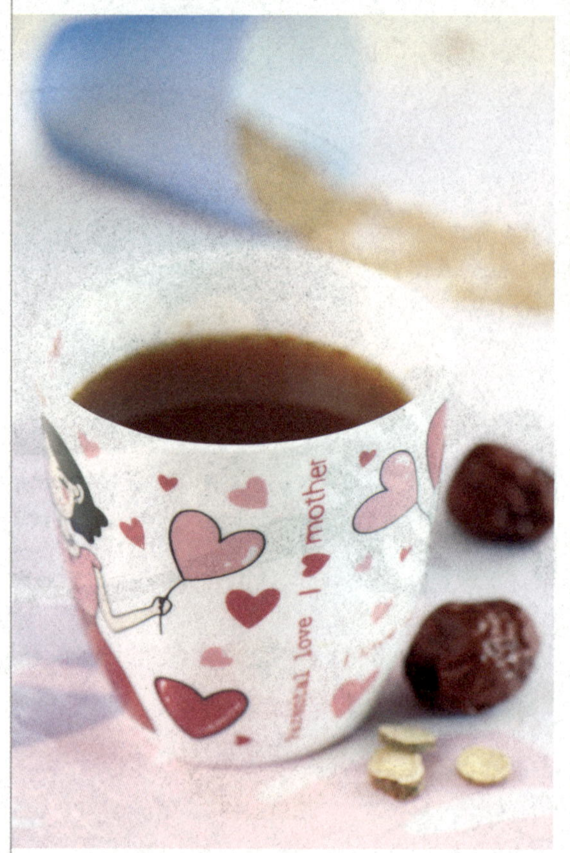

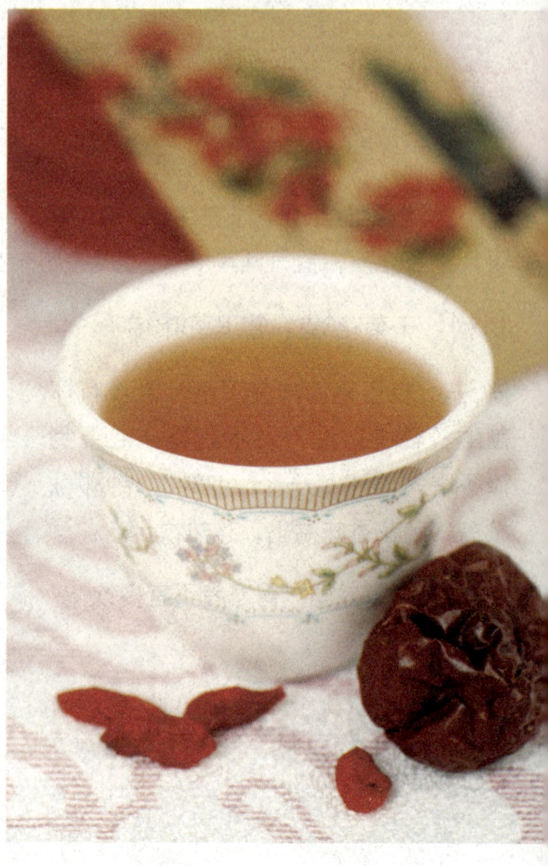

红枣甘草茶

功效：健脾胃，养气血，生津液。

材料：红枣2个，甘草5克。

做法：将红枣划破，去核，与甘草一起放入杯中，以沸水冲泡10分钟后即可代茶饮用。

宜忌：最宜女性及消化功能不佳、体质虚弱者。体内有实邪者不宜多饮。

点睛 红枣有增强体能、养血生肌的功效，特别适合冬季补益用。此茶对胃寒腹痛也有缓解作用。

大枣枸杞茶

功效：补益气血，抗衰老，美容颜。

材料：红枣25克，枸杞子20克，红糖适量。

做法：将红枣划破，去核，与枸杞子一起放入锅中，加水煎煮至红枣变软，放入红糖调匀，即可饮用。

宜忌：适合衰老、虚弱者。有实邪者不宜多饮。

点睛 此茶是美容、抗老的良方，非常适合冬季保养用。

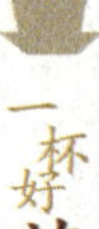

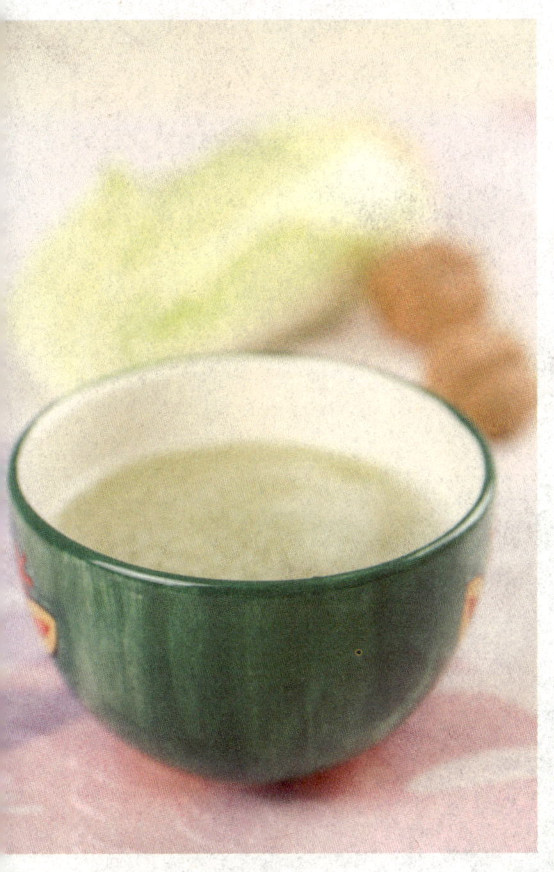

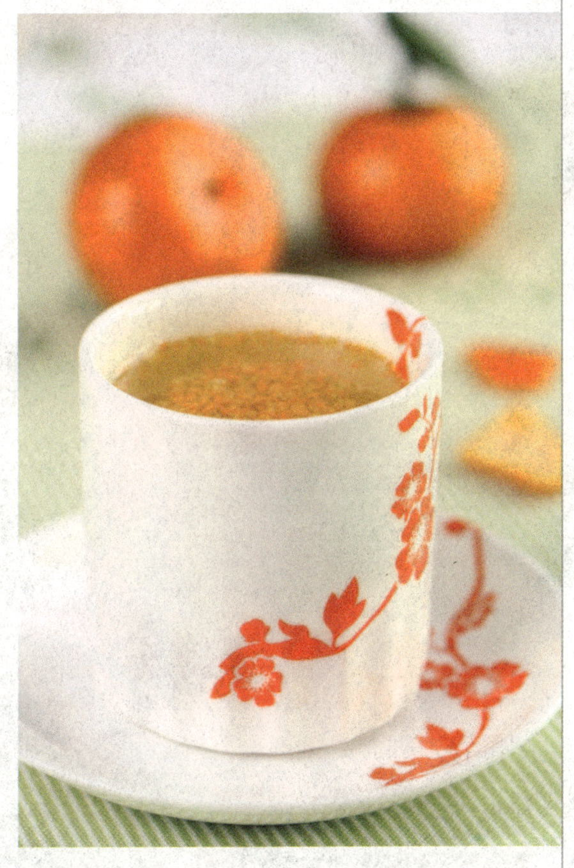

白菜核桃茶

功效： 润肤，去皱，防皮肤干裂。

材料： 白菜100克，核桃仁15克。

做法： 将白菜洗净，切块；核桃仁剁碎。二者一起放入榨汁机，搅打成汁饮用。

宜忌： 腹泻者不宜，便秘者可多饮。

点睛 此茶能起到濡润营养肌肤、改善皮肤粗糙干燥、润肠通便的作用，是冬季养护肌肤、延缓老化的理想茶饮。

陈皮茶

功效： 止咳化痰，健脾胃，破滞气，降血压。

材料： 陈皮10克。

做法： 将陈皮切碎，放入杯中，冲入沸水，加盖泡10分钟即可饮用。

宜忌： 气虚、燥咳、有胃火者不宜。

点睛 鲜橘皮晾晒1年以上即为陈皮。此饮理气开胃、止咳化痰的作用很好，能缓解胃部胀满、消化不良、食欲不振、咳嗽多痰等不适。

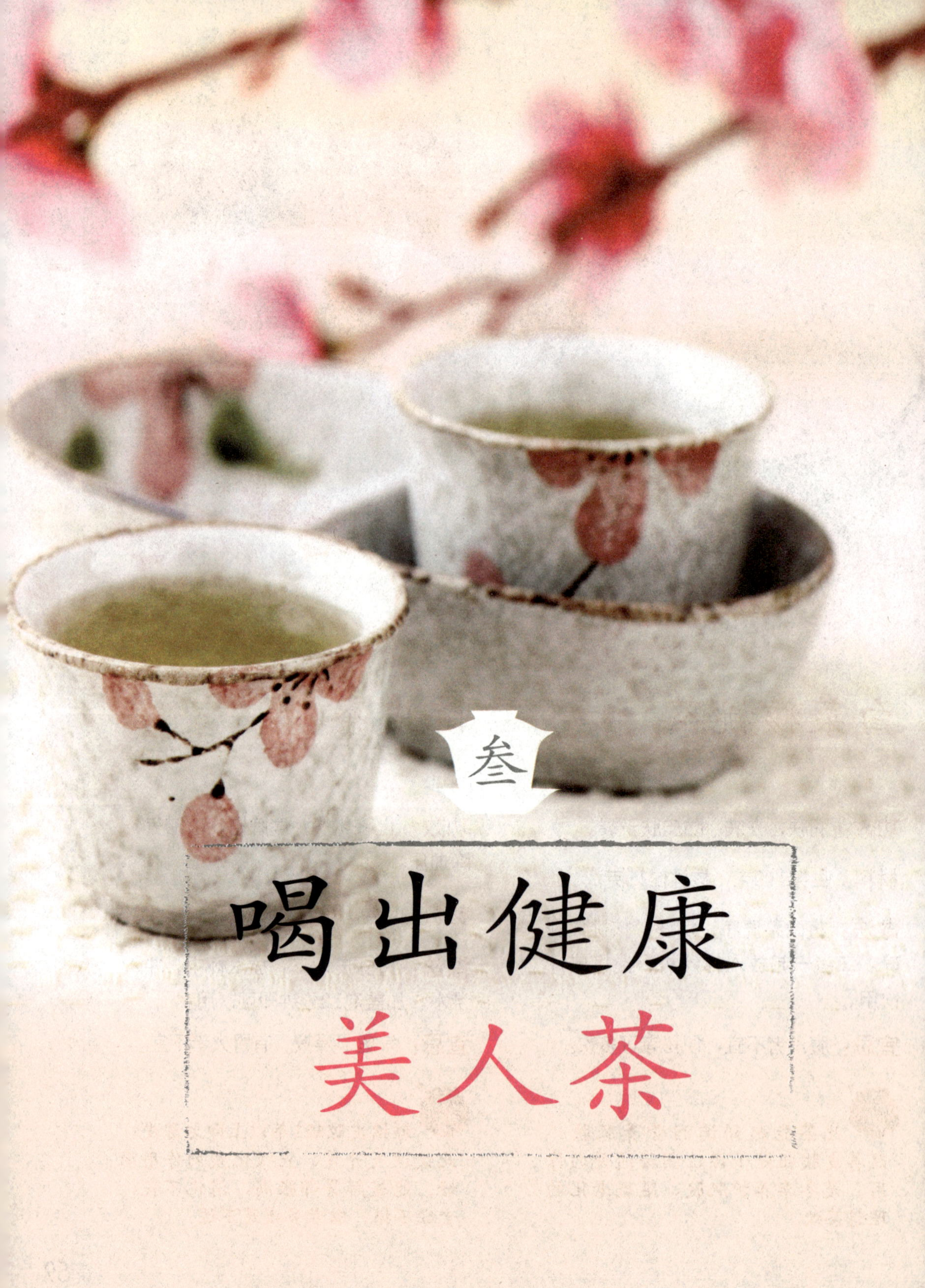

叁

喝出健康美人茶

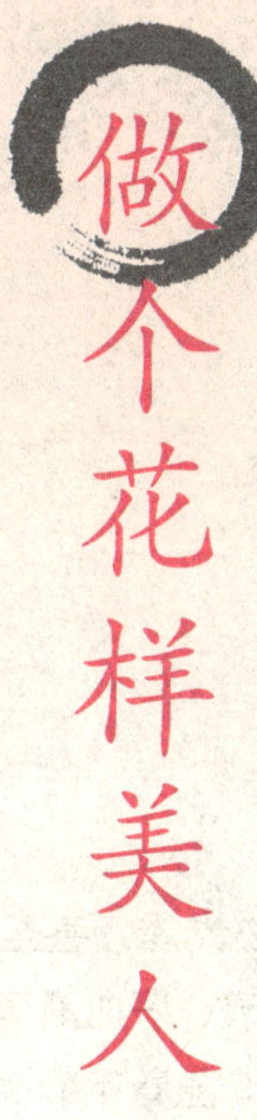

做个花样美人

爱美之心，人皆有之。怎样通过饮食让自己变得更加美丽，是很多女性关注的焦点问题。在青春无敌的年龄，可能会遭遇青春痘的困扰，步入中年后，细小的皱纹和色斑又不请自到。有些人不惜花费高价购买各种高级护肤品，也只能收一时之效。殊不知，外在的美丽其实是内在健康的一面镜子，容颜变化往往能反映出身体存在的一些问题。所以，女性想要外表美丽，还要从根本上调理体质，改善情绪，要知道，健康才是美丽之源。借助饮食调理，不但可葆青春常在，而且作用稳定持久，是一般外用美容品所不能及的。

都说“女人如花”，茶就是滋养女人花的最好养料。女人多喝茶，不仅具有保健调养功能，让人容颜美丽、身材窈窕、常保健康，还能让你更加优雅从容、气质如兰、聪明灵动。此外，一杯茶还传递了纯真与幽雅兼具的浪漫情怀。手捧一杯温热芳香的茶，体会一份难得的轻松愉悦，谁说美丽不是一种心境呢。想要成为秀外慧中的优质美人，就从茶饮开始吧！

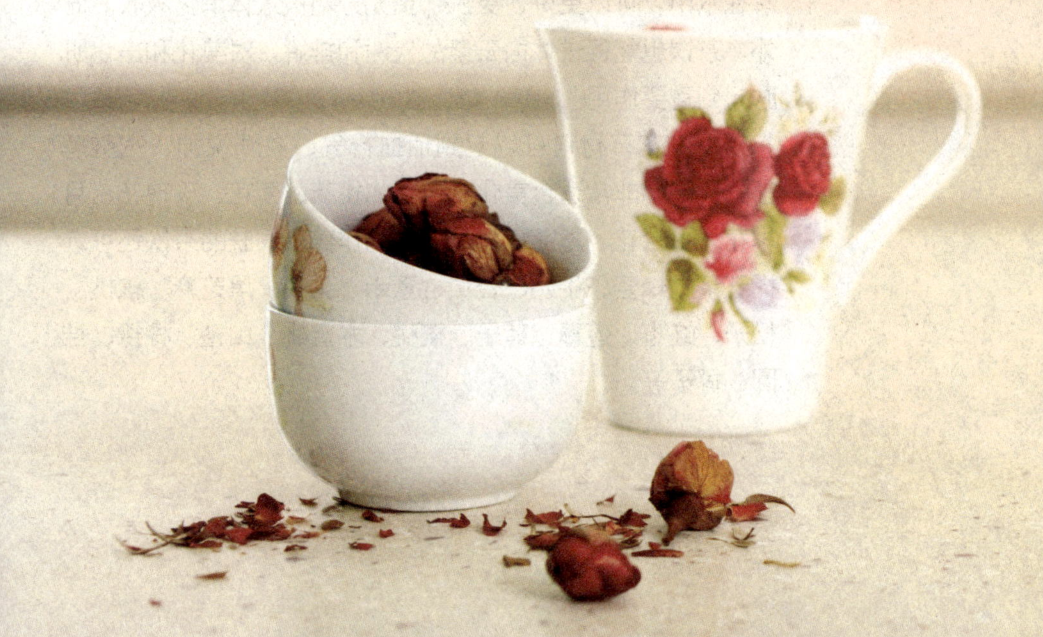

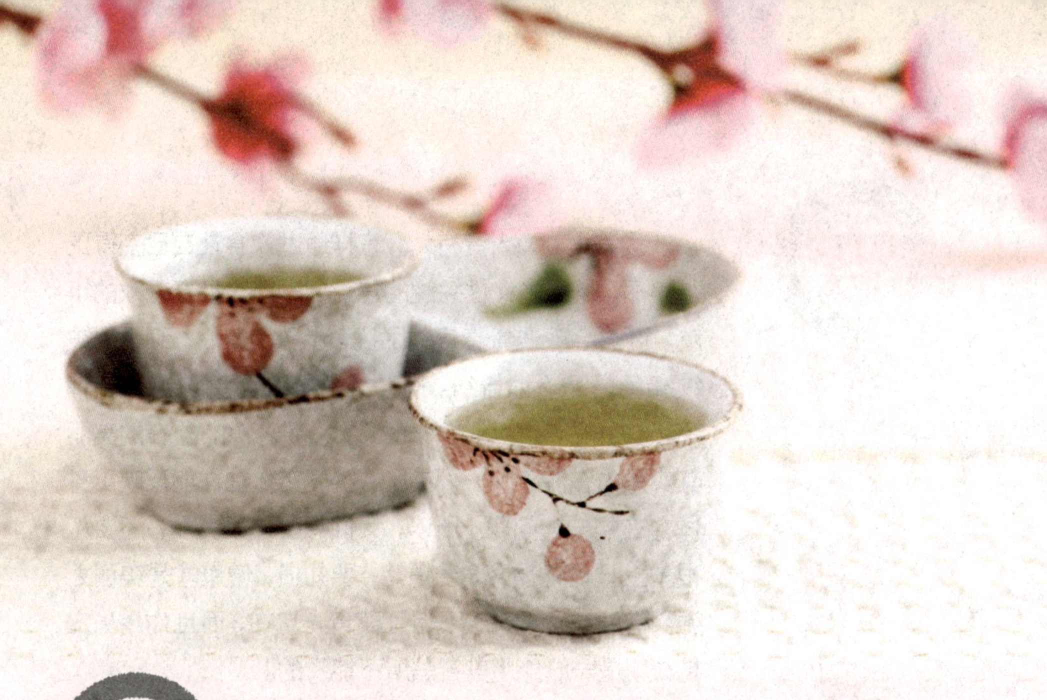

养颜润肤茶

皮肤干燥、粗糙、发黄、发暗、失去光泽，甚至出现皱纹、松弛等老化现象，多是由于肾气渐衰、肝血渐弱造成的。皮肤不够润泽，一方面是年龄的原因，随着年龄增长，肤质会越来越干燥粗糙，另一方面与饮食有直接关系。所以，通过饮食补益气血，才能让皮肤获得充足的营养，远离晦暗干枯，延缓老化现象，容颜自然红润年轻。

茶饮的优势在于，在补充营养的同时，还保证了水分的摄入，给肌肤解渴，也起到滋润的效果。而且营养物质溶解在水中，可以更好、更快、更充分地被人体消化吸收。此外，茶饮也能促进体内毒素的代谢和排解，对美化和净化肌肤起到重要作用。

不少花草材料可以起到活血行气、爽肤悦神、宽胸解郁的效果，非常适合美化肤色，如桃花、菊花、玫瑰花、月季花、百合花、薄荷、甘草等。制作养颜润肤的茶饮还可选择红茶、蜂蜜、牛奶、杏仁、薏米、豆浆、黑芝麻、核桃、松子、红枣、莲藕、莲子、樱桃、水蜜桃、山楂、柠檬、桂圆、椰子等。

百合花

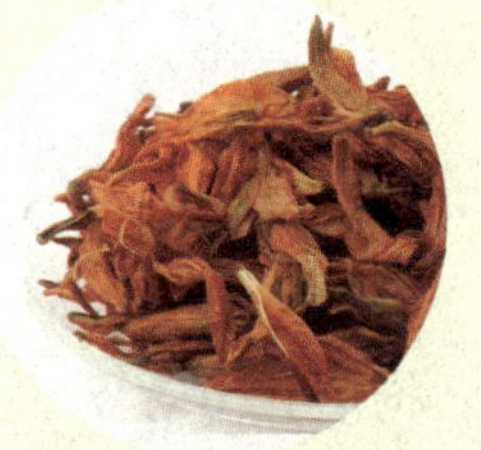

百合花有润肤防衰、滋阴润燥、宁心安神、清心除烦、化痰止咳、润肠通便等功效。

蜂蜜百合花枣茶

功效：排毒养颜，润肤美容，润肠通便。

材料：干百合花2朵，红枣2个，蜂蜜10克。

做法：将百合花、红枣放入茶壶中，以沸水冲泡，加盖闷10分钟后，加入蜂蜜饮用。

宜忌：孕妇禁用，脾胃虚寒、腹泻者不宜饮用。

点睛

百合花既能润肤，又能安神，再加上补益气血的红枣和滋阴润燥的蜂蜜，此茶的美容和安神效果非常出众，最适合皮肤干燥粗糙、过早老化，并伴有心烦失眠、便秘的女性，而且口味甘甜润泽，无人不爱，是女性的养颜之宝。

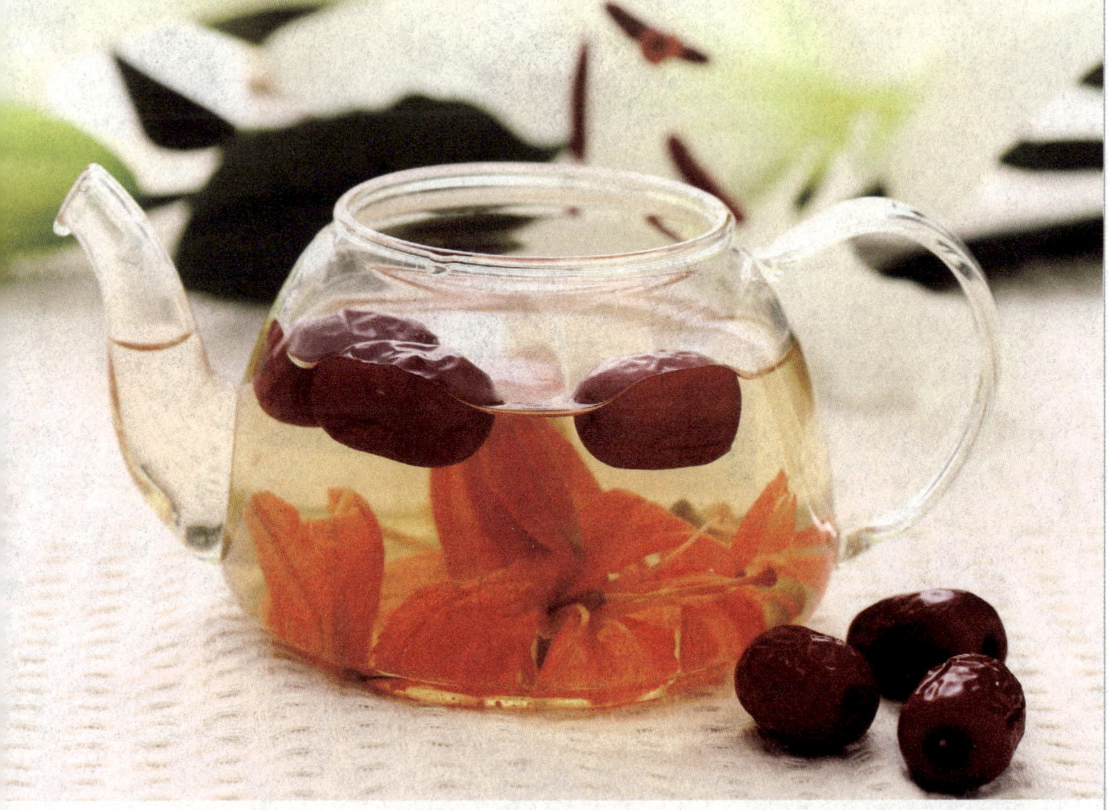

桃花杞枣茶

桃花

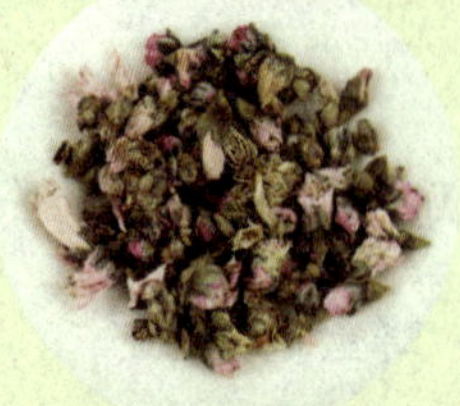

桃花可活血通经，润泽肌肤，延缓衰老，消除色斑，美化肤色，缓泻细腰，是美容瘦身的佳品。

功效：补血活血，红润气色，美容润肤，消除色斑。

材料：干桃花6克，红枣15克，枸杞子10克。

做法：将干桃花、红枣、枸杞子和冰糖一起放入杯中，冲入沸水，加盖浸泡15分钟后即可代茶饮用。

宜忌：桃花是活血品，孕妇及腹泻者不宜。

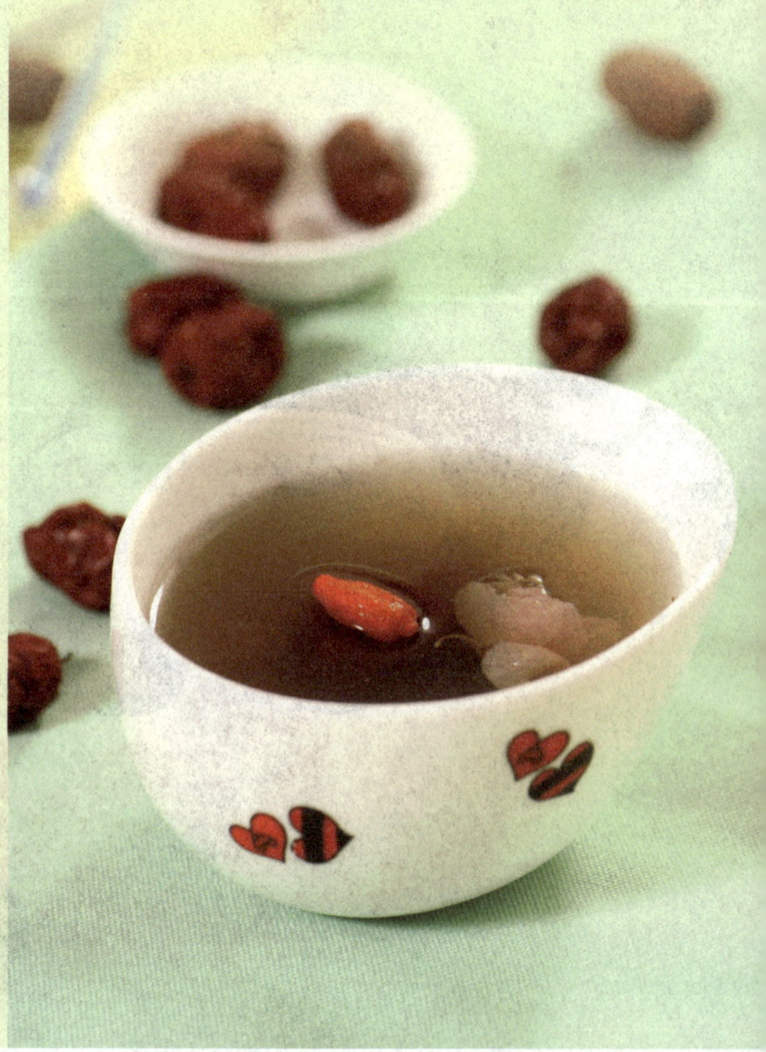

点睛 枸杞子能滋养肝肾、明目、抗衰老。红枣健脾胃，养气血。桃花搭配枸杞子、红枣一起泡茶饮用，可以起到美容养颜、活化肌肤的效果，常饮可使肌肤光彩照人，散发出白皙红润的健康色泽。肤色苍白、晦暗、老化、斑点多者最宜饮用。

红颜茶

功效：使面色红润有光泽，减少皱纹。

材料：核桃仁20克，红枣2克，甜杏仁10克，蜂蜜适量。

做法：将核桃仁、红枣、甜杏仁切碎，放入茶壶中，冲入沸水，加盖闷泡10分钟，倒出加蜂蜜饮用。

宜忌：腹泻者不宜。

点睛 常饮此茶能润肤、乌发、抗衰，让人红颜永驻。

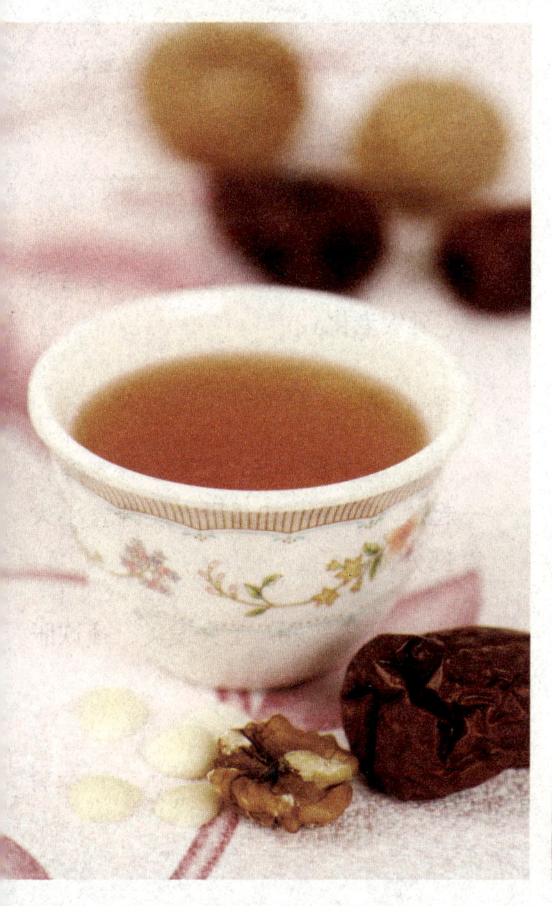

白芷甘草茶

功效：美肌肤，润颜色，去面部黑斑。

材料：白芷20克，甘草5克。

做法：上两材料共入砂锅，煎煮后去渣取汁，每日饮2次。也可冲泡代茶饮。

宜忌：温病初起、阴虚火旺者不宜。

点睛 此茶可消肿排脓，除湿解毒，美白祛斑，改善微循环，延缓皮肤衰老，对皮肤痤疮、黑头、黑斑、疥癣、瘙痒等都有一定功效。

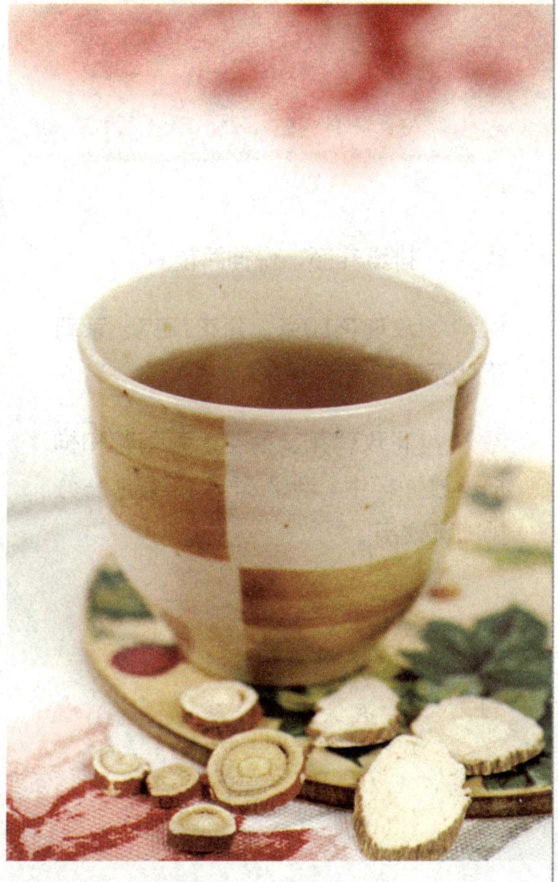

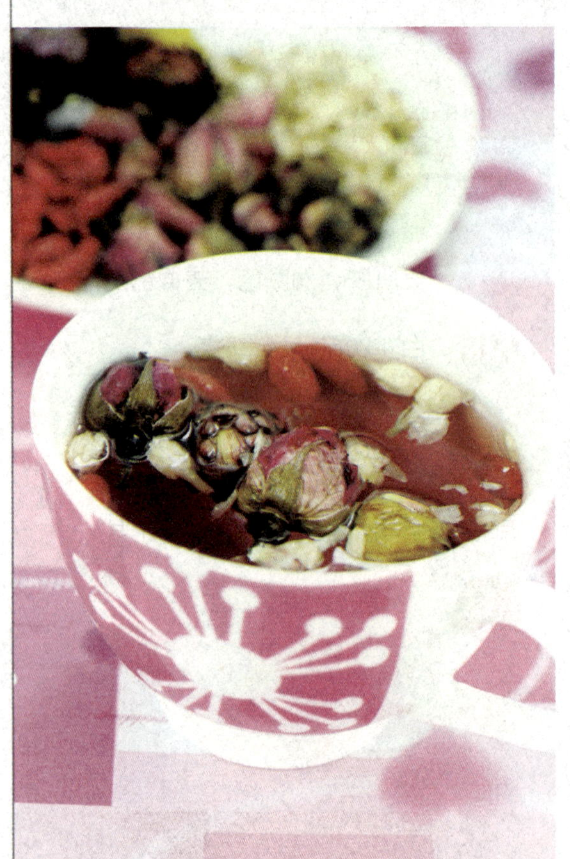

玫瑰枸杞茉莉茶

功效：排毒养颜，悦神解郁。

材料：玫瑰花10克，菊花10克，茉莉花10克，枸杞子15克。

做法：将玫瑰花、菊花、茉莉花和枸杞子放入杯中，倒入开水，浸泡15分钟即可饮用。

宜忌：孕妇不宜。

点睛 此茶不仅可以给身体排毒，还能给心理排毒，起到净化身心、润肤美颜的双重功效。

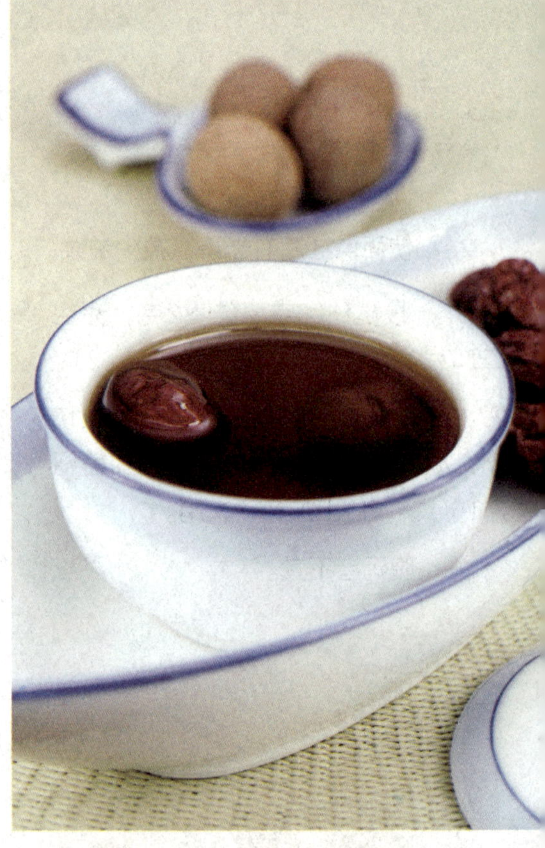

龙眼红枣茶

功效：益气养血，补虚安神，美容润肤，延缓老化。

材料：龙眼、红枣各20克。

做法：将龙眼去壳，红枣去核洗净，一起放入锅中，加适量水烧开，小火煮15分钟即可。

宜忌：外感实邪、上火发炎、痰饮胀满者不宜。

点睛 此茶特别适合气血亏虚、体质虚弱、容颜早衰者。

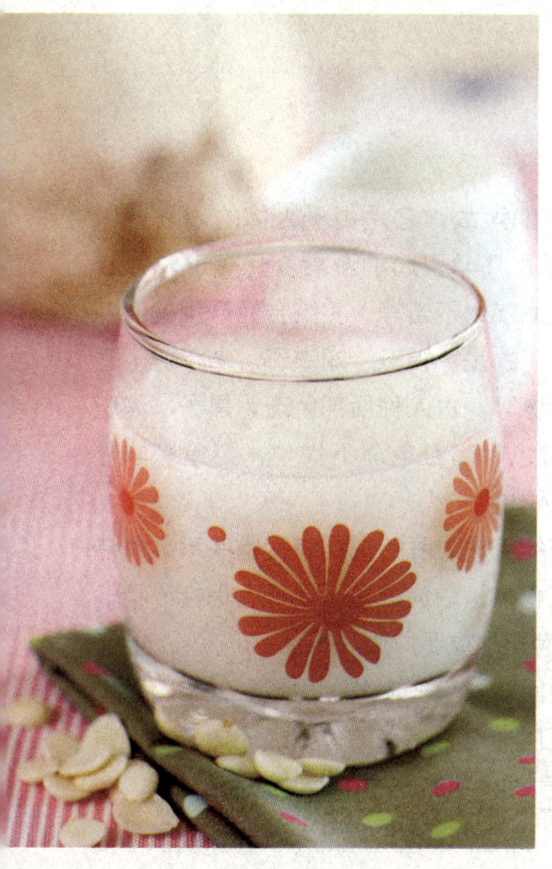

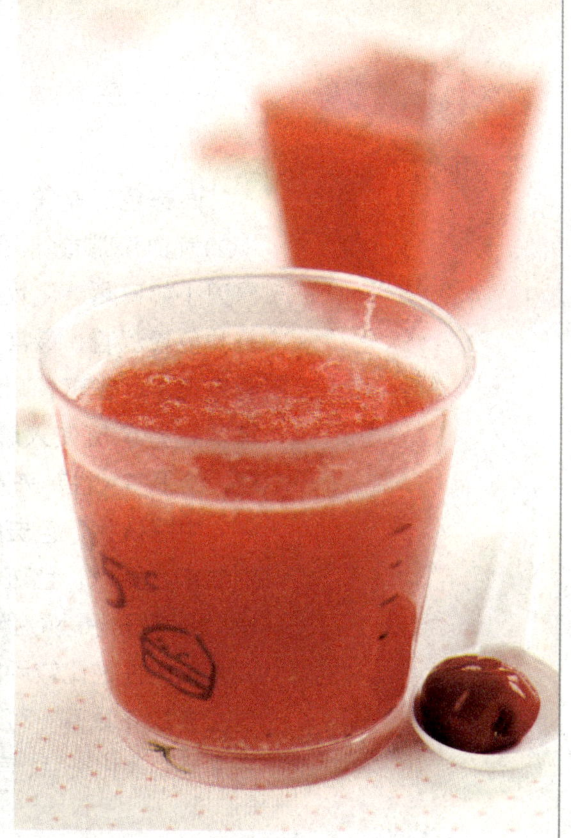

杏仁牛奶椰子茶

功效：让肌肤滋润细嫩，净白无瑕。

材料：甜杏仁15克，椰子汁、牛奶各100毫升。

做法：将甜杏仁、椰子汁、牛奶放入榨汁机，搅打均匀即可饮用。

宜忌：脾虚腹泻、腹胀者不宜多饮。

点睛 有润肺作用牛奶、椰子都是滋阴养血、美白肌肤的好材料，再加上甜杏仁，三种白色食材共用，美容作用更加显著。

樱桃茶

功效：红润气色，补血润颜，消除皮肤暗疮、瘢痕。

材料：樱桃100克，牛奶100毫升。

做法：将樱桃去蒂、核，切碎，放入榨汁机，倒入牛奶和适量水，搅打成糊即可饮用。

宜忌：热性病及虚热咳嗽、便秘上火、肾病少尿者不宜多饮。

点睛 此茶能滋阴补血，使气血充盈，肌肤红润美白，对皮肤暗疮、色斑、皱纹等都有很好的防治效果。

美白消斑茶

面部色斑是美容的大敌，它是由于人体的内在原因（如气血瘀滞或不足、怀孕引起的激素变化等）和外在原因（如日晒、化妆品使用不当等）相结合而产生的面部肌肤色素沉着，最常见的是黄褐斑、蝴蝶斑、老年斑（也叫寿斑）、雀斑、晒斑等。古人称面部色斑为黑子、黑斑等。这些色斑使人脸色晦暗且色泽不均匀，严重影响外观，给很多女性带来困扰。

中医认为，色斑的生成与肝气郁结有紧密联系，气滞则血瘀，所以，色斑也常被称为瘀斑。因此，保持心情愉快、肝气舒畅是防治色斑的重要方法。

色斑往往比较顽固，一旦在皮肤上生成，就不容易消退。多饮花草茶，可以通过化解瘀滞、促进代谢、愉悦身心来起到淡化斑点、美白净化肌肤的作用，值得坚持。

有助于淡化色斑的茶饮材料有薏米、杏仁、蜂蜜、柠檬、醋、姜、红枣、银耳、樱桃、玫瑰花、茉莉花、桃花、白茯苓、白芷、玉竹、丝瓜等。

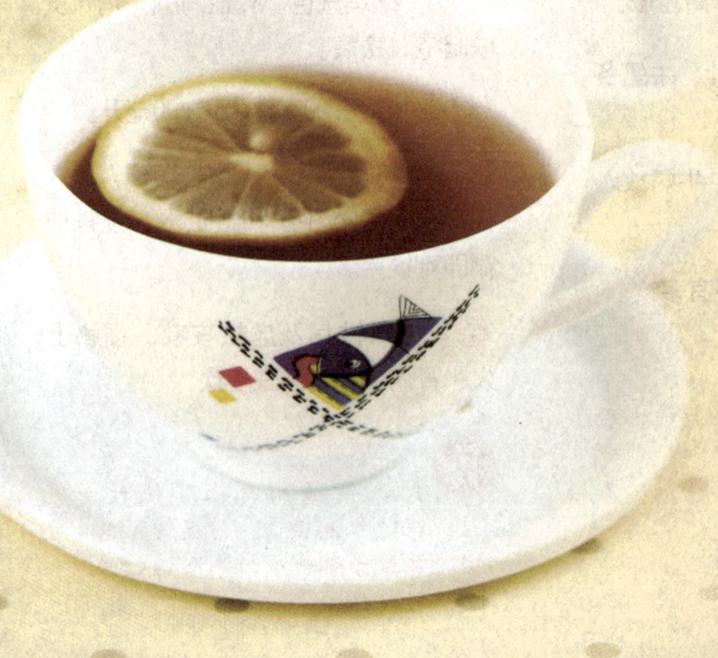

杏仁薏米茶

杏仁

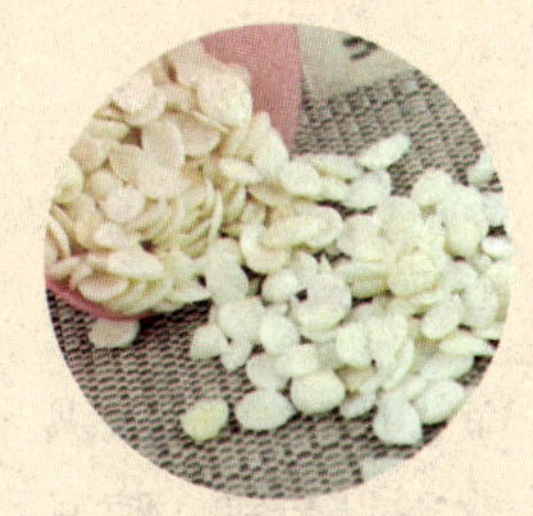

杏仁有润泽肌肤、美白祛斑、养肺止咳、润肠通便的功效，是美容必备品。

薏米

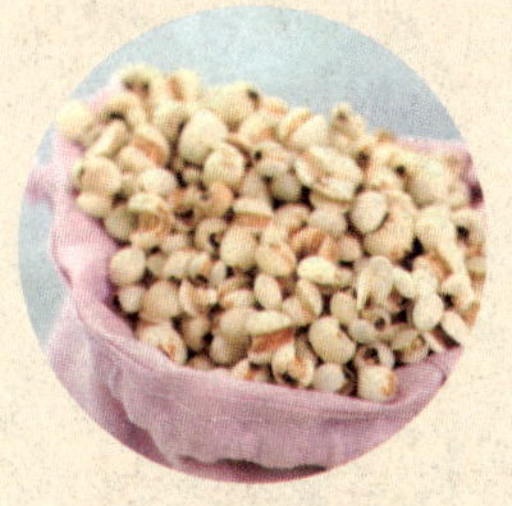

薏米也叫苡仁米或薏苡仁，可利水除湿、清热解毒，洁肤排脓，对净白肌肤、消除痘疮很有益。

点睛 本茶有美白润肺的作用，并能给肌肤提供充足的营养，是一道美白佳品。

功效：美白莹润肌肤，扫除面部各种色斑、黑斑，淡化痘印。

材料：杏仁、薏米各15克，白糖5克，牛奶200毫升。

做法：将杏仁、薏米用研磨器打成粉。将牛奶倒入锅中，加入杏仁粉、薏米粉和白糖，小火煮开即可。

宜忌：脾虚泄泻者不宜。

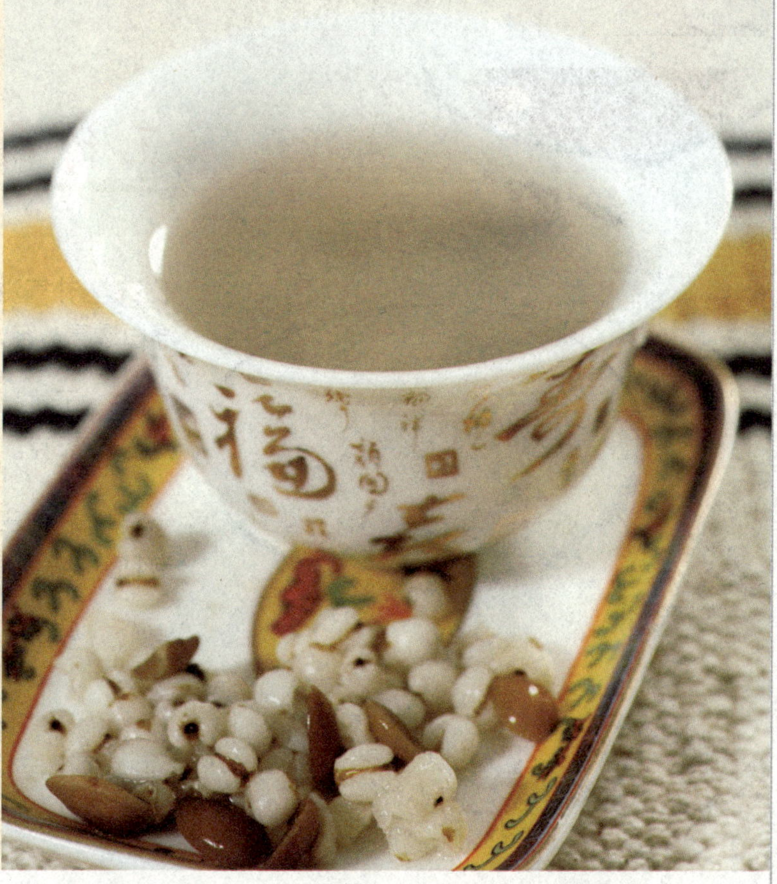

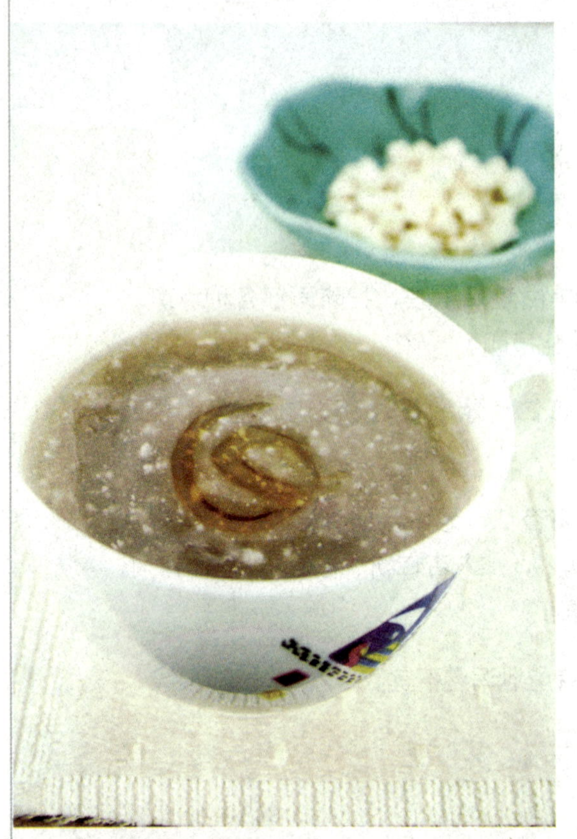

茯苓蜂蜜茶

功效：祛湿润肤，美白消斑。

材料：茯苓20克，蜂蜜15克。

做法：将茯苓洗净，压碎，放入锅中，加适量水，小火煮15分钟，晾凉后调入蜂蜜，拌匀即可饮用。

宜忌：气虚、多尿者不宜。

点睛 茯苓可利尿渗湿，搭配蜂蜜，可通利大小便，促进排毒，使肌肤净白无瑕，提亮暗沉肤色。

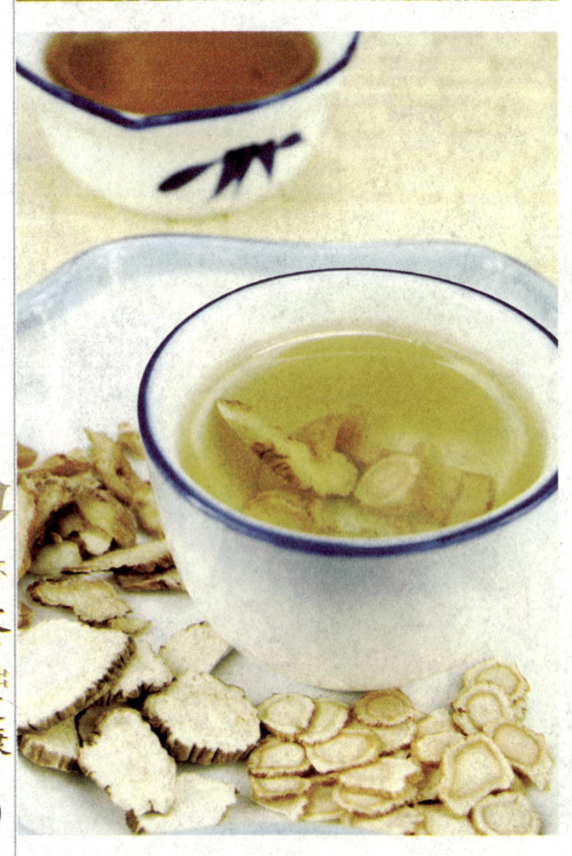

玉竹白芷洋参茶

功效：补气滋阴，润肤美白，令肌肤净白透亮，容光焕发。

材料：玉竹15克，白芷、西洋参各10克，蜂蜜5克。

做法：将前三种材料洗净，用开水冲泡15分钟后，加入蜂蜜调匀饮用。

宜忌：脾虚、痰湿气滞者不宜多饮。

点睛 玉竹养阴润燥，白芷活血排脓，西洋参凉补气血，蜂蜜润肤通便，合用能补益气血、净肤美白。

三白茶

功效： 补益气血，提亮肤色，消除色斑。

材料： 白芍、白术、白茯苓各150克，甘草75克。

做法： 将上述材料分别研成粗粉，混合均匀，分装入30个小茶包中。每天取1包用沸水冲泡，代茶饮。

宜忌： 气虚、阴虚者最宜，实盛者慎饮。

点睛 这是一个广为流传的中医美容茶方，适用于气血不足导致的皮肤粗糙、萎黄、黄褐斑、色素沉着等。也可以将以上材料一起煎汤饮用。

白术

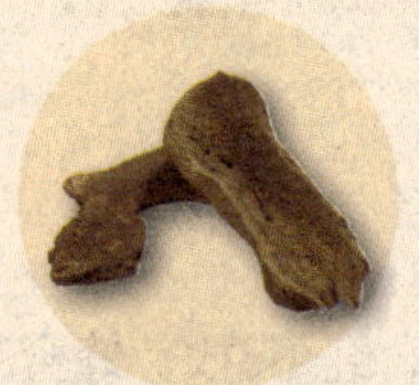

白术可健脾益气、燥湿利水、固表止汗，主治脾虚食少、腹胀腹泻、痰饮水肿、小便不利、气虚自汗等。

白芍

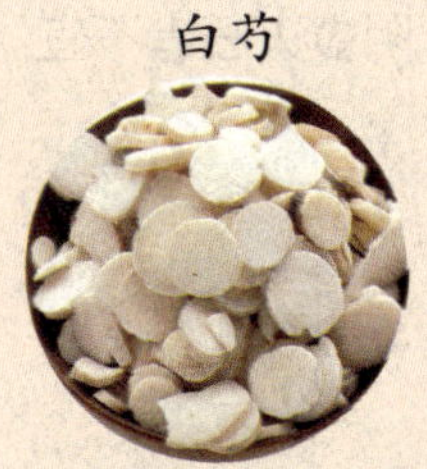

白芍可补血柔肝、平肝止痛、敛阴止汗，适用于阴虚发热、月经不调、胸腹胁痛、泻痢腹痛、自汗、盗汗等。

白茯苓

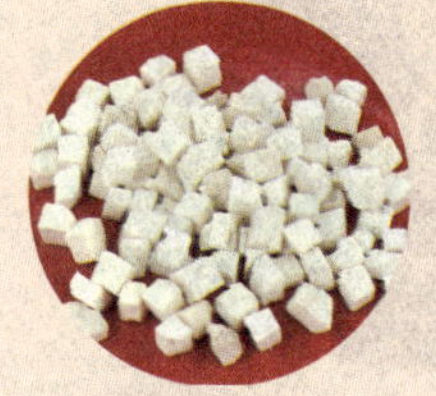

白茯苓可利水渗湿、健脾化痰、宁心安神，可治小便不利、水肿胀满、痰饮咳逆、泄泻、惊悸、健忘等症。

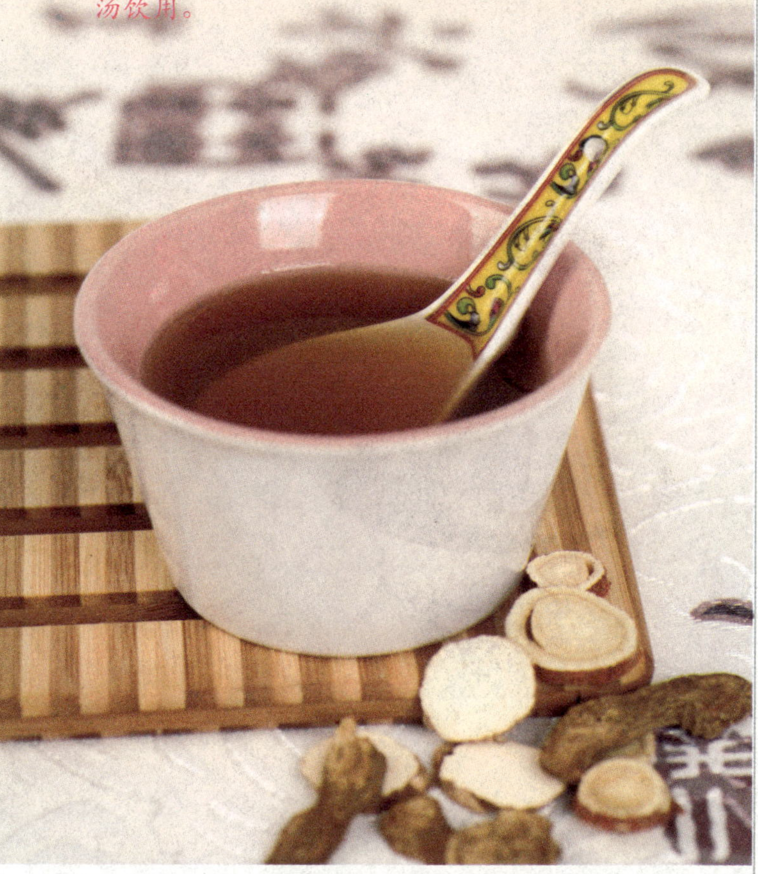

柠檬蜂蜜茶

功效：美白肌肤，淡化各种斑点。

材料：柠檬2片，蜂蜜15毫升。

做法：将蜂蜜倒入杯中，用温开水搅匀泡开，投入柠檬片，代茶饮用。

宜忌：胃寒气滞、虚寒咳嗽者不宜。

点睛 此茶对润肠解毒，抗氧化、延缓衰老及抑制色素沉着都很有效。注意控制水温，温度过高会让柠檬、蜂蜜中的活性物质丧失活性。

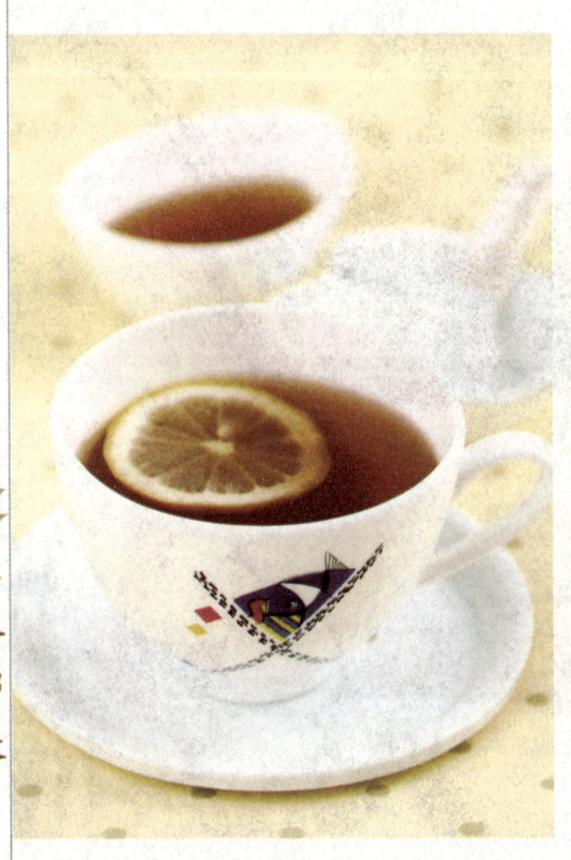

玫瑰红枣茶

功效：健脾，疏肝，活血祛斑。

材料：玫瑰花3朵，红枣3枚，蜂蜜10毫升。

做法：将红枣和玫瑰一起放入杯中，冲入开水，浸泡10分钟，倒入蜂蜜，搅匀即可饮用。

宜忌：孕妇禁用，阴虚火旺者不宜。

点睛 玫瑰花能疏肝理气，红枣善健脾益血。此茶能改善气血亏虚、肝气郁结的状况，根除色斑暗沉。

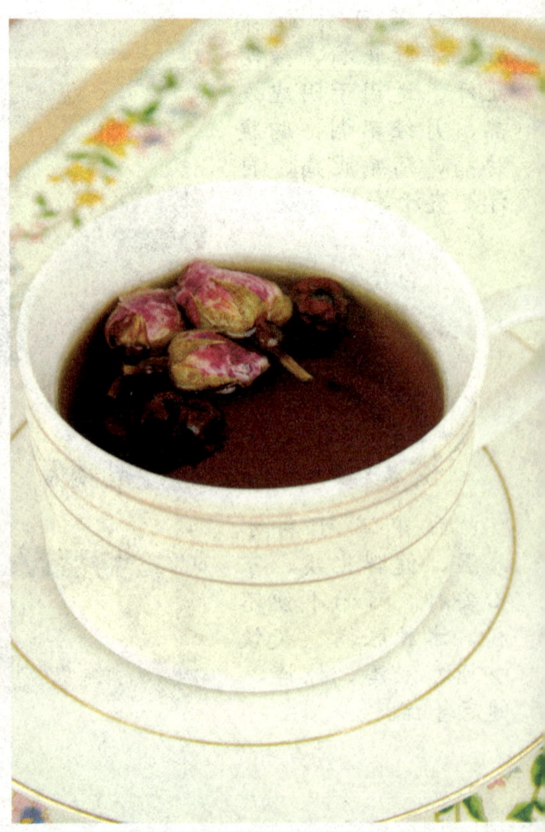

黑木耳红枣茶

功效：化解面部黑斑，改善月经不调。

材料：水发黑木耳50克，红枣20克。

做法：将黑木耳、红枣洗净，放入锅中，加水煮30分钟，倒入碗中晾温后饮用，早、晚各1次。

宜忌：脘腹胀满者不宜多饮。

点睛 此茶可养血、活血、排毒、通肠，经常食用可治面色无华、面部黑斑及黄褐斑，脾虚、血虚及月经不调者也适合多吃。

薰衣草茶

功效：镇定解郁，增白皮肤，修复皮肤损伤，淡化痘印。

材料：薰衣草3克。

做法：将薰衣草放入杯中，以沸水闷泡5分钟，即可饮用。

宜忌：孕妇不宜。

点睛 此茶能美容安神，帮助睡眠，调节内分泌，并有一定的修复皮肤损伤、痘印、瘢痕、湿疹、色素沉着的作用。

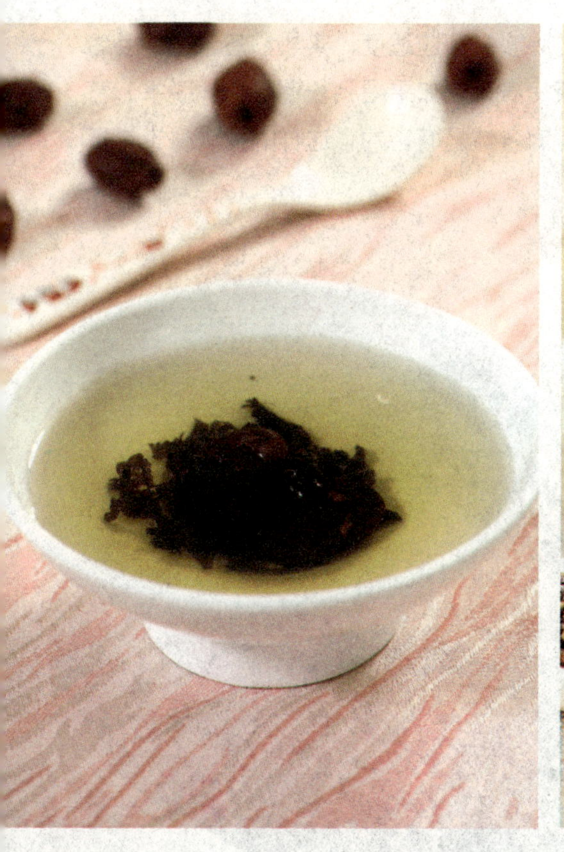

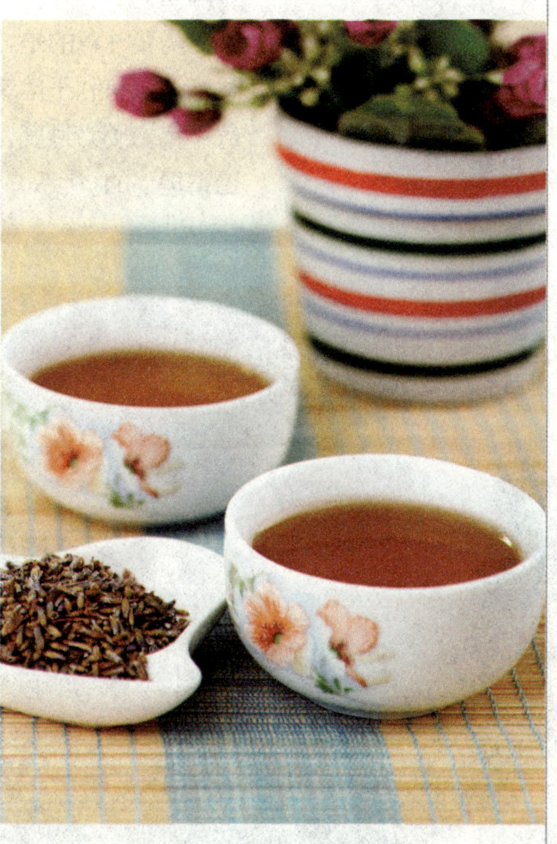

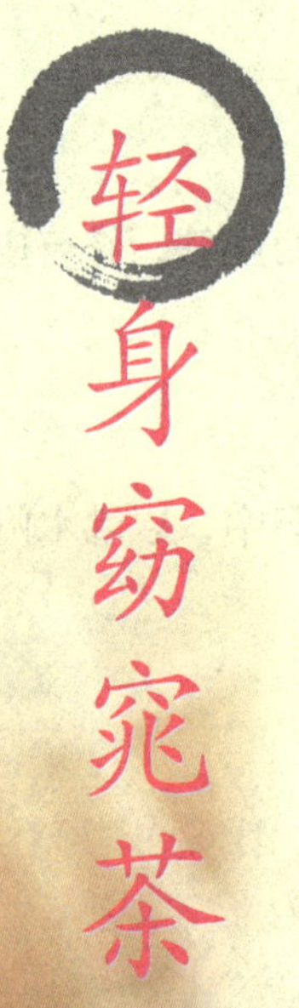

轻身窈窕茶

如何能身轻如燕、身材窈窕？多喝茶吧！如绿茶、乌龙茶、普洱茶等，本身都有很好的排毒、去油、消脂、利尿、瘦身的功效，可以有效改善人体代谢功能，是预防肥胖的首选饮品。如果想加强瘦身效果，可以在普通茶的基础上，再添加一些利尿、消水肿、缓泻、通便、清血脂的材料，配制成真正的减肥茶，不少食材在瘦身的同时也兼具美容功效，非常适合女性饮用。

瘦身作用较好的材料有荷叶、山楂、薏米、红小豆、冬瓜、芦荟、海带、茯苓、玉米须、桑白皮、陈皮等，一些花类，如菊花、金银花、蒲公英、玫瑰花等有清热、化瘀的作用，也可起到瘦身作用。这些瘦身茶同时也能改善热盛及湿重的体质，促进人体脂肪和水液代谢，排出积蓄在体内的毒素，缓解虚胖、水肿、皮肤油腻、痤疮、脓疖、便秘、肿痛等问题。

需要注意的是，喝瘦身茶应适度，实热、痰湿、水肿者适当清泻有利于健康瘦身，但如果喝到长期腹泻、脱水、营养不良，则为过度，对身体是有害的，这样的减肥法也是不值得提倡的。

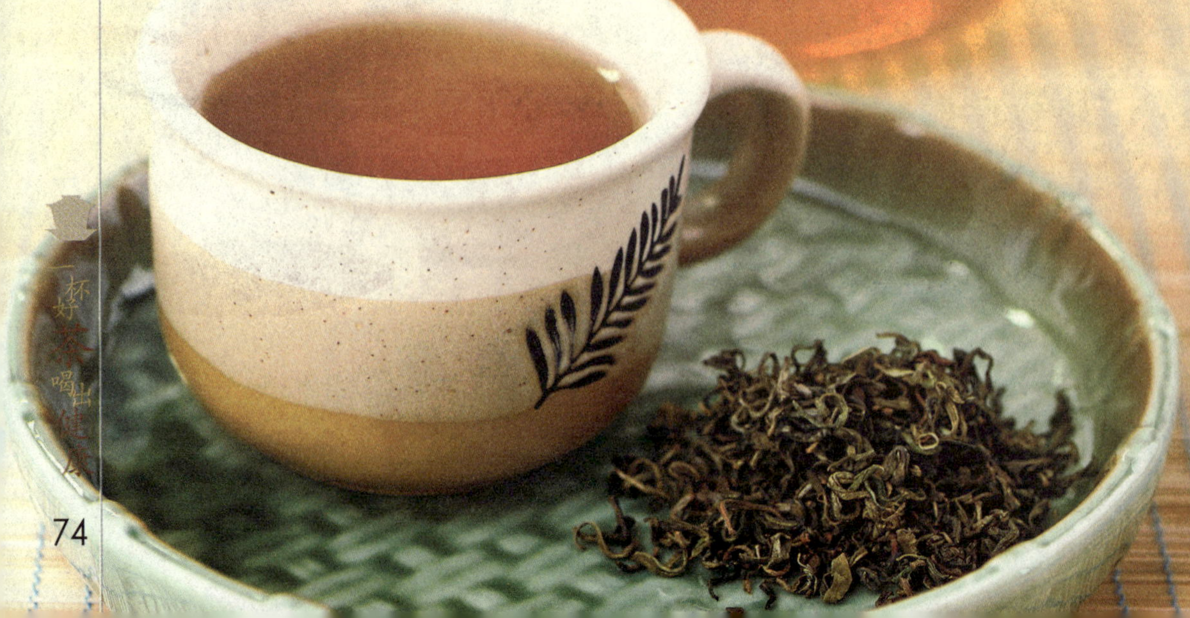

荷叶

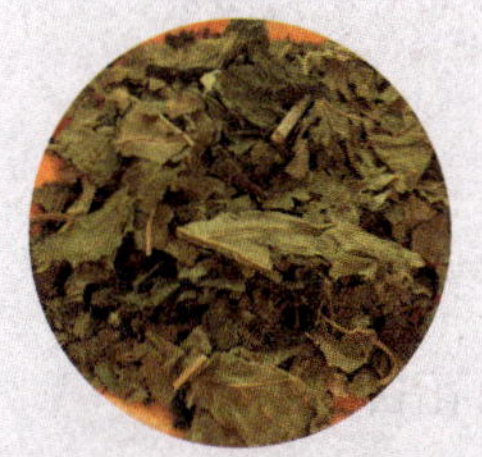

荷叶可清热解暑、排水利尿、通便排毒。而且荷叶中含有多种化脂生物碱，能有效分解体内的脂肪并将其排出体外，对脂肪型及水肿型肥胖均有特效，并能化解饮食油腻，净化肠胃，不愧为“减肥之宝”。

荷叶花草瘦身茶

功效：瘦身减肥，美容养颜，安神悦志。

材料：荷叶5克，薰衣草5克，玫瑰花3朵，绿茶3克，蜂蜜适量。

做法：将荷叶、薰衣草、玫瑰花、绿茶放入杯中，冲入开水浸泡，待水温降至60℃以下时，调入蜂蜜搅匀即可。

宜忌：体瘦、气血虚弱者不宜，孕妇禁用。

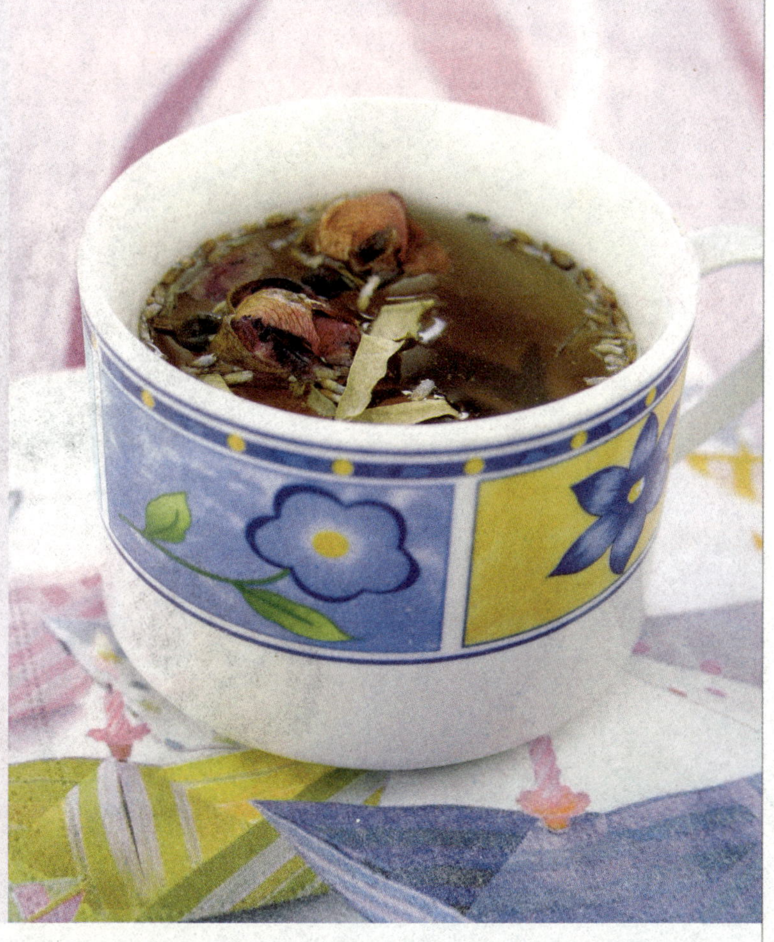

点睛 荷叶有缓泻作用，是天然减肥药。薰衣草香气宜人，可以稳定情绪，远离压力与紧张。玫瑰花安神理气，帮助睡眠，疏解抑郁。蜂蜜润燥通肠。饮这道茶，既能瘦身，又能美容，还能改善情绪问题，特别适合女性保健。

银花山楂菊花茶

山楂

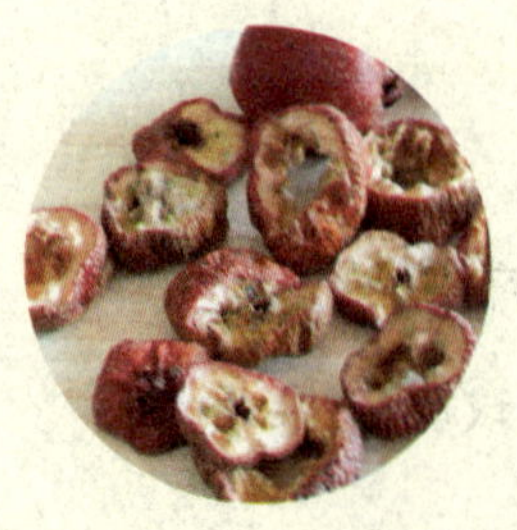

山楂可消积化食，尤其擅长消化肉食，对饮食积滞有特效，并有降低血脂、软化血管、活血化瘀等功效，是减肥茶里的常用材料。

功效：清热减肥，降压降脂。

材料：金银花、干山楂片、菊花各10克，冰糖适量。

做法：将上述材料一起加水煎汁，或用开水冲泡10分钟，代茶饮。

宜忌：体质虚寒者及孕妇不宜。

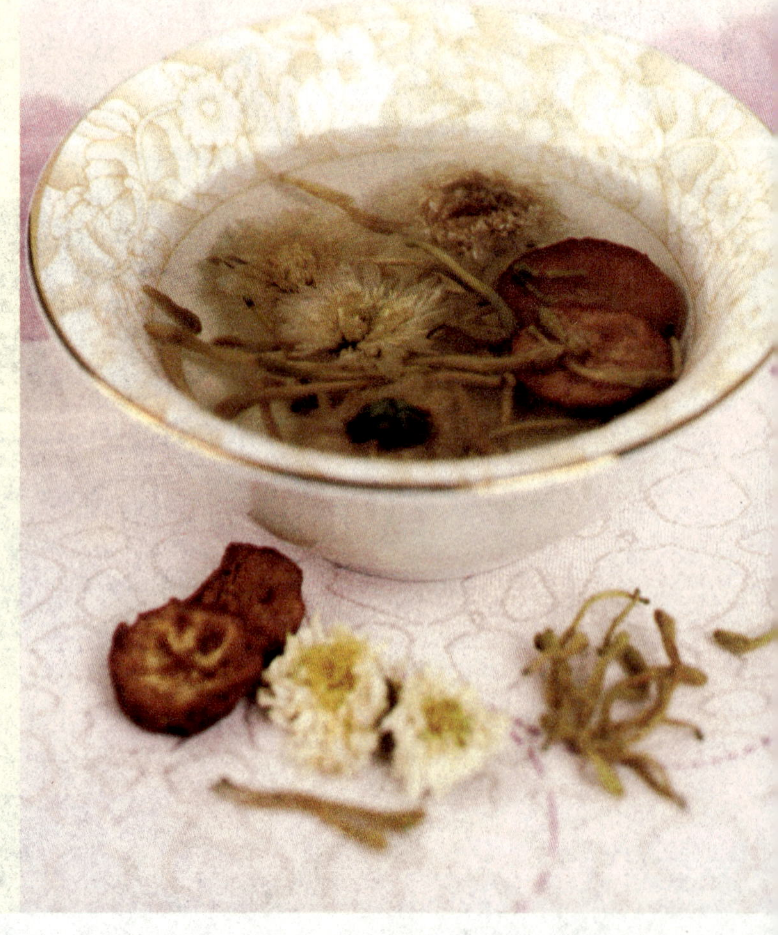

点睛 金银花是清热解毒的良药，山楂消积滞、活血、降脂，菊花疏风散热。此饮既能排毒瘦身，又能养颜净肤，适合热性体质、痤疮、热毒、高血压、肥胖者饮用。

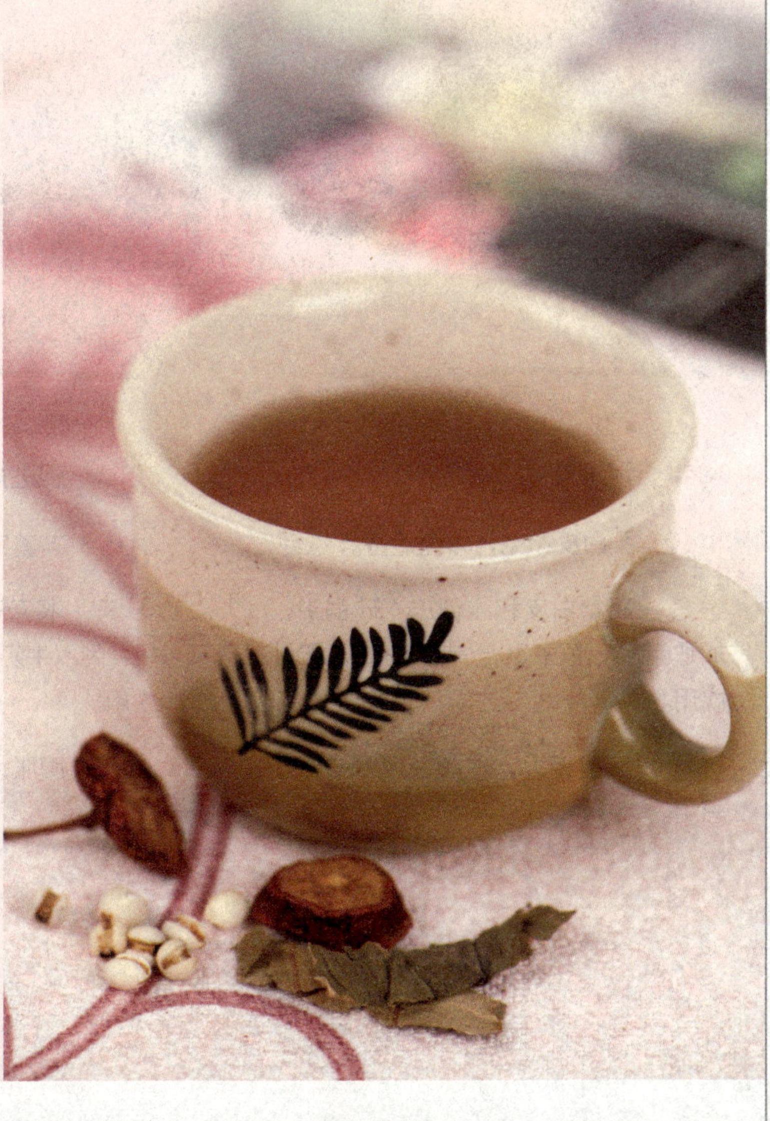

薏米

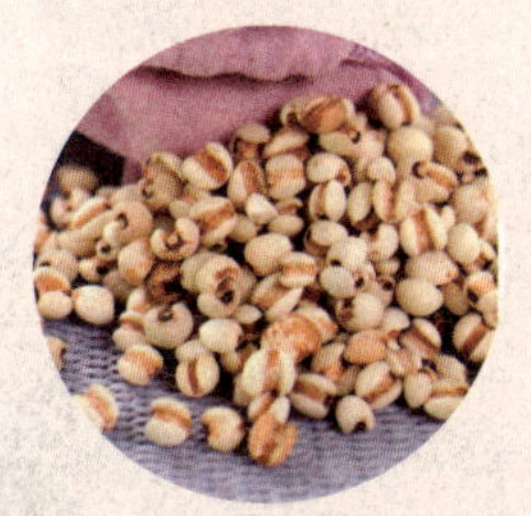

薏米有健脾利湿、清热排脓、利尿减肥的功效，特别适合下半身水肿肥胖者，而且美容效果好，能改善皮肤油腻、生脓疮疖肿的状况。

美容轻身茶

功效：减肥，消脂，美容。

材料：干荷叶、干山楂、薏米各15克，橘皮7克。

做法：将各材料放入砂锅，煎汤取汁饮用，每日1剂，连服3日。或用开水冲泡代茶饮。

宜忌：脾胃虚弱者不宜。

点睛

荷叶、薏米是利水消肿的良药，山楂化积消脂，橘皮行气理气。此茶不仅有很好的减肥效果，适用于肥胖、水肿和高脂血症者，而且，洁肤美容效果也非常好。

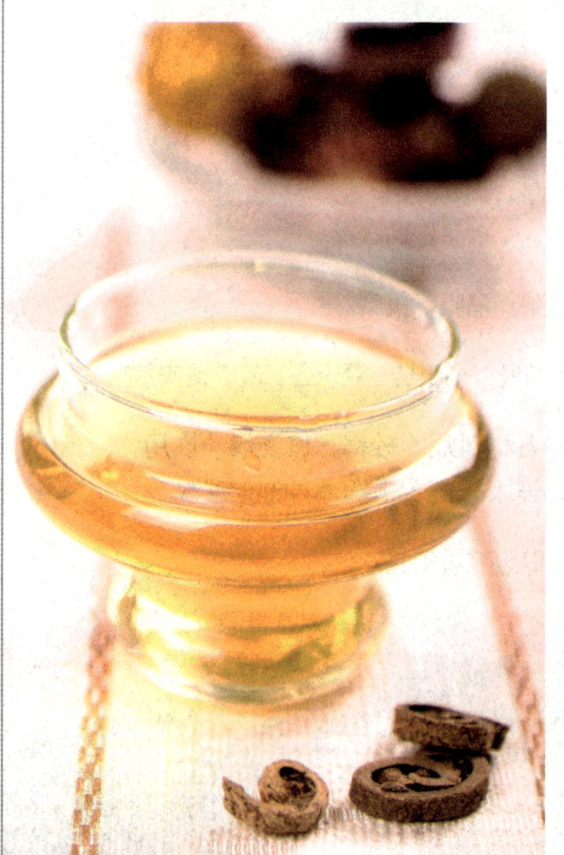

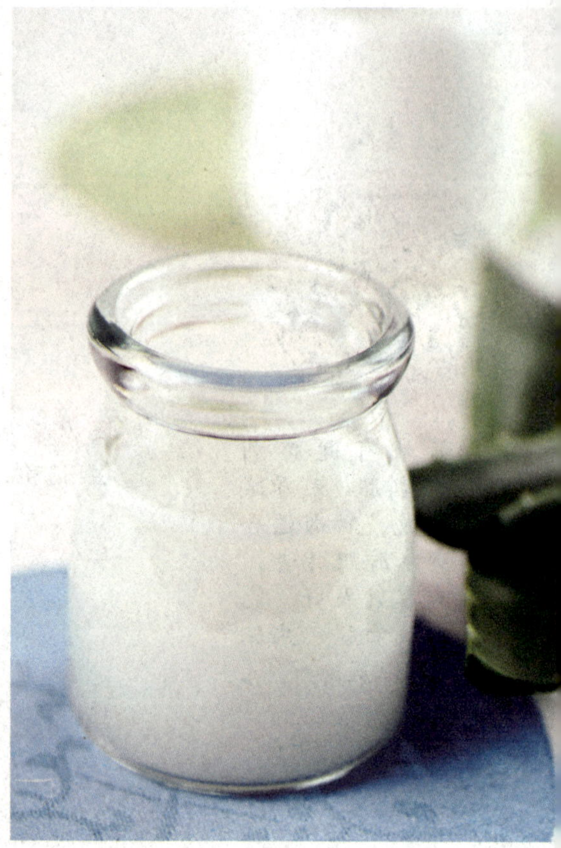

桑白皮茶

功效：利尿消肿，减肥瘦身。

材料：桑白皮20克，冰糖适量。

做法：将桑白皮和冰糖放入砂锅中，加适量水，煎煮30分钟，滤渣，取汁饮用。

宜忌：肺虚无火、尿频及风寒咳嗽者忌用。

点睛 桑白皮可泻肺平喘、利水消肿。此茶适合水肿型肥胖及下半身肥胖者饮用。

芦荟奶茶

功效：促进排毒，瘦身美容。

材料：芦荟50克，牛奶150毫升。

做法：将芦荟去皮，切块，放入榨汁机，倒入牛奶和适量水，搅打成汁即可饮用。

宜忌：腹胀、腹泻者不宜。

点睛 芦荟有一定的缓泻作用，也是修复肌肤损伤的美容佳品。常喝此茶既能让人喝出窈窕身姿，又能获得充足的营养和润泽的肌肤。

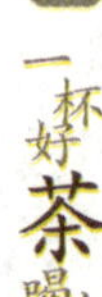

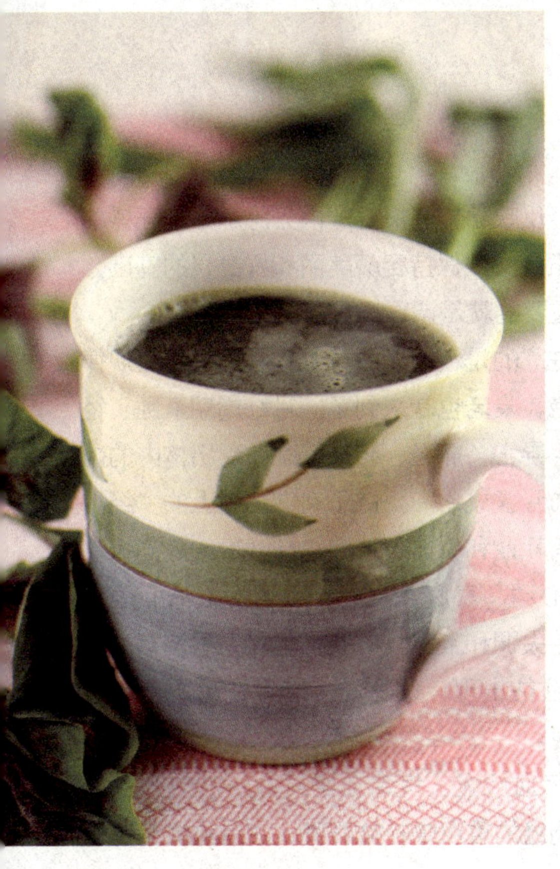

空心菜茶

功效：除湿热，消肿减肥。

材料：苋菜、空心菜各100克。

做法：将苋菜、空心菜分别择洗干净，焯熟，切碎，一起放入榨汁机中，加适量水，搅打成汁即可。

宜忌：脾胃虚寒、腹泻者不宜。

点睛 此茶排毒、化瘀的功效很强，除了有利于湿热体质者减肥，对便秘、皮肤疮疖、目赤牙痛、乳腺炎、肿瘤等都有改善作用。

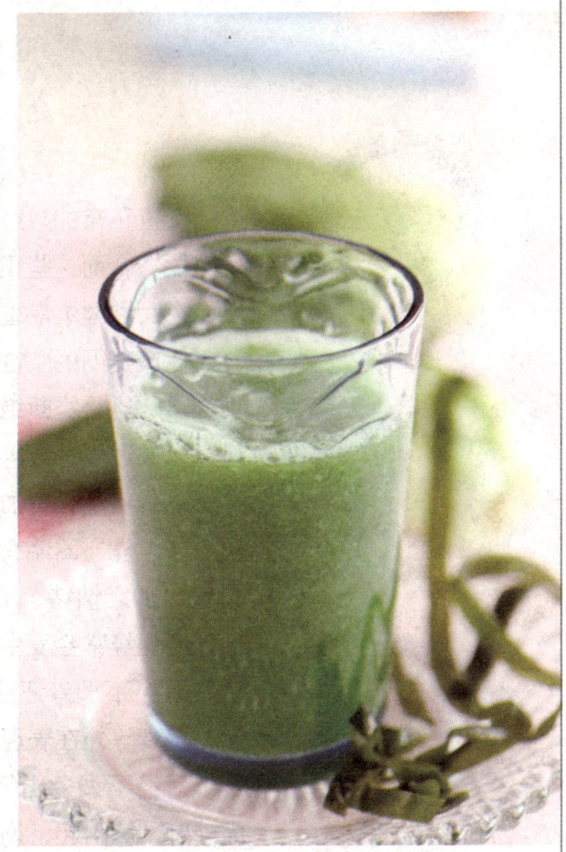

油菜海带茶

功效：清热解毒，消肿散瘀，瘦身。

材料：油菜100克，鲜海带50克。

做法：油菜择洗干净，切碎；海带煮熟，切碎。二者都放入榨汁机，加适量水，搅打成汁即可。

宜忌：脾胃虚寒、腹泻者不宜。

点睛 此茶适合因湿热内蕴、排毒不畅引起的肥胖，对相伴而生的便秘、口苦、尿黄、皮肤油腻、痤疮等问题也有很好的改善作用。

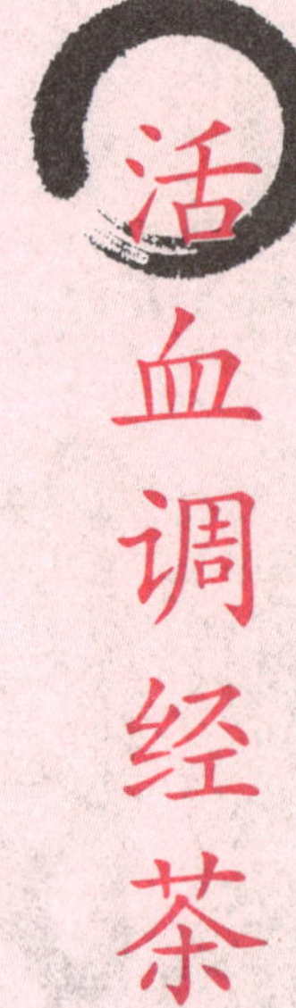

活血调经茶

女性正常的月经反映着体内良好的内分泌水平和旺盛的生殖能力，而这些正是女性保持容颜美丽和好身材的基础。所以，女性健康最重要的就是调理好月经。

健康美丽的女性靠的是气血充盈畅通，其月经一般规律正常。一旦月经断绝，衰老也就来到了。月经周期紊乱、经量过多或过少、经色异常、痛经、闭经等都体现出体内的内分泌系统紊乱、气血亏虚或瘀滞。由于女性生理上的“经、孕、产、乳”四期有耗血和失血的特点，性激素的分泌波动较大，加之情绪、心理、家庭及社会环境对女性的心理影响，经血经常会发生失调和紊乱，故有“十女九不调”的说法，月经不调者还往往出现色斑、面色暗沉、黑眼圈、脱发、早衰等外在表现。

月经不调多由气血亏虚、气滞血瘀或血热、血寒、肾虚、肝郁等引起，调经的重点是补益肝肾、活血化瘀、调和气血。

不少中药都善于和血调经，如玫瑰花、月季花、红花、益母草、芍药、桃花、桃仁、川芎、桂枝、艾叶、丝瓜等可活血通经，当归、阿胶、黄芪、红枣、龙眼、红糖、花生等可补益气血。此外，对于出血过多者，槐花、莲藕、荠菜、黑木耳等有利于凉血止血。具体茶方还需根据自身状况选择，不可乱喝。

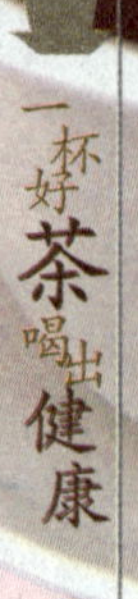

鲜藕茶

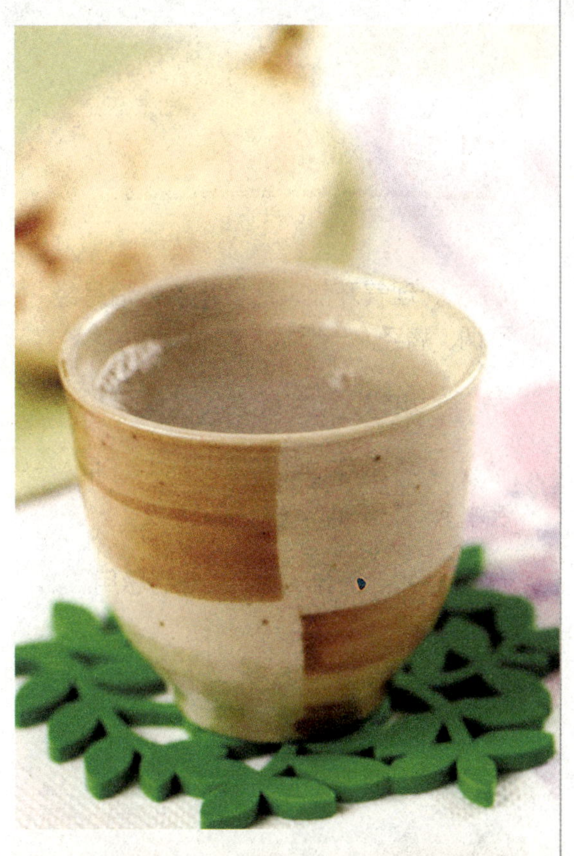

功效：清热凉血，化瘀，治月经过多。

材料：莲藕100克，白糖10克。

做法：莲藕去皮，洗净，切片，放入榨汁机打成藕汁，加白糖调匀即可。

宜忌：虚寒腹痛者不宜。

点睛 莲藕熟用益血生肌的作用好，而生用则有凉血、止血、化瘀的功效。此茶为生用，适合血热引起的月经过多、经期提前、非经期出血、产后血瘀及热病烦渴等症。

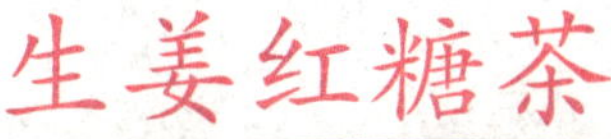

生姜红糖茶

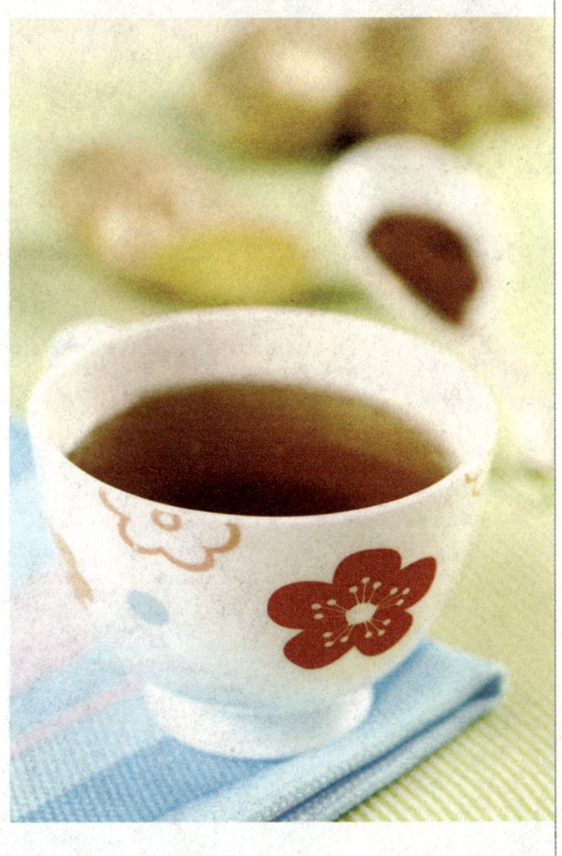

功效：温脾祛寒，活血调经，和血行瘀，治月经过少。

材料：红糖50克，生姜8克。

做法：生姜切片，加红糖和适量水，煎汤后代茶饮。每日喝2次，连续服用至下次月经来潮为止。

宜忌：阴虚火旺者不宜。

点睛 此茶可缓解因寒湿凝滞引起的月经过少、经期推迟、闭经、小腹冷痛等症状，是温经散寒的良方。

川芎调经茶

功效：理气开郁，活血止痛，治月经不调、痛经。

材料：川芎、红茶各6克。

做法：将川芎、红茶放入杯中，冲入沸水泡闷15分钟，分2~3次温饮。

宜忌：体虚气弱及阴亏火旺者忌用。

点睛 川芎可行气开郁、调经止痛，适合经前腹痛、经行不畅、闭经等，为妇科常用药。

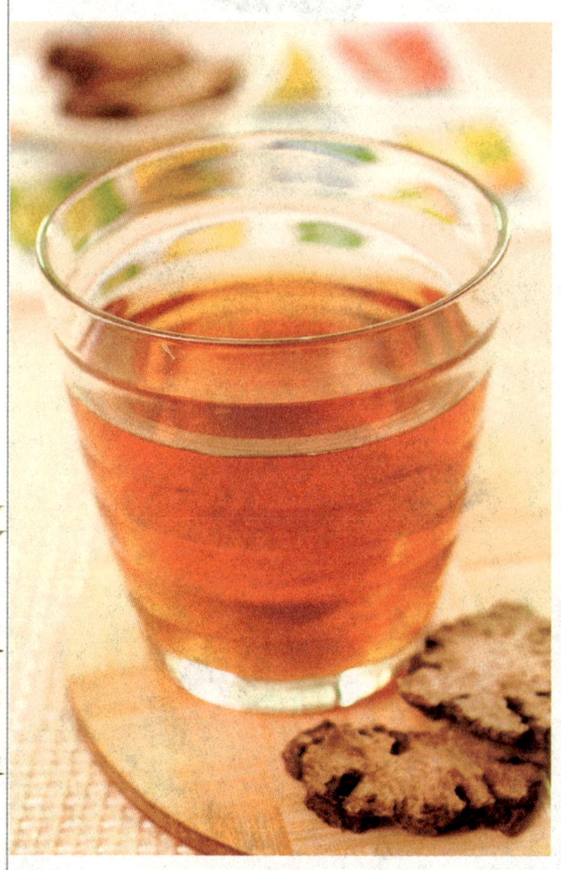

益母草茶

功效：活血调经，缓解痛经。

材料：益母草20克，绿茶1克。

做法：将益母草、绿茶放入杯中，用沸水冲泡，加盖，5分钟后可饮。痛经时，代茶饮用。

宜忌：虚寒之症、孕妇禁用。

点睛 此茶可兴奋子宫，活血化瘀，对因血瘀引起的月经量少、色黑有块、小腹胀痛等有调理作用。

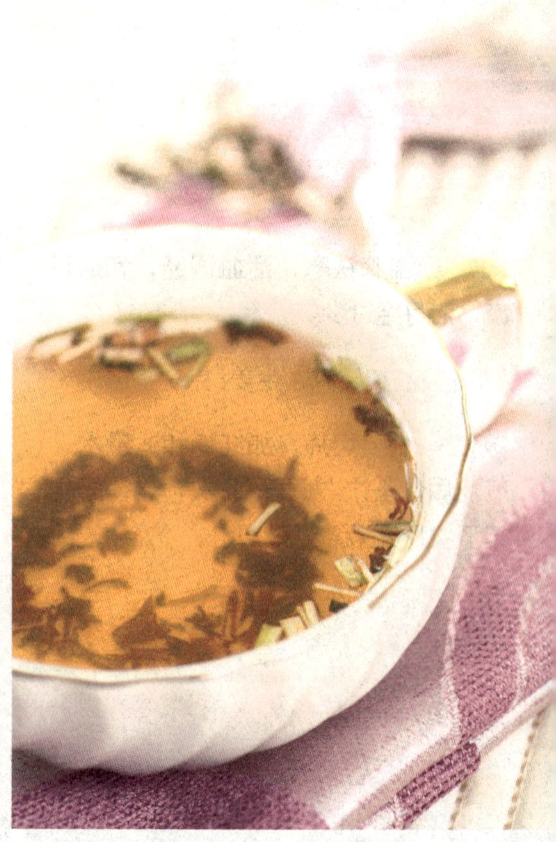

益母玫瑰红糖茶

功效：活血化瘀，疏肝开郁，通经止痛。

材料：玫瑰花10朵，益母草20克，红糖20克。

做法：先将益母草加水煎汤，再以此汤冲泡玫瑰花，最后加入红糖搅匀。每日分2次饮用，饮后以热水袋暖腹。

宜忌：有虚寒证者、孕妇禁用。

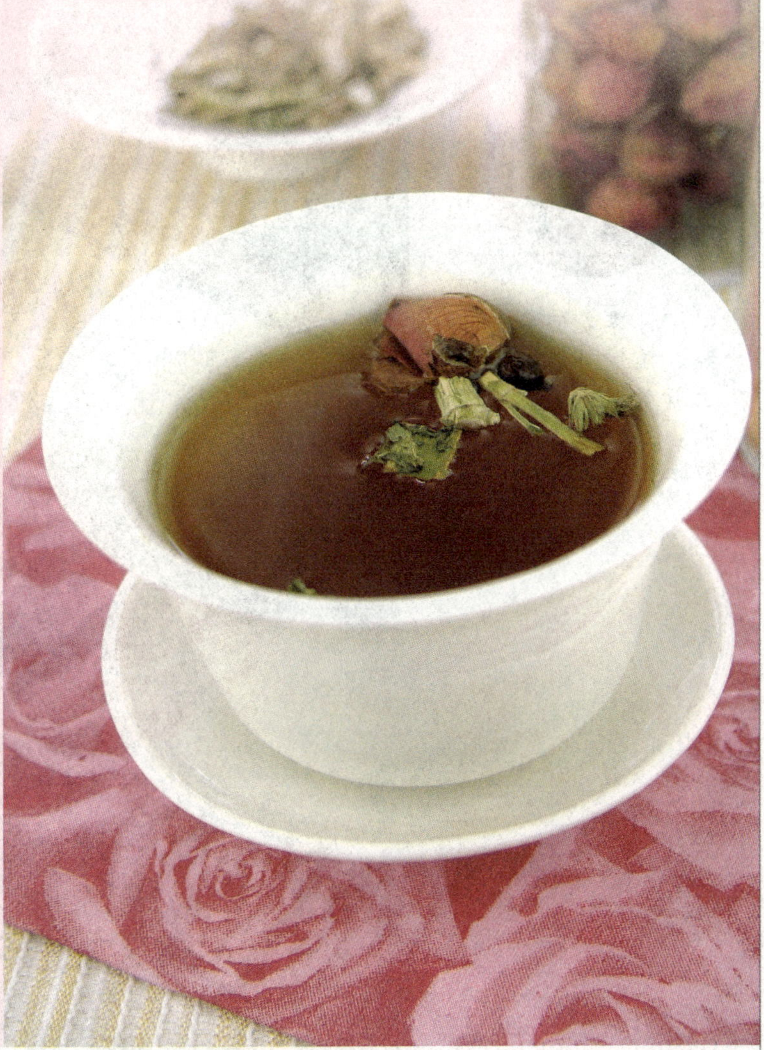

益母草

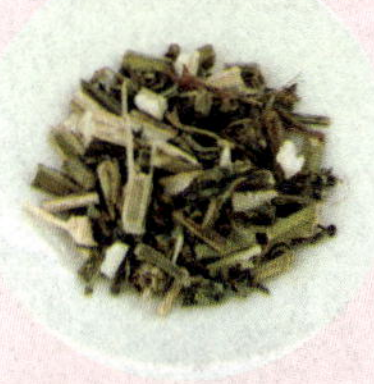

益母草有活血化瘀、调经止痛、利水消肿、兴奋子宫的功效，常用于月经不调、痛经、闭经、难产、产后恶露不下等，是妇产科的专用良药。

玫瑰花

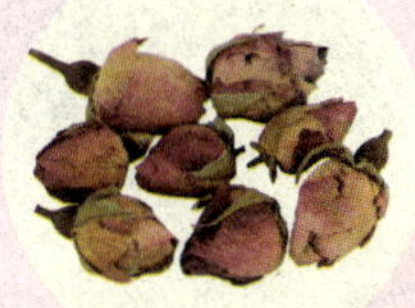

玫瑰花理气解郁、和血散瘀、止痛调经，可用于月经不调、痛经、赤白带下等。

点睛

此茶对血瘀、肝郁气滞、血寒等引起的月经不调、痛经、闭经均有效，可改善经期血量过少，甚至呈点滴状，或经期过短、腹痛、精神郁闷等症状。

二花调经茶

功效：活血通经，行气止痛。

材料：月季花15克，红花8克。

做法：将月季花和红花放入保温瓶中，冲入沸水，加盖闷泡20分钟，代茶温饮。每日1剂，行经正常、腹痛缓解时停饮。

宜忌：孕妇、月经过多、经期延长及崩漏者禁用。

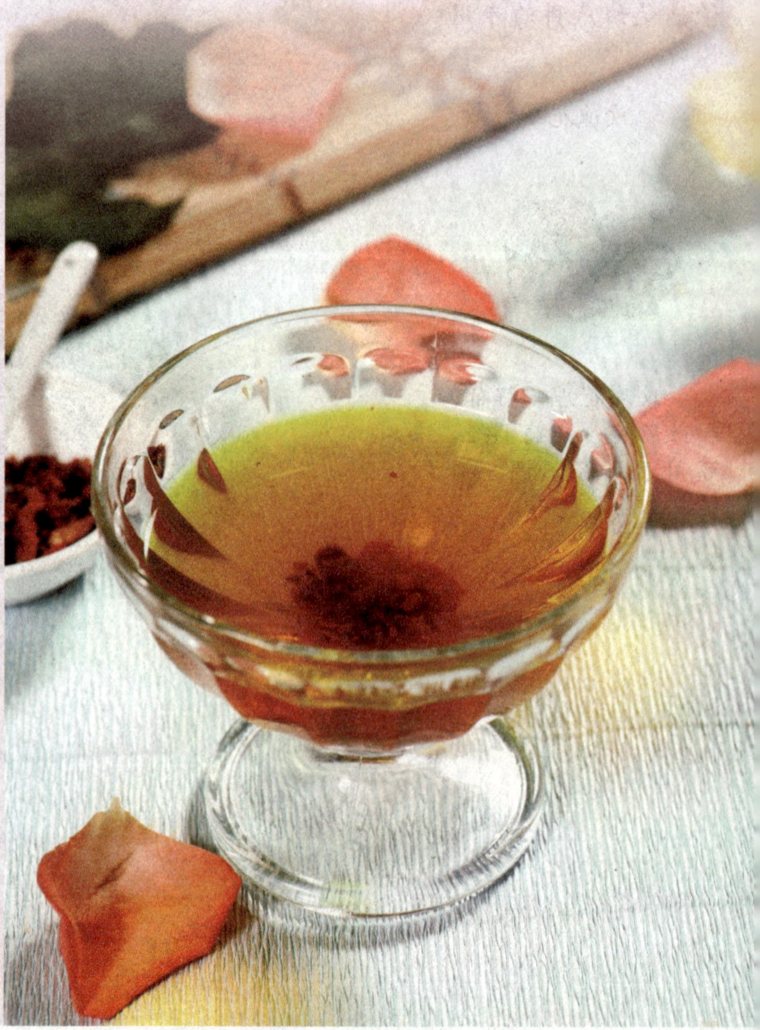

红花

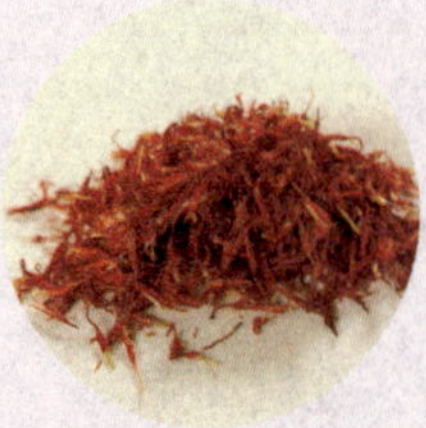

红花可活血通经，散瘀止痛，用于闭经、痛经、产后恶露不止等。

月季花

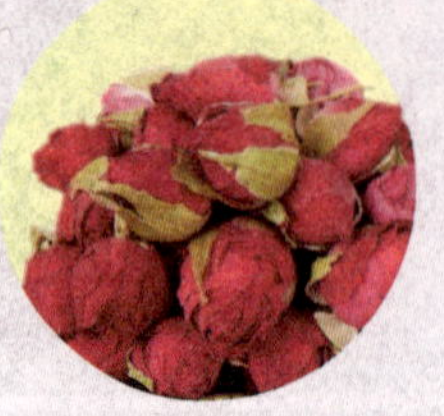

月季花可活血调经、消肿止痛，常用于肝郁气滞，月经不调、痛经、闭经及胸胁胀痛等。

点睛 此茶能有效改善因气滞血瘀引起的月经量少、小腹胀痛、经色暗或夹血块、闭经等问题。

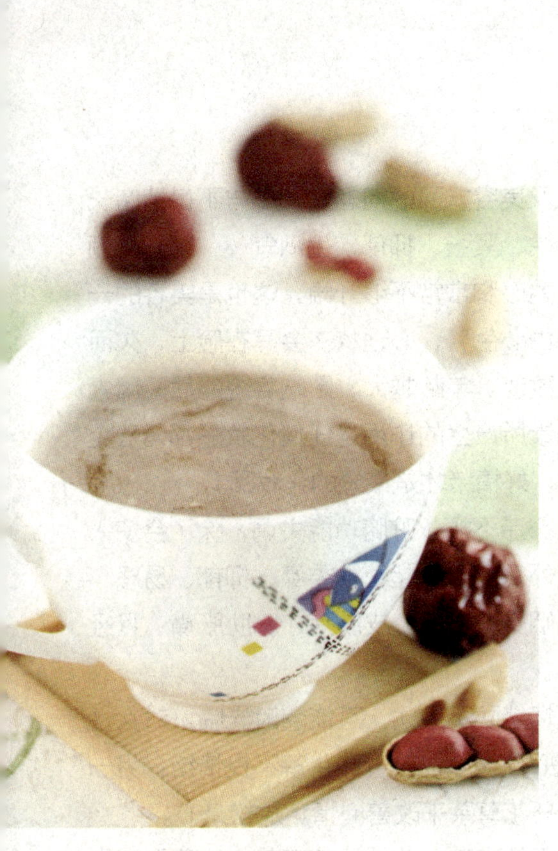

花生红枣茶

功效： 补中益气，养肝生血。

材料： 去核红枣、花生仁各30克。

做法： 煮锅中放入红枣、花生仁和适量水，煮20分钟至熟，晾凉，连煮水一起倒入榨汁机中搅打成糊，过滤后饮用。

宜忌： 实邪胀满者不宜。

点睛 此茶可补气摄血，适合因气血虚弱引起的经期紊乱、经色淡、神疲肢软、面色萎黄、心悸气短等。

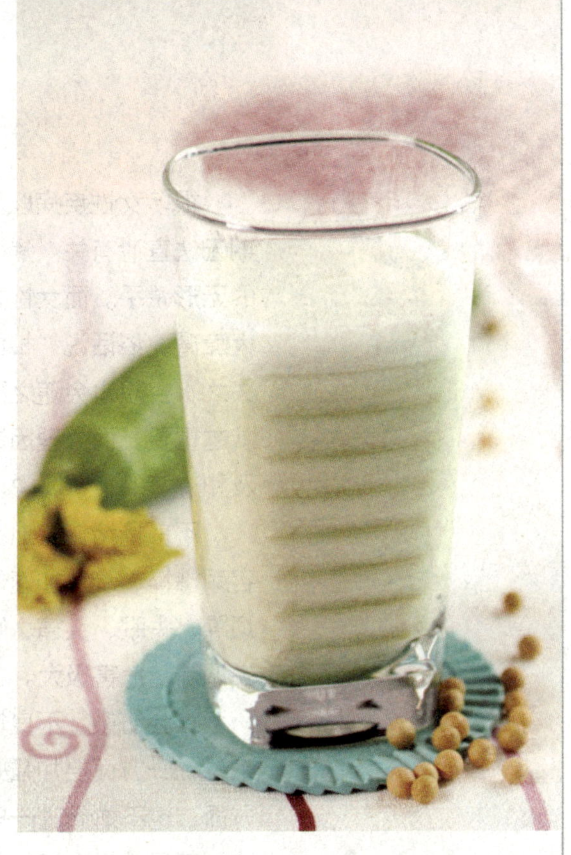

丝瓜大豆茶

功效： 益气补血，调节月经异常。

材料： 丝瓜100克，大豆30克。

做法： 大豆浸泡一夜，煮熟后打成糊。丝瓜去皮，洗净，切片，放入煮锅中，加水煮5分钟，晾凉后放入榨汁机，倒入熟大豆和水，打成混合汁即可。

宜忌： 易胀气者不宜多喝。

点睛 大豆可补益气血，调节内分泌；丝瓜能通经络、行血脉。此茶可缓解月经不调、白带多等问题。

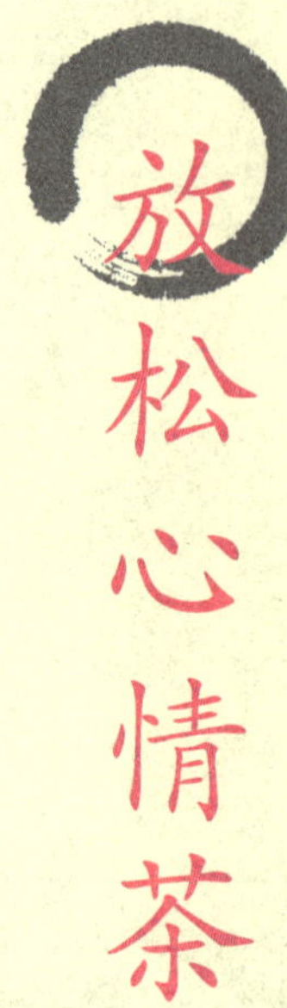

放松心情茶

很多女性疾病以及美容方面的问题，大多与不良情绪长期无法宣泄有关。焦虑、紧张、抑郁、生闷气……都是容颜的无形杀手。而女性的心胸常常不够开阔，这也是美容的一大障碍。俗话说“相由心生”，心理状态会写在脸上，久而久之，容貌也会随之改变。年龄越大，影响容貌的后天因素就越重要，而心理因素所产生的作用是任何化妆品都无法企及和遮掩的，所以说，好情绪才是最好的化妆品。

不良情绪使气血瘀滞不畅、脏腑功能失调，除了会使人容颜憔悴、衰老加速外，还会引起精神委靡、抑郁、易怒、烦躁、失眠、头痛、咽炎、胃痛、皮肤病、胸胁胀痛、月经失调等，危害极大。

社会纷杂，不良情绪防不胜防，可能随时光临。对女性来说，一方面要加强心理调节，疏导和化解不良情绪；另一方面，也不妨通过一杯花草茶来改善心情，放松身心。

茶是放松心情的天然良药，此外，花草茶中的芳香物质一般有镇定神经、安定情绪、消除头痛、开胸解郁、芳香通窍的作用，对发散滞气、化解肝郁非常有效，如茉莉花、薄荷、菊花、玫瑰花、白梅花、玉兰花、薰衣草、洋甘菊、迷迭香、玫瑰茄、百合等。还有一些香气浓郁的水果，如苹果、橘子、香蕉等对调节情绪也有很好的作用。

玫瑰茄茶

玫瑰茄

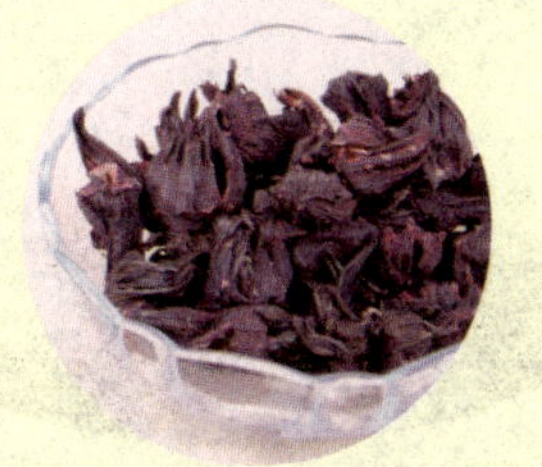

玫瑰茄也叫洛神花，有调节血压、降血脂、改善睡眠、利尿通便、健胃助消化、润肤消炎、防癌、保护肝功能等功效。

功效：疏肝理气，调节情绪。

材料：玫瑰茄3朵，玫瑰花3朵，陈皮2克。

做法：将玫瑰茄、玫瑰花、陈皮放入杯中，倒入开水，浸泡10分钟即可饮用。

宜忌：孕妇不宜。

点睛 玫瑰茄、玫瑰花、陈皮都有一定的理气解郁作用。此茶能疏解肝气郁结、脾胃气滞，爱生闷气、情绪不佳的女性不妨多饮，花朵艳丽的色彩也会带给你一份好心情。

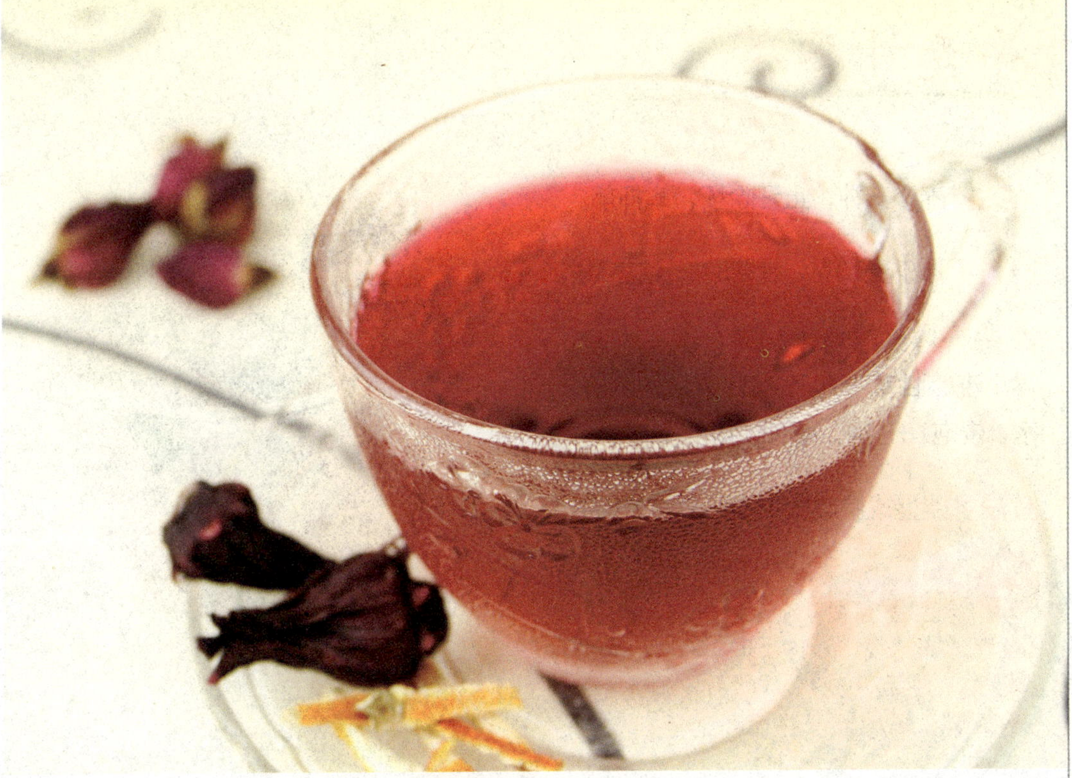

薰衣草茉莉茶

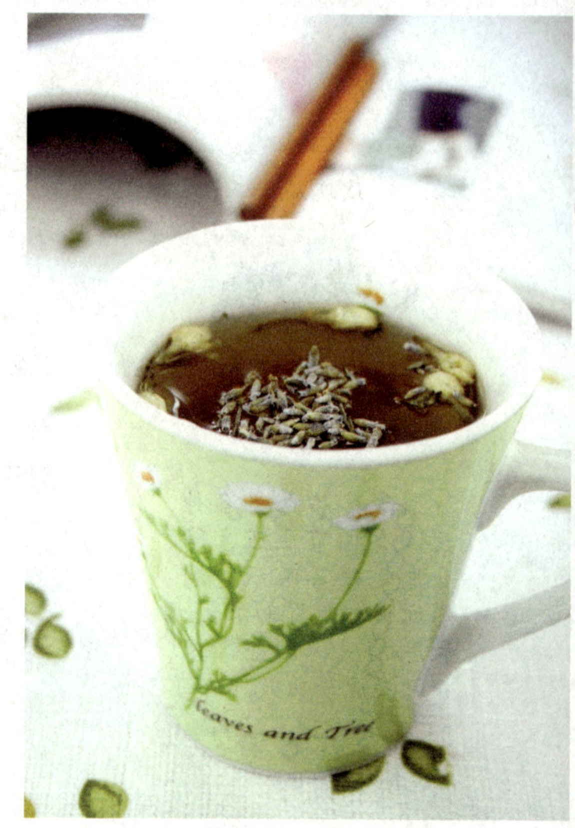

功效：缓解紧张头痛，安神助眠。

材料：薰衣草、茉莉花各3克，蜂蜜适量。

做法：将薰衣草、茉莉花放入杯中，冲入开水浸泡，待水温降至60℃以下时，调入蜂蜜搅匀即可。

宜忌：孕妇不宜。

点睛 此茶赏心悦目、甘美芳香，适用于心烦气躁、神经紧张、失眠、头痛及神经痛者。

浮麦甘枣茶

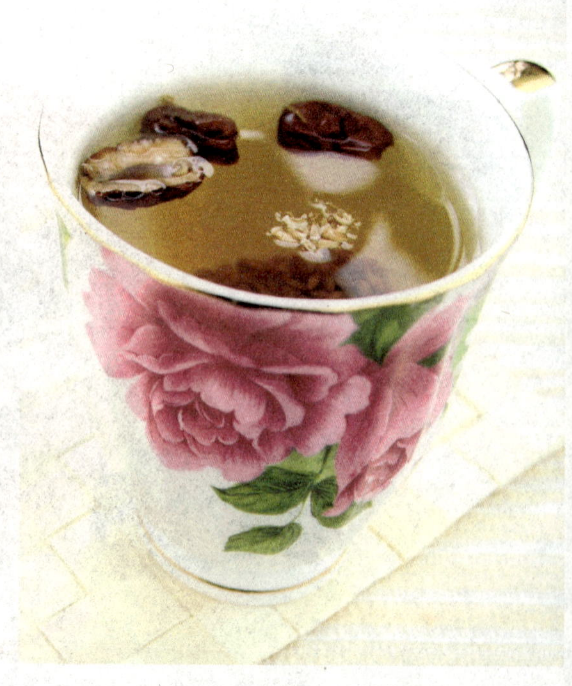

功效：养心安神，止汗除烦，解抑郁。

材料：浮小麦10克，甘草5克，红枣3枚。

做法：将红枣对半切开，去核，与浮小麦、甘草一起放入杯中，冲入开水，浸泡10分钟，即可饮用。

宜忌：湿盛或脘腹胀满者不宜多饮。

点睛 浮小麦可安心神、除烦热，止虚汗。此茶常用于心烦失眠、阴虚发热、自汗、盗汗、心神不宁、常感悲伤欲哭的更年期女性。

红枣百合茶

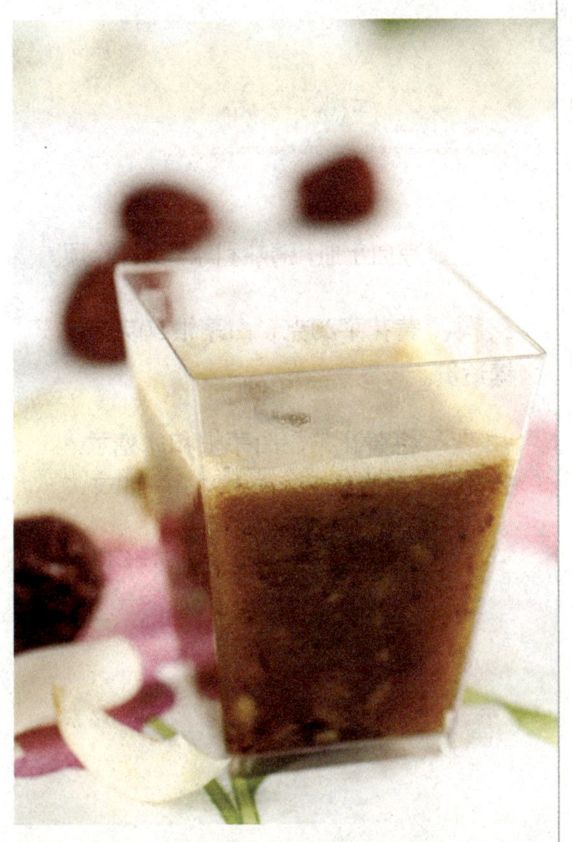

功效： 助眠，润燥，美容，安神。

材料： 红枣20克，百合10克。

做法： 红枣去核，与百合同煎至软烂，晾凉，连同汤汁一起倒入榨汁机，搅打成汁即成。

宜忌： 红枣含糖量较高，糖尿病患者不宜多饮，湿盛胀满者不宜。

点睛 此饮可安心神，益睡眠，适合情绪不稳、烦躁失眠时饮用，对美容、防衰、缓解身心疲劳也有益。

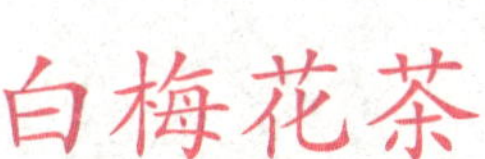

白梅花茶

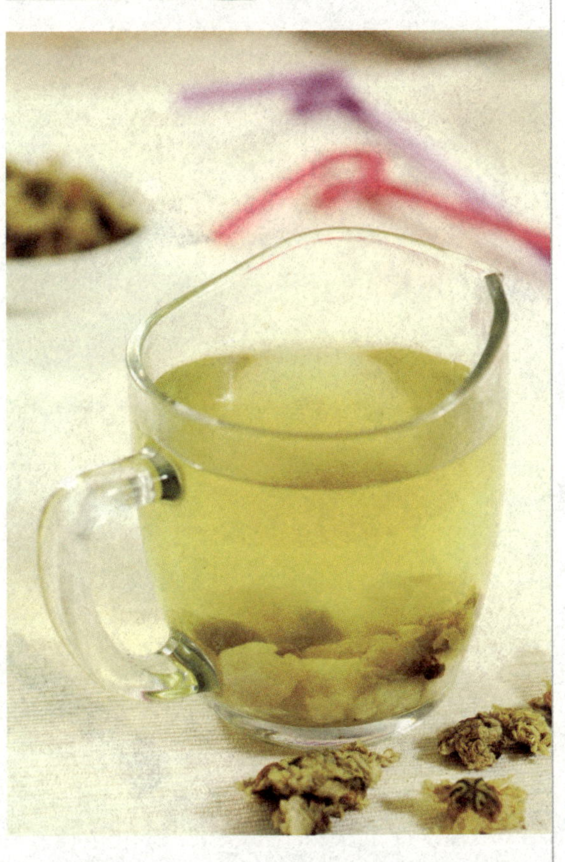

功效： 疏肝解郁，开胃生津，化痰利咽，美容抗衰。

材料： 白梅花3克。

做法： 将白梅花洗净，以沸水冲泡，加盖闷5分钟后，倒出饮用。

宜忌： 孕妇不宜。

点睛 此茶适用于梅核气、慢性咽炎、肝胃气痛、食欲减退、头晕、色斑等，芳香甘美，令人向往。

黄花白茅茶

功效：凉血止血，清热利尿，安神除烦。

材料：黄花菜20克，白茅根10克，冰糖适量。

做法：将黄花菜、白茅根和冰糖放入砂锅中，加适量水，煎煮30分钟即可。

宜忌：脾胃虚寒、尿多、痰多者不宜。

点睛 黄花菜也叫“忘忧草”，可养血平肝，有安神功效。此茶可用于烦热口渴、神经衰弱、心烦不眠等症。

洋甘菊茶

功效：镇静安眠，消炎止痛。

材料：洋甘菊、绿茶各5克，蜂蜜适量。

做法：将洋甘菊、绿茶放入杯中，倒入开水，浸泡5分钟即可饮用。

宜忌：孕妇不宜，想入睡时可不加绿茶。

点睛 洋甘菊安神效果极佳，可舒解焦虑、紧张、愤怒与恐惧情绪，使人放松无忧、心灵平静，有助于改善失眠，还能缓解神经紧张引起的疼痛。

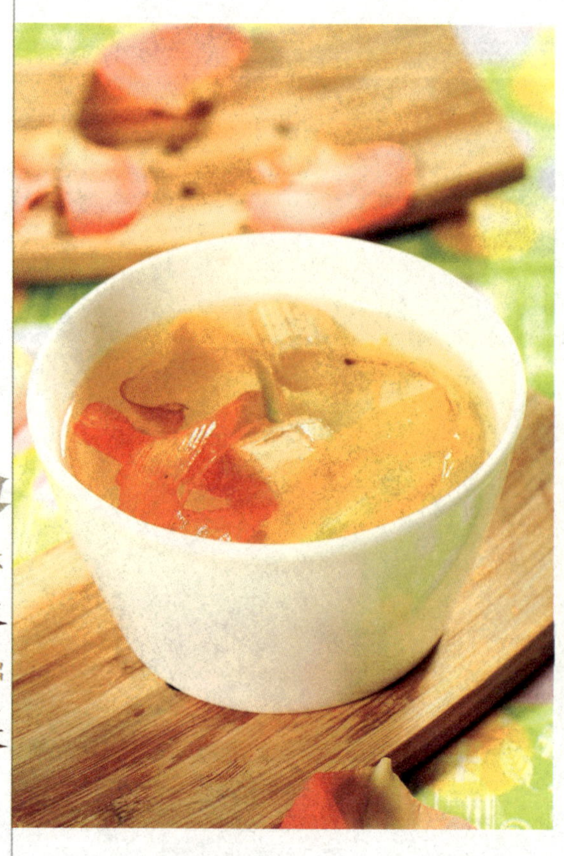

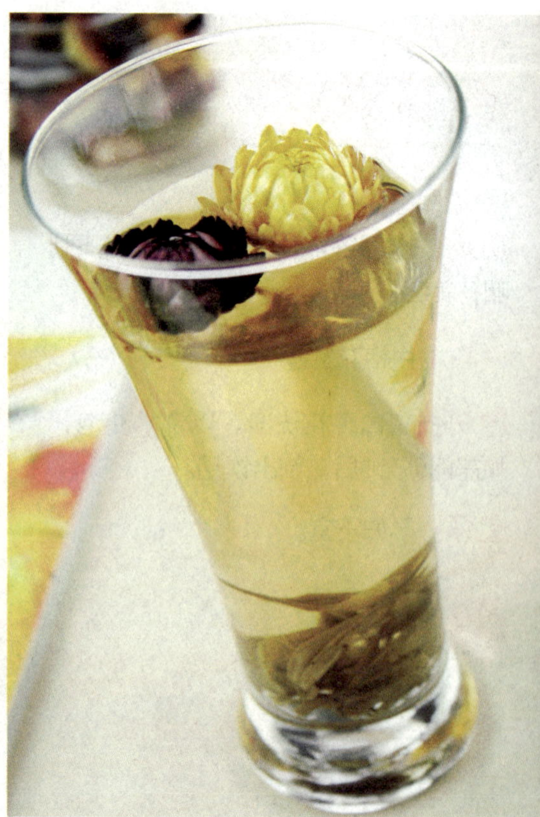

迷迭香薄荷茶

功效：镇静安神，醒脑，止头痛。

材料：薄荷15克，迷迭香5克，冰糖适量。

做法：将薄荷、迷迭香和冰糖放入杯中，冲入沸水，加盖闷泡10分钟，即可饮用。

宜忌：孕妇不宜。

点睛 迷迭香有镇静安神、醒脑止痛的功效，此茶可用于治疗失眠、心悸、头痛、消化不良、肠胃胀气等。

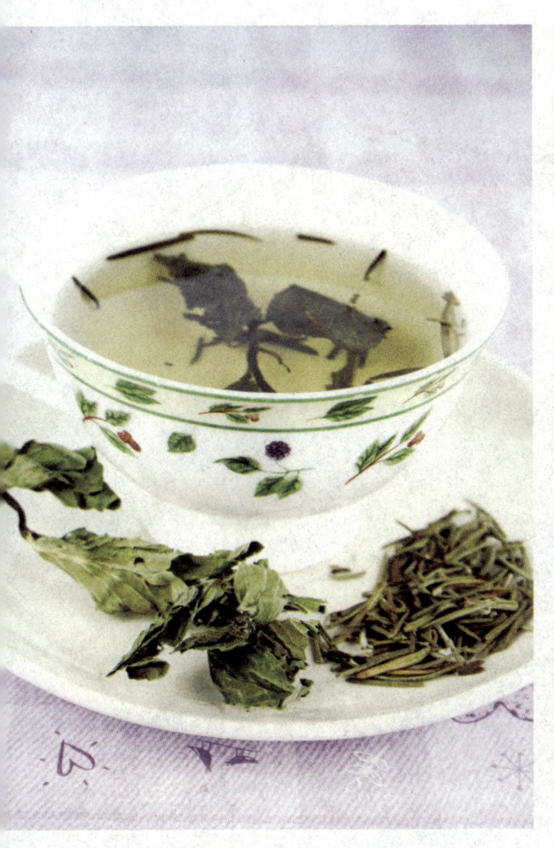

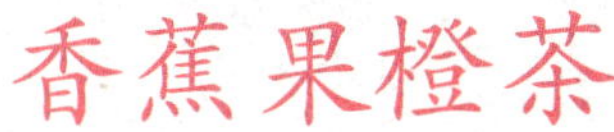

香蕉果橙茶

功效：降压，解郁，缓解心理压力。

材料：香蕉100克，橙子肉50克。

做法：香蕉去皮，橙子肉去核。将二者都切成小块，同放入榨汁机中，加适量水，搅打成稀糊状即成。

宜忌：腹泻者不宜多饮。

点睛 香蕉被称为“快乐水果”，橙子有理气化痰的功效。此茶能降压通便、排毒润燥，有利于化解烦躁、抑郁等心理压力。

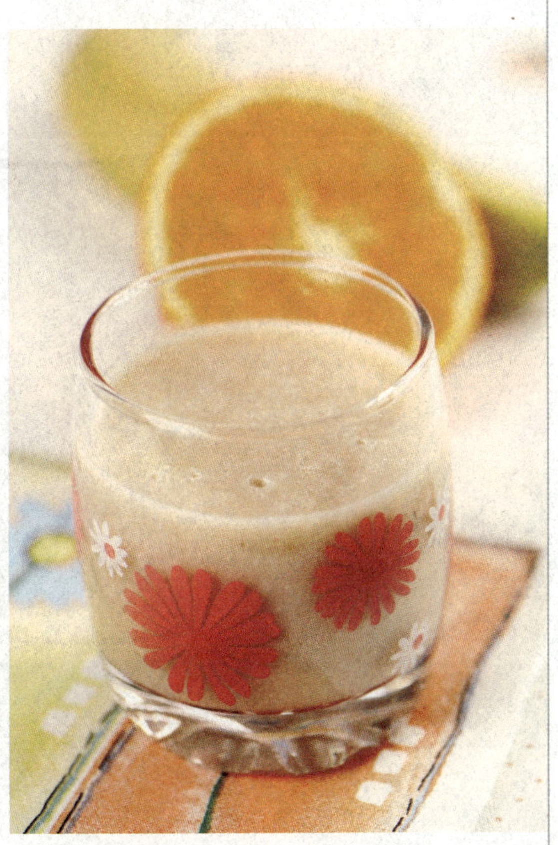

肆

上班泡杯保健茶

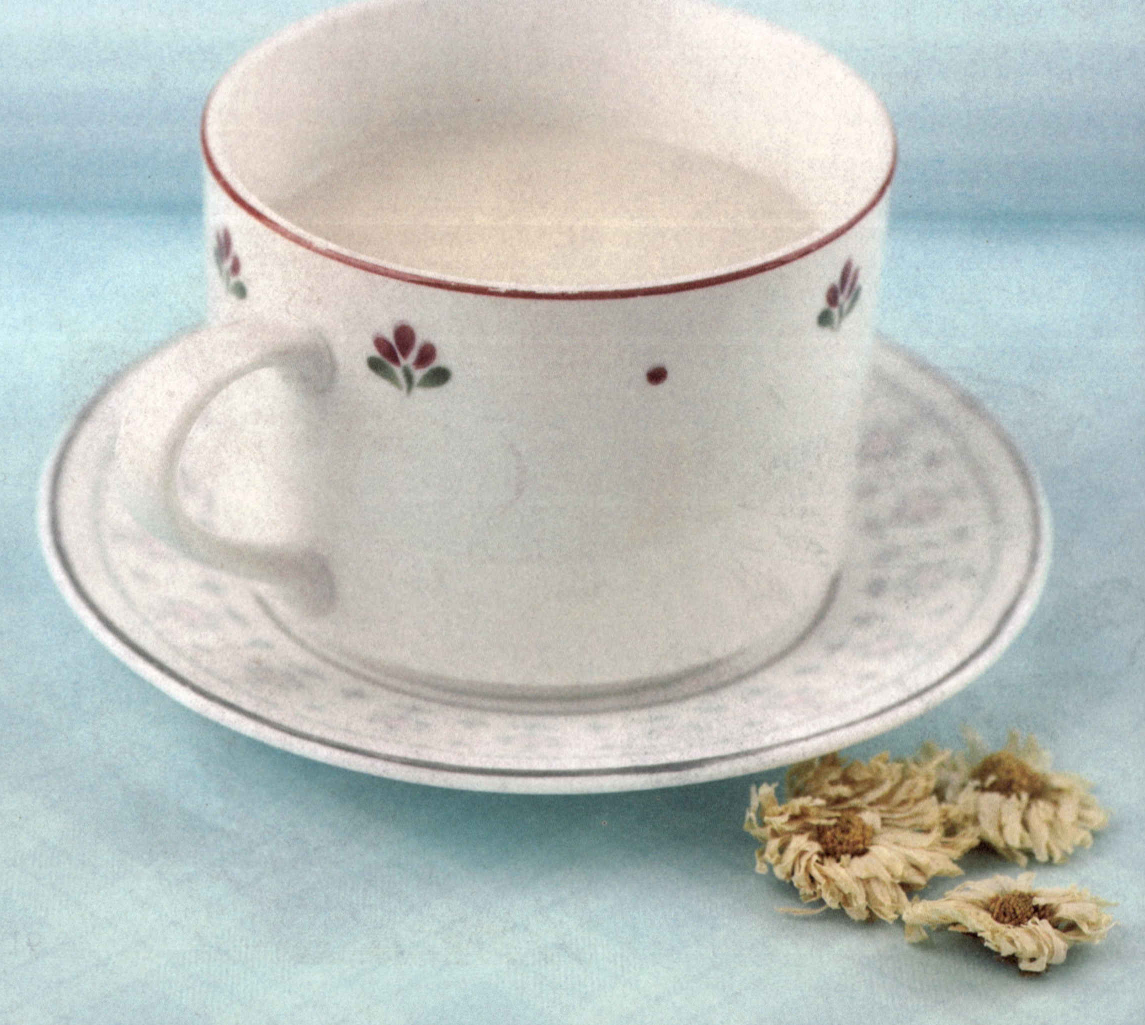

一杯茶关爱忙碌的你

现代社会中的上班族，由于竞争激烈、工作节奏快、生活压力大，稍一放松就有被淘汰的可能。因此，忙忙碌碌、分秒必争成为常态。上班拼岗位、成绩、效益、职务，下班顾婚姻、家庭、老人、孩子，虽然上班人群有年龄优势，应该是一生中体力最佳的时候，但长期这样处于高压紧张、操劳过度、身心俱疲的状态，铁打的身体也要亮起红灯，“亚健康”往往成了日常状态。

很多上班族精神压力大、生活无序、饮食不规律，导致出现疲倦、焦虑、抑郁、失眠、视疲劳、咽痛、头痛、没有食欲、胃痛、感冒、便秘、早衰、肥胖、皮肤病等不良状况，这些都是身体发出的警讯，如果不引起重视，可能会发展成更严重的疾病，如癌症、抑郁症、心脑血管病、猝死等，这些病都有低龄化趋势，无不让人扼腕叹息。

其实，所有疾病都不是一日而就的，而是在长期的亚健康状态下慢慢积累转化而来。所以，平时就要关爱自己的身体健康，积极调理和预防。上班以后别忘了泡杯保健茶，工作、养生两手都要抓，哪个都不耽误。忙里偷闲一杯茶，如此简单，又事半功倍，让自己轻松一下，休息一会儿吧，充充电、加加油、出出汗、排排毒，这样做是为了更好地生活和工作！

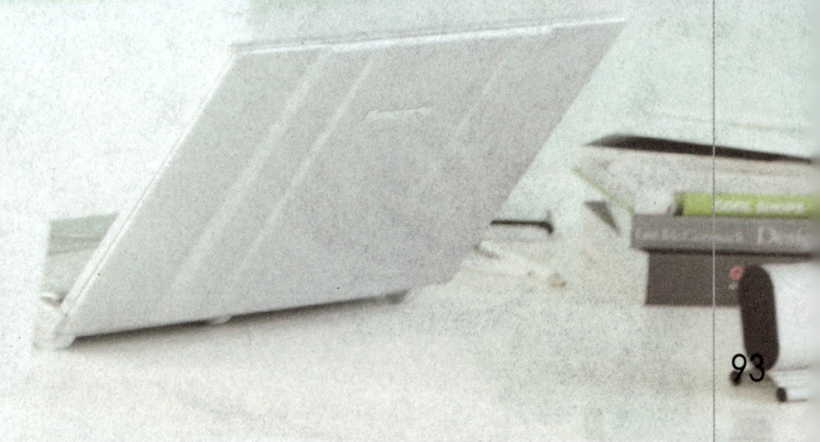

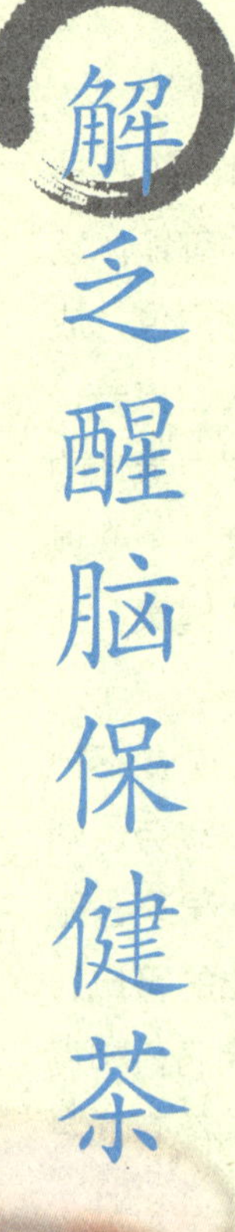

解乏醒脑保健茶

都说爱拼才会赢，而背后体力和脑力的透支只有自己才知道。不论是体力还是脑力劳动，都要消耗大量的能量和精力。尤其是在工作8小时之外还要加班甚至熬夜工作的人群，身心俱疲的感觉特别明显。

“用脑伤神”，耗损心血，思虑过度则易伤脾，所以，用脑过度会伤及心神和脾胃，使人的精神长期处于紧张、不安的状态，引起注意力不集中、记忆力下降、大脑昏沉、头痛、焦虑、失眠、抑郁、食欲不振、腹胀腹痛、便秘或腹泻等问题，进而出现全身疲惫困倦、乏力、精神委靡、血压升高、抵抗力下降、易发感冒等表现。

如果以上症状持续较久，导致工作效率低下，怎么也打不起精神，脑子好像不够用，或者“在外是条龙，回家是条虫”，一进家门就想躺倒不动，你就该喝些解乏醒脑的保健茶了，它可以快速补充体力、提振精神、醒脑开窍，让你精力充沛地投入工作。

普通的绿茶、红茶、乌龙茶等本身都有很好的解乏醒脑作用，再搭配一些芳香开窍的花草和补益精血的中药材，效果更佳显著。常用的茶饮材料有西洋参、枸杞子、大枣、核桃、桑椹、薄荷、菊花、茉莉花、柠檬草、牛奶、豆浆、花生、玉米等。

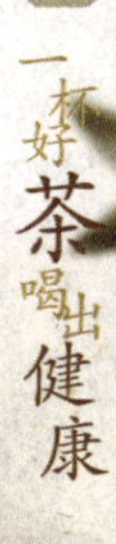

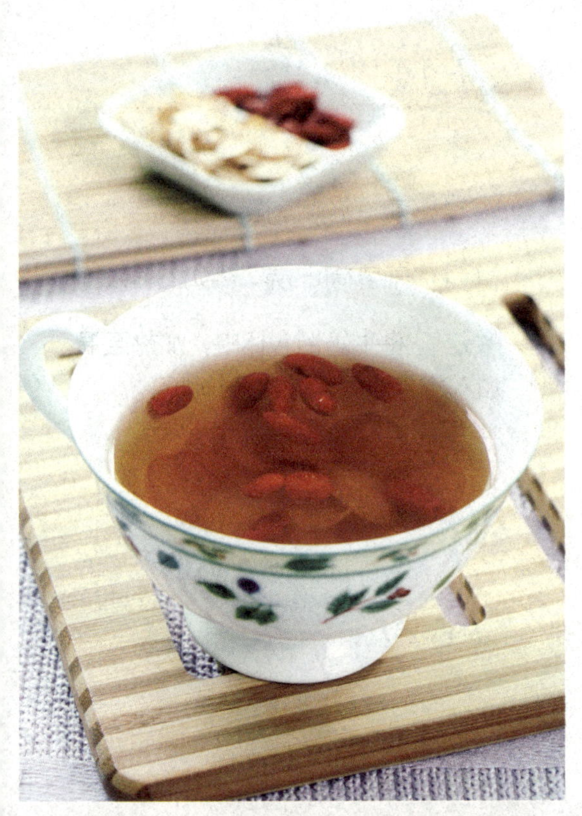

洋参枸杞茶

功效： 补气养阴，缓解疲劳，益精明目，提高免疫力。

材料： 枸杞子10克，西洋参10克，冰糖适量。

做法： 将材料放入碗中，冲入开水，浸泡15分钟，即可代茶频饮。

宜忌： 热证者宜用西洋参凉补，非体虚者不宜，脾胃有寒湿阻滞者忌用。

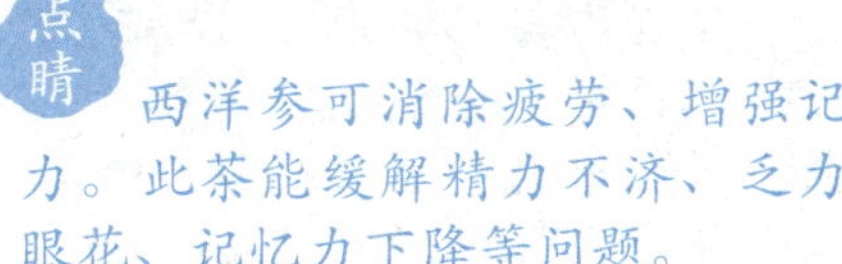

点睛

西洋参可消除疲劳、增强记忆力。此茶能缓解精力不济、乏力、眼花、记忆力下降等问题。

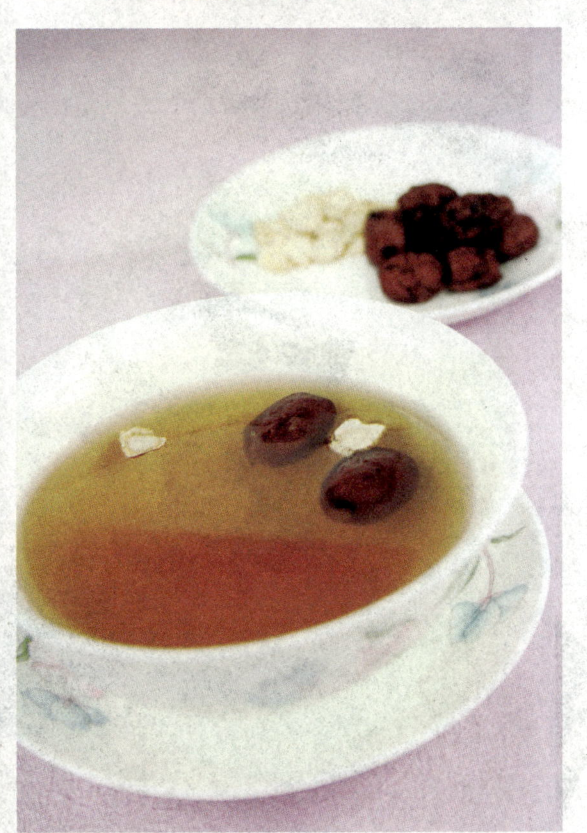

洋参红枣茶

功效： 补益气血，提振食欲，安神解乏。

材料： 红枣15克，西洋参5克。

做法： 将红枣和西洋参放入杯中，冲入开水，浸泡15分钟，即可代茶频饮。

宜忌： 痰湿体质者、水肿者不宜。

点睛

西洋参补气养阴，红枣补血养血。此茶适合体质虚弱、精力不济、身体疲乏无力、失眠者常饮。

柠檬草红茶

功效：缓解疲劳，清醒头脑。

材料：柠檬草3克，袋装红茶1包。

做法：将柠檬草、袋装红茶放入杯中，倒入开水，浸泡10分钟即可饮用。

宜忌：孕妇不宜。

点睛 柠檬草清香、凉爽、淡雅的味道，可以使人头脑清醒；新鲜柠檬的香气能振作精神、缓解疲劳、消除紧张性头痛。本茶很适合在工作时饮用。

薄荷奶茶

功效：清凉舒爽，振作精神。

材料：干薄荷叶3克，牛奶250毫升。

做法：将牛奶倒入杯中，加热至温，加入薄荷叶，浸泡10分钟即可。

宜忌：孕妇不宜。

点睛 薄荷可疏风散热，提神醒脑，疏解郁闷。昏昏欲睡或疲劳烦闷时饮上一杯薄荷奶茶，让人马上神清气爽，疲惫顿消。

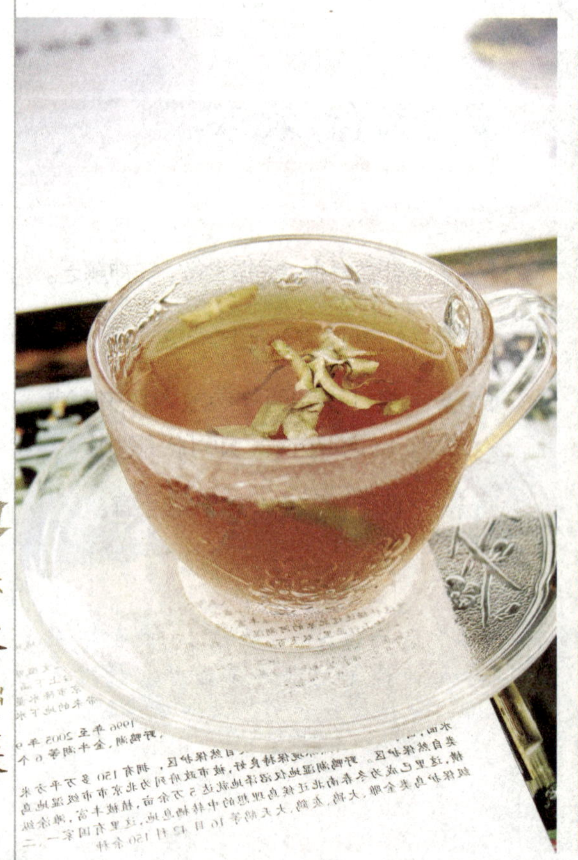

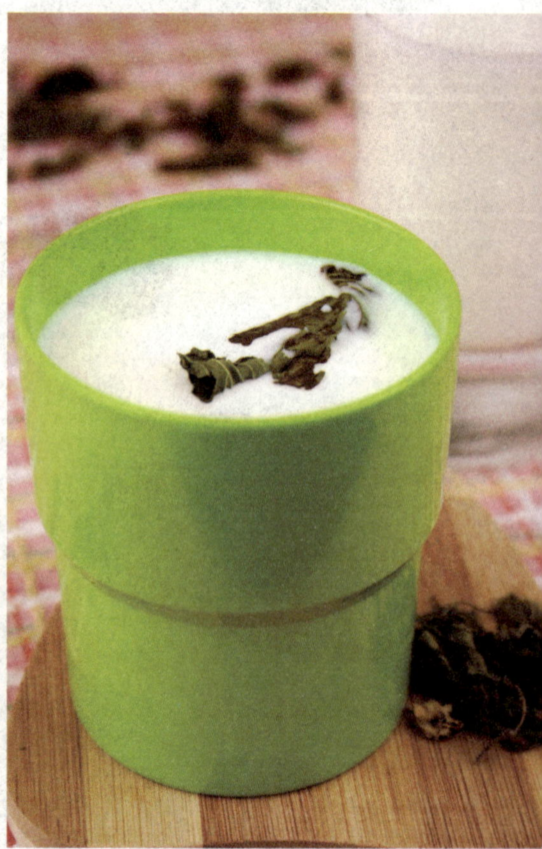

菊花奶茶

功效：清利头目，补充体力。

材料：鲜奶250毫升，杭白菊10朵，白糖适量。

做法：将鲜奶加白糖煮开，加入杭白菊，再煮开，滤去菊花及渣即可。可热饮，也可晾凉后放入冰箱中作冷饮。

宜忌：腹胀、腹泻者不宜。

点睛 此茶适用于经常疲倦乏力、头晕、用脑及用眼过度者。

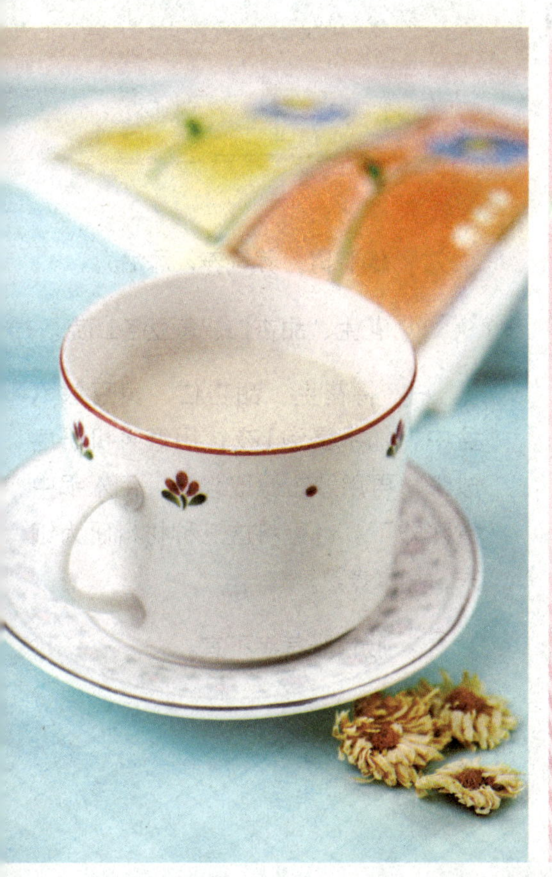

桑椹核桃茶

功效：健脑，乌发，明目，益精。

材料：鲜桑椹70克，核桃仁15克。

做法：将鲜桑椹择洗干净；核桃仁剁碎。将二者一起放入榨汁机，加适量水，搅打成汁即可代茶饮用。

宜忌：痰火喘咳、阴虚火旺、便溏腹泻者不宜。

点睛 此饮能健脑益智、益精明目，有效改善记忆力下降、疲惫乏力、体质虚弱、早衰等问题。

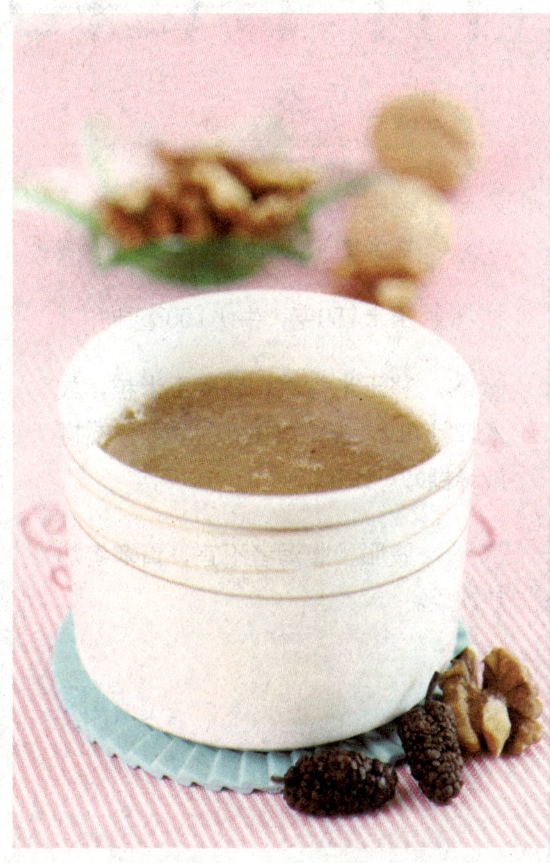

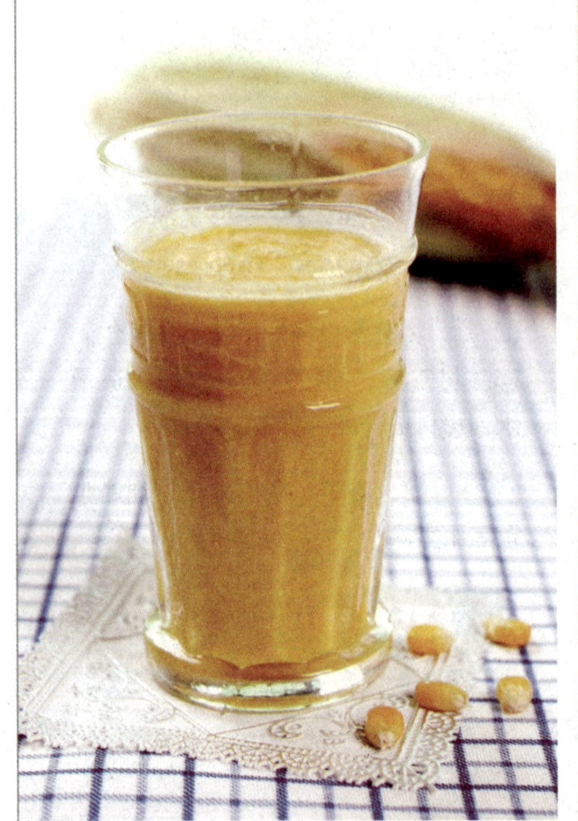

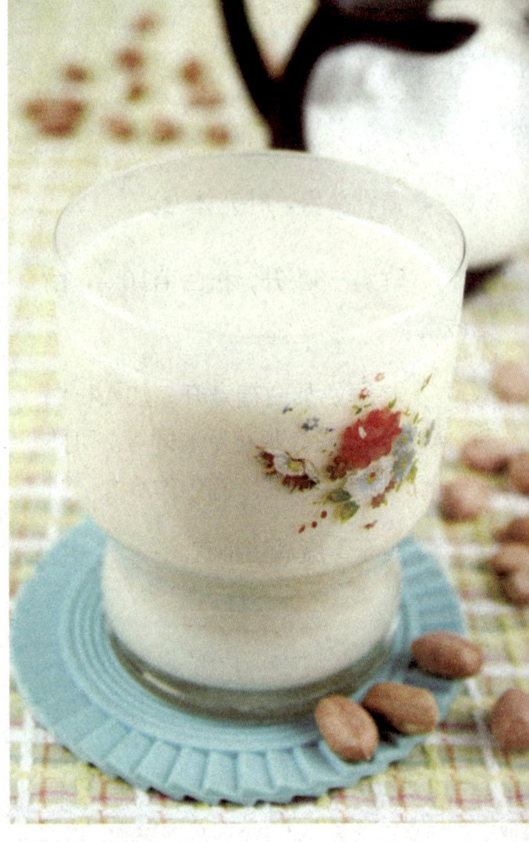

玉米奶茶

功效：增强体质，补充精力。

材料：玉米150克，牛奶100毫升。

做法：将玉米煮熟，剥取玉米粒，放入榨汁机，倒入牛奶和适量水，搅打成稀糊即可饮用。

宜忌：腹胀、腹泻者不宜，胃寒者加热饮用。

点睛 此茶不仅香甜好喝，还营养充足，感觉饥饿乏力、体力不足时来上一杯，能快速恢复活力。

花生杏仁豆茶

功效：健脾胃，养气养，添活力。

材料：花生、甜杏仁、黄豆各15克。

做法：将花生、甜杏仁、黄豆放入盆中，加水浸泡1夜，用磨浆机研磨成浆，再用纱布滤取浆液，倒入锅中煮熟即可。也可将这三种材料研为细末，加水煮熟。

宜忌：肠胃胀气者不宜。

点睛 此茶适用于身体瘦弱、神疲乏力、食欲减退、消化不良、大便秘结者，是高效的营养补充品。

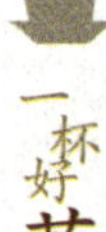

养护视力保健茶

世界进入了互联网时代，用眼过度成了现代人的通病，电脑、电视、手机深入到每一个角落，工作、看新闻、交友、购物、游戏，互联网成了每个人和外部世界建立联系的渠道，眼睛时刻离不开闪烁的荧光屏，长时间近距离用眼几乎是不可避免的。

用眼过度会导致视疲劳，引起视力下降、眼镜度数加深、视物模糊、视物重影、眼睛酸涩、干燥、流泪、充血红肿等，而眼睛的不适又常常引发头痛、头晕的状况。

眼睛是非常娇弱的器官，久视最伤肝血，所以，“养肝明目、解毒消肿”是养护眼睛的原则。用眼过度者在日常工作中，不妨多泡些养肝明目茶，再配合及时的休息和按摩，就可以起到维护视力的效果，远离眼药水依赖症。

普通的绿茶、乌龙茶清肝火、解毒明目的效果就很好，其中又以高品质的绿茶为最优。在饮用的同时，用凉陈茶洗眼，抗菌消炎作用起效快，效果好。茶叶所含的鞣酸有促进溃疡愈合和炎症吸收的作用，特别适合目赤肿痛、多泪、红眼病、结膜炎等。

除了茶叶外，菊花、枸杞子、桑椹、桑叶、金银花、绿豆、蓝莓、胡萝卜等食材，对缓解视疲劳、消除眼睛红肿疼痛、干涩、模糊等均有效，是养护视力的优选材料。

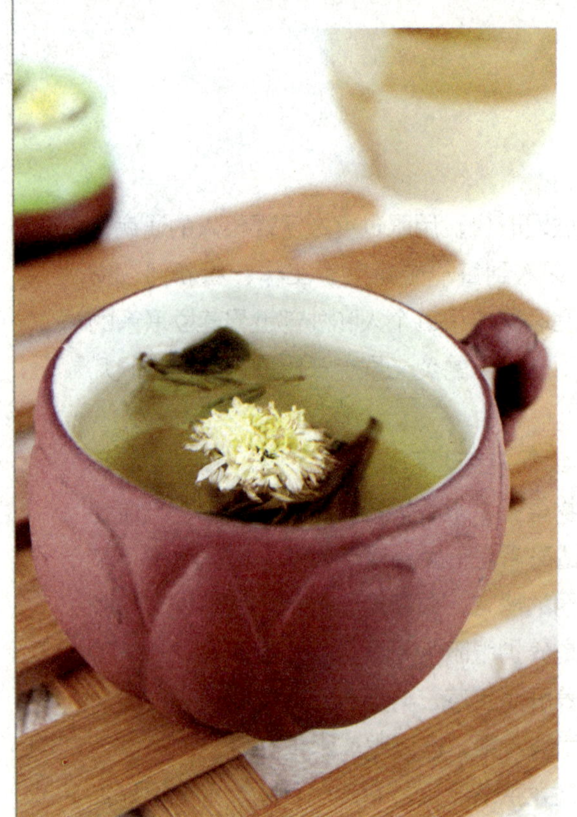

龙井菊花茶

功效：治眼结膜炎。

材料：菊花10克，龙井茶3克。

做法：将龙井、菊花放入杯中，倒入开水冲泡15分钟，代茶频饮。

宜忌：虚寒体质者不宜。

点睛 此茶能疏风清热、明目，能缓解视疲劳、眼睛充血、眼睛红肿疼痛、视物模糊等症状，适合长期从事用眼工作者常饮。

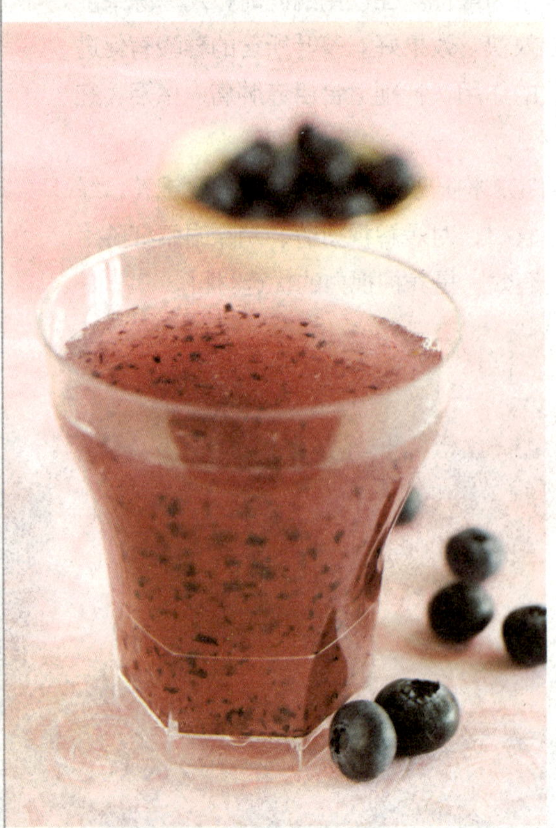

蓝莓茶

功效：养护视力，排毒，抗辐射。

材料：蓝莓50克。

做法：蓝莓洗净，放入榨汁机，加适量水，搅打成汁即可。

宜忌：腹泻者不宜。

点睛 蓝莓中的花青素可以促进视网膜细胞中的视紫质再生，预防近视，保护视力。此茶对减轻辐射伤害、抗衰老、防癌等也很有益。

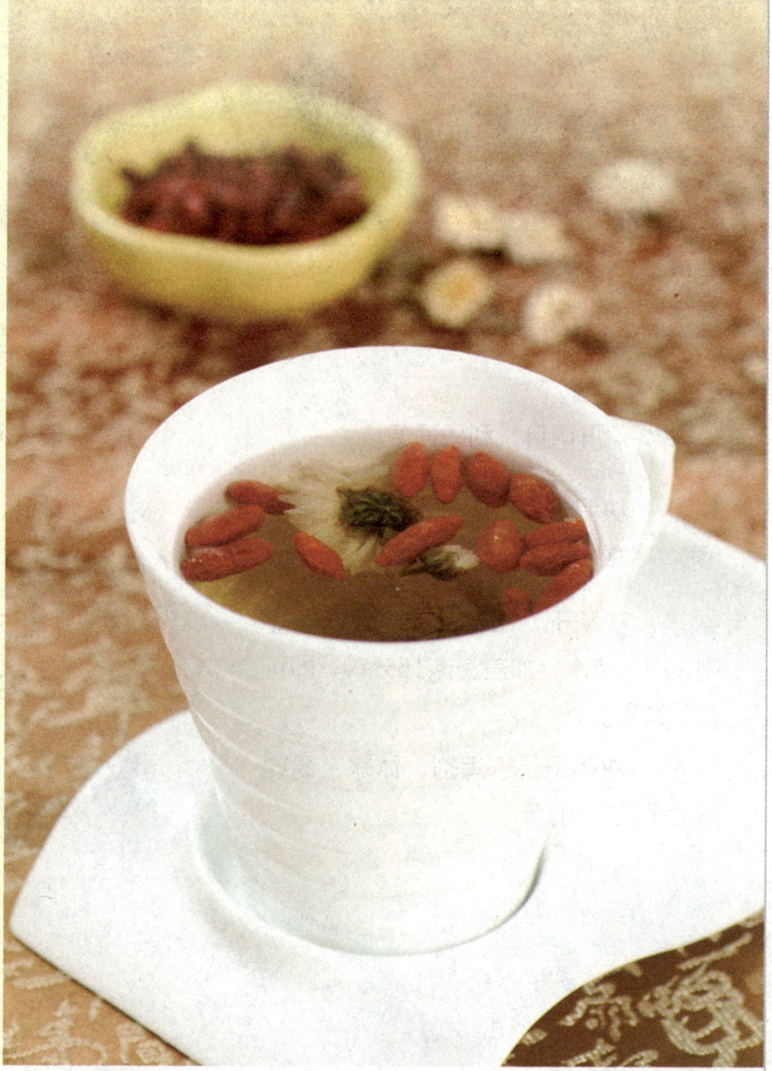

枸杞子

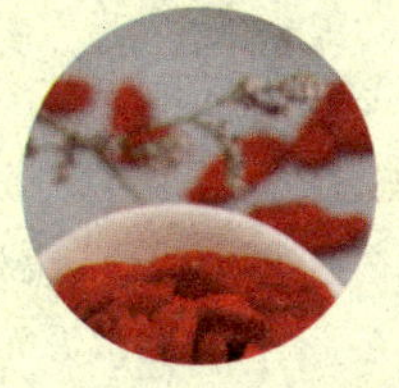

具有补肝益肾、益精明目的作用，常用于肝肾阴亏所致的腰膝酸软、头晕、健忘、目眩、多泪、消渴、遗精等病症。

菊花

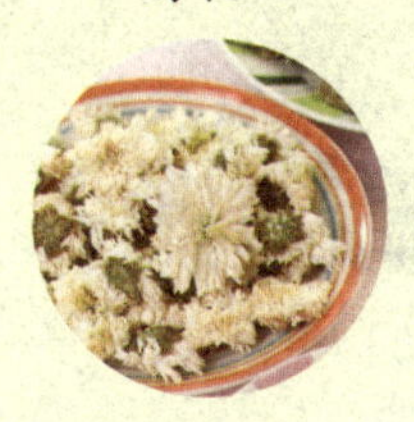

菊花能疏风清热、明目解毒，可用于肝火盛引起的目赤肿痛、怕光、急性结膜炎等。

点睛 这是一道传统的护眼茶饮，对于工作中用眼过度，尤其是每日盯着电脑的电脑族来说，可以有效缓解眼睛酸涩疲劳、视力模糊、近视加深的问题。

枸杞菊花茶

功效：养肝明目，缓解视疲劳。

材料：菊花10克，枸杞子15克，冰糖适量。

做法：将菊花、枸杞子放入壶中，冲入开水浸泡10分钟，喝时倒入杯中，调入冰糖即可。

宜忌：脾虚腹泻者不宜。

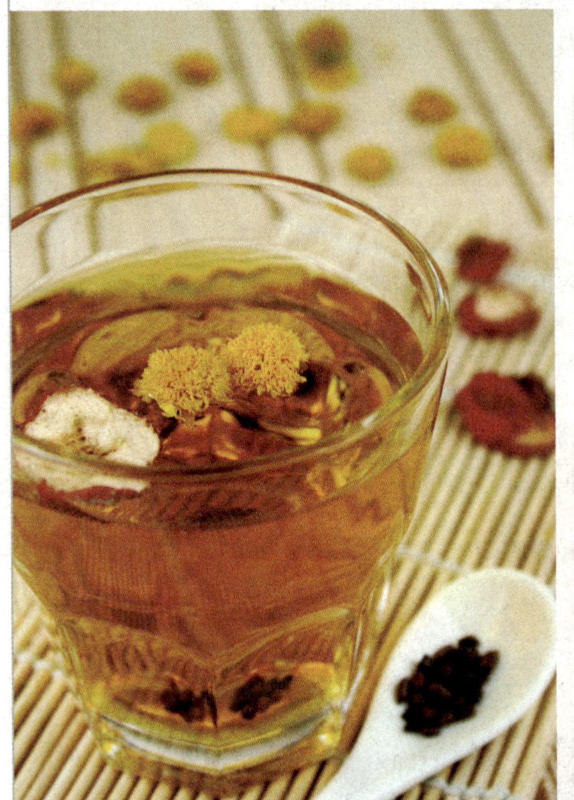

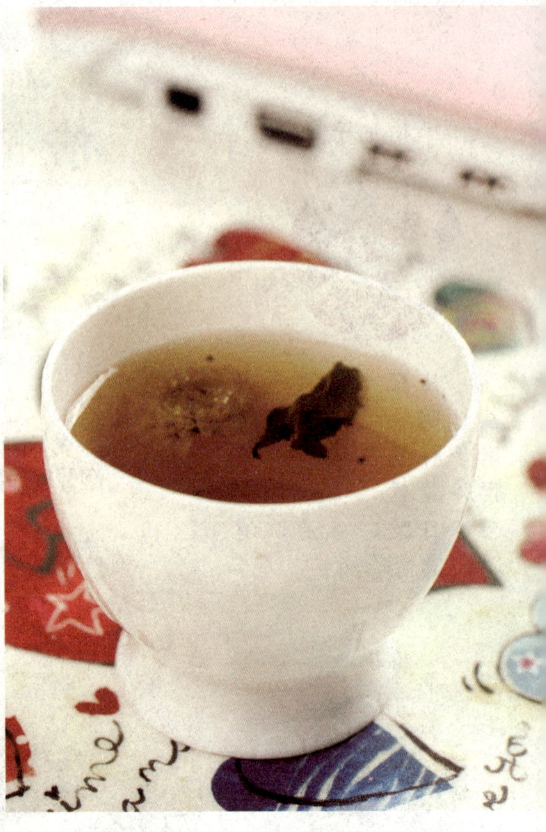

决明山楂菊花茶

功效：清肝明目，利尿通便。

材料：决明子、山楂片各10克，菊花5克，冰糖适量。

做法：决明子、山楂、菊花放入茶壶中，冲入沸水，加盖浸泡15分钟，即可代茶饮用。

宜忌：决明子是缓泻剂，体寒、易腹泻者不宜饮用。

点睛 此茶适用于目赤肿痛、头痛，眩晕、眼睛干涩、视力减退，还可治疗高血压兼见目昏目赤、大便干结、习惯性便秘等。

桑菊绿茶

功效：清火明目，养眼增视。

材料：桑叶、菊花、绿茶各3克。

做法：将以上材料放入杯中，以沸水冲泡，加盖闷10分钟后，倒出饮用。

宜忌：虚寒腹泻者不宜。

点睛 此茶可有效缓解视疲劳、眼睛血丝、红肿、头痛问题，并能预防感冒。直接用此茶洗眼，效果加倍，特别适合用眼过度者。

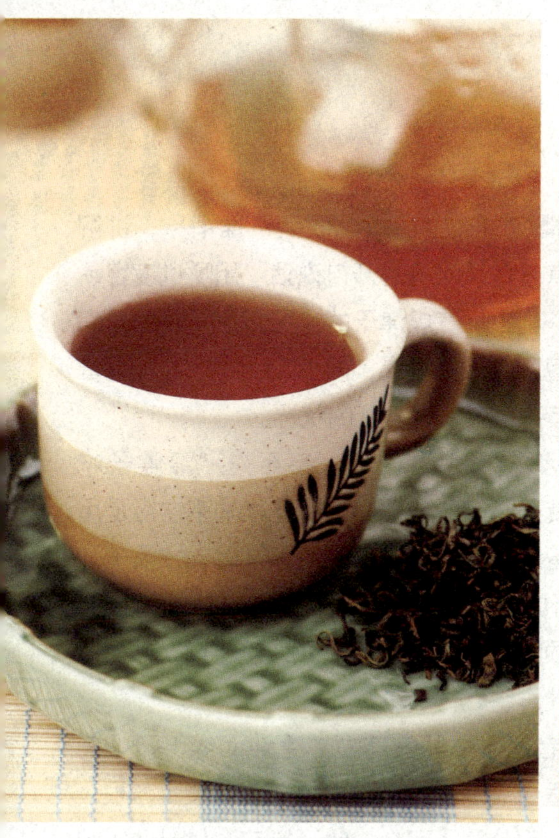

枸杞叶茶

功效： 补虚益精，清热止渴，祛风明目。

材料： 枸杞叶6克。

做法： 取枸杞叶放入茶杯中，用开水冲泡即可。也可加入少量冰糖调味。

宜忌： 虚寒腹泻者不宜多饮。

点睛 此茶适用于热毒疮肿、烦渴、障翳夜盲等，且可用于抗衰强身。外用洗眼亦可。

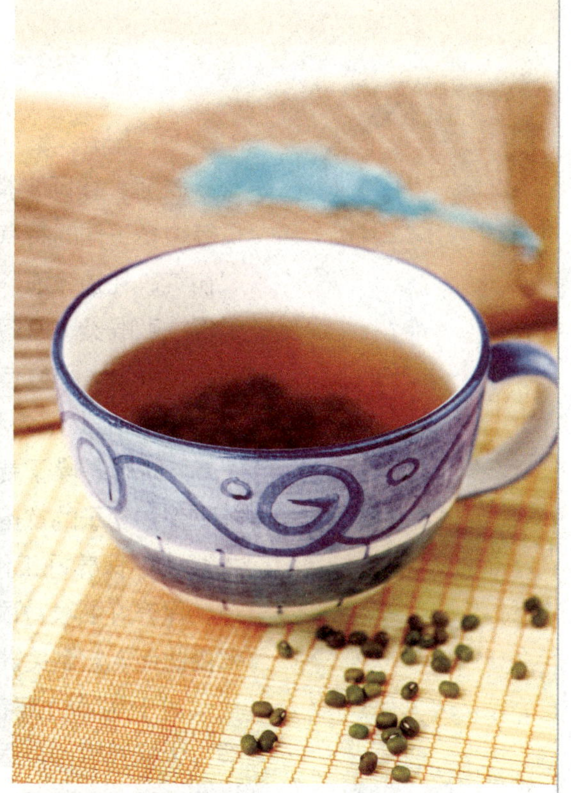

清凉绿豆茶

功效： 清热解毒，降压消肿。

材料： 绿豆100克。

做法： 将绿豆用凉水浸泡一夜，然后加水煮烂，凉后入冰箱冷藏，随时取出饮用。

宜忌： 脾胃虚寒者不宜。

点睛 此茶有清热、消肿、明目的作用，对结膜炎、眼肿、高血压等均有功效。

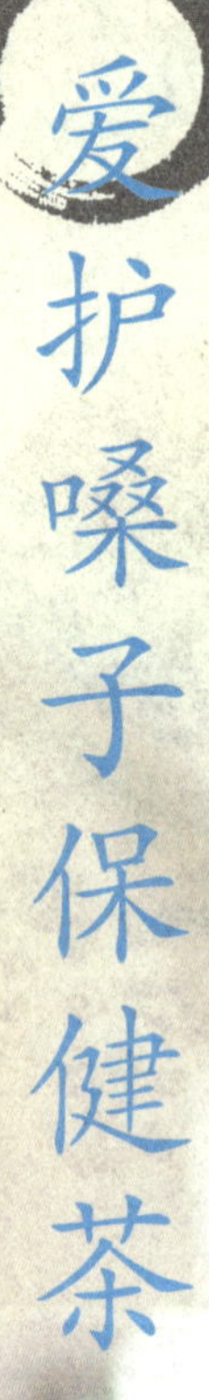

爱护嗓子保健茶

教师、律师、播音员、主持人、歌手、推销员、讲解员等很多工作的特点就是长时间的开口说话。用嗓过度容易“伤气、耗损津液”，出现气虚津干的状况，这些人的通病是慢性咽喉炎、气短、口干、口渴、津少、咽喉痒痛、声音嘶哑等现象，严重者甚至会发生失音的状况。

如果在工作中不得不大量说话，甚至是“靠嗓子吃饭”，那保护嗓子就是必需的功课。清咽润喉的茶饮应是用嗓者保护嗓子的常备之品，随身携带饮用，及时养护嗓子，才能让你保养好工作的本钱。而且，咽喉是身体的免疫要道，保养好咽喉对预防感冒、咳嗽等上呼吸道感染，严防病邪由此而入起到关键作用。

对于用嗓过度者应以“补气养血、生津润燥、清咽利喉”为保养原则，适当添加橄榄、胖大海、罗汉果、芦根、甘草、麦冬、薄荷、蒲公英、百合、银耳等药食材料，以利于滋阴润肺、清咽润喉，还可将新鲜的枇杷、甘蔗、荸荠、梨、柚子、柑橘、西瓜、萝卜等果蔬制作成果蔬茶，能生津止渴、止咳化痰、甘润养阴，堪称天然的护嗓保健品。

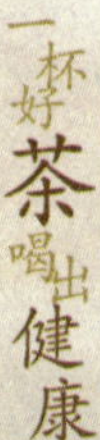

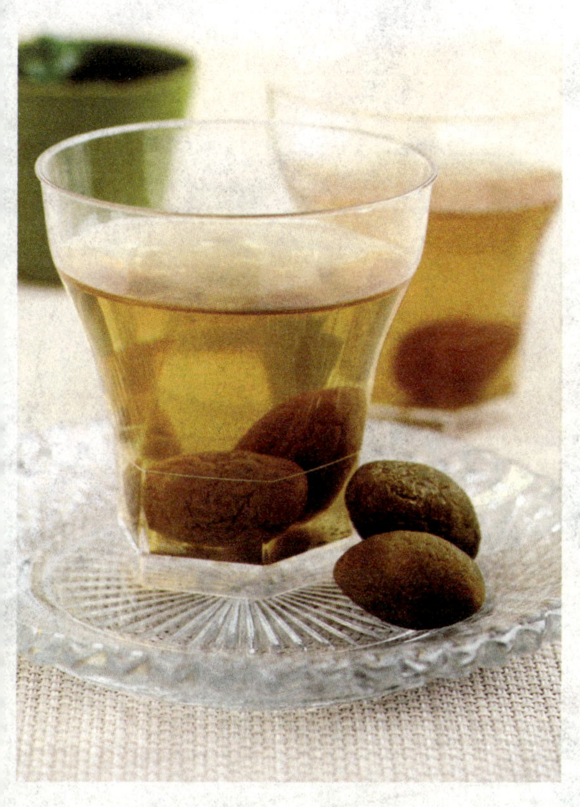

橄榄茶

功效：清肺，利咽，生津，解毒。

材料：橄榄5～6枚，冰糖适量。

做法：将橄榄放入杯中，加入冰糖，用沸水冲泡，代茶频饮。

宜忌：脾胃虚寒者慎服。

点睛 橄榄有生津止渴的作用，可治咽喉疼痛。此茶可用于咽喉炎、扁桃体炎、酒醉、鱼蟹中毒等。

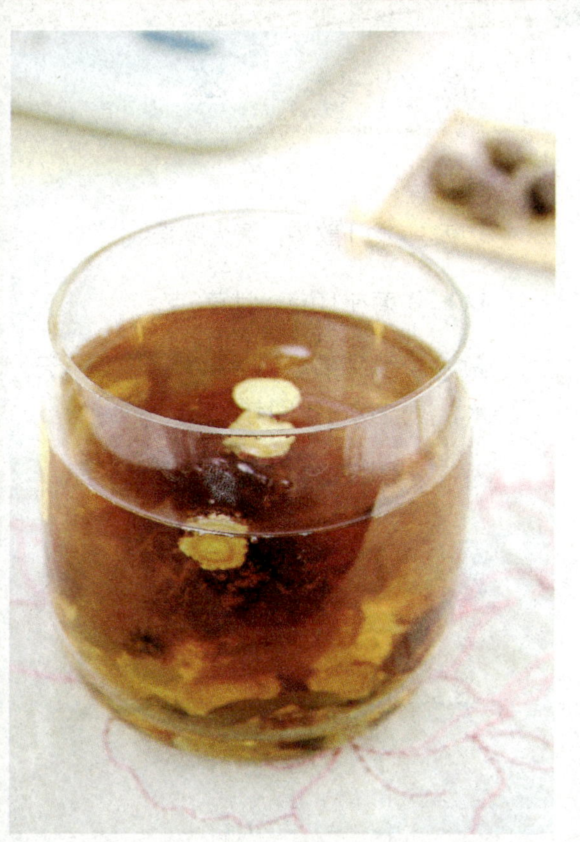

胖大海甘草茶

功效：解毒清音，消除咽肿。

材料：胖大海2枚，甘草6克。

做法：将所有材料放入杯中，倒入开水，浸泡至胖大海发开，即可饮用。

宜忌：体质虚寒者不宜。

点睛 胖大海有清热解毒、润肺利咽的功效，可用于干咳失音、咽喉燥痛。甘草也是解毒消炎的良药。常饮此茶，对声音嘶哑、咽喉肿痛、痰热咳嗽有不错的疗效，特别适合经常用嗓过度的人。

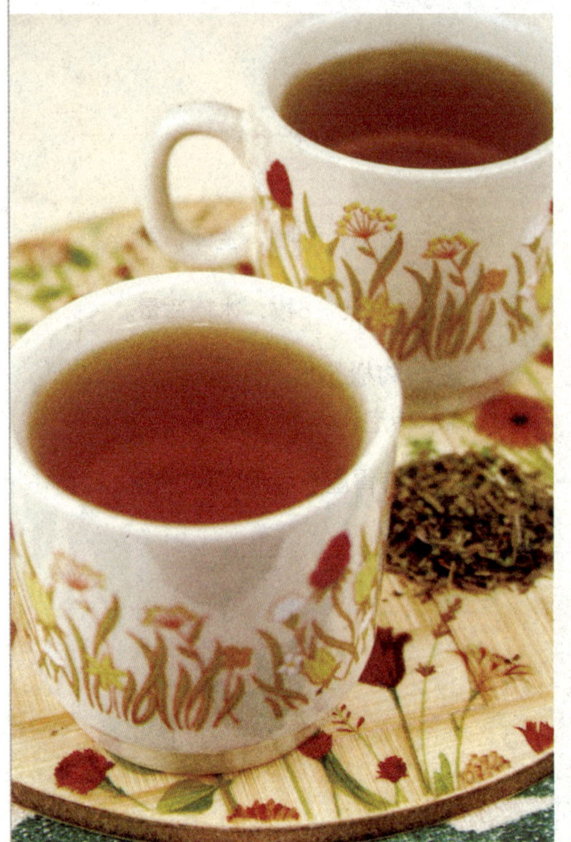

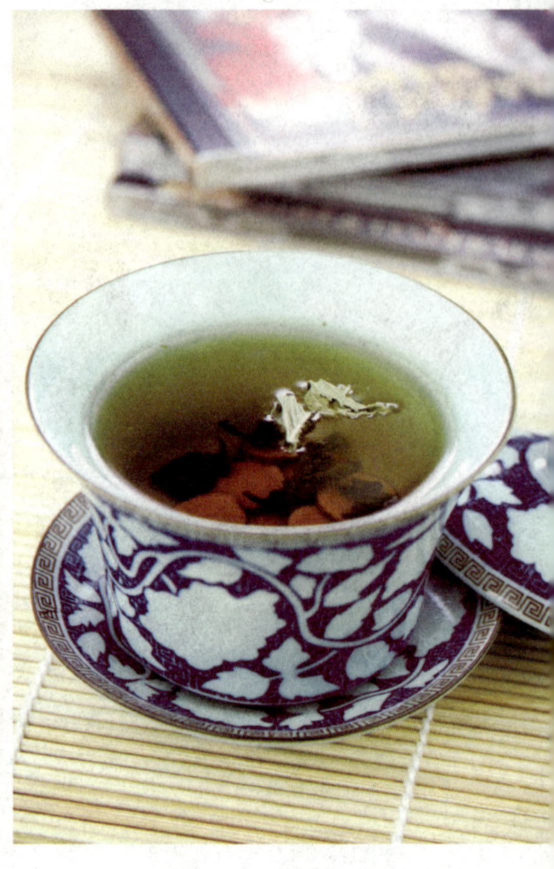

绞股蓝茶

功效：化痰止咳，清热解毒。

材料：绞股蓝3克，绿茶3克。

做法：将绞股蓝、绿茶放入杯中，倒入开水，浸泡10分钟即可饮用。

宜忌：脾胃虚寒者不宜多饮。

点睛 绞股蓝有清热化痰的功效，常用于咳嗽咽痛、慢性支气管炎等，用嗓过度者不妨常备此饮，并可起到降血糖、降血脂、减肥等保健作用。

薄荷甘草茶

功效：发汗散热，清火解毒。

材料：薄荷10克，甘草6克。

做法：将所有材料放入杯中，倒入开水，浸泡10分钟即可饮用。

宜忌：阴虚血燥、气虚汗多者不宜。

点睛 此茶可清热生津，清除呼吸道分泌物，适用于急、慢性咽炎，对缓解风热感冒、头痛、发热无汗等都有帮助。

麦冬蒲公英茶

麦冬

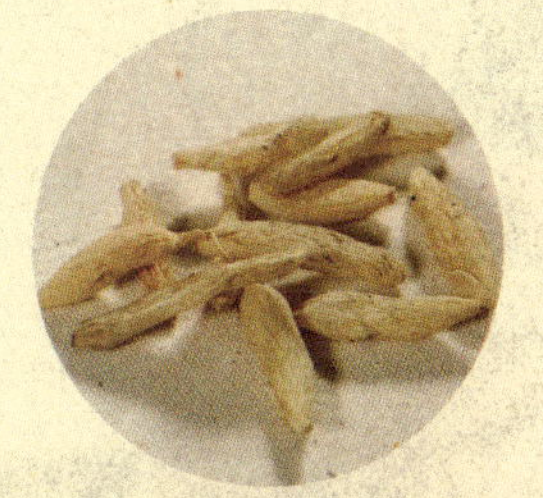

麦冬可滋阴生津、润肺止咳、清心除烦，主治热病伤津、心烦、口渴、咽干、咳嗽等。

蒲公英

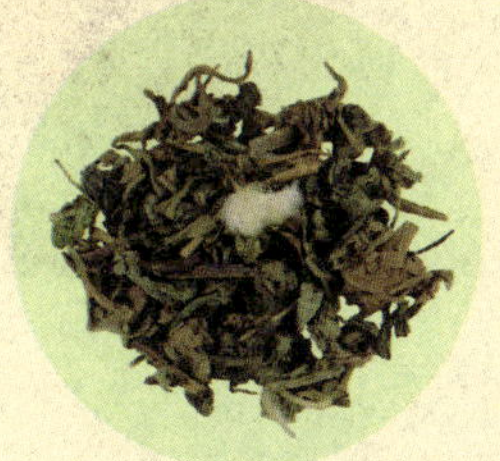

蒲公英能清热解毒、抗菌消炎、利尿缓泻，用于感冒发热、扁桃体炎、咽喉炎、支气管炎、目赤肿痛、乳腺炎等。

点睛 此茶能缓解阴虚内热引起的咽喉肿痛、干渴、热咳等症状，非常适合热性体质、易上火者日常保健。

功效：清火消炎，生津止渴，保养咽喉。

材料：蒲公英10克，麦冬6克，甘草6克。

做法：蒲公英、麦冬和甘草一起加水煎煮后，过滤取汁饮用。

宜忌：脾虚泄泻、阳虚外寒者忌用。

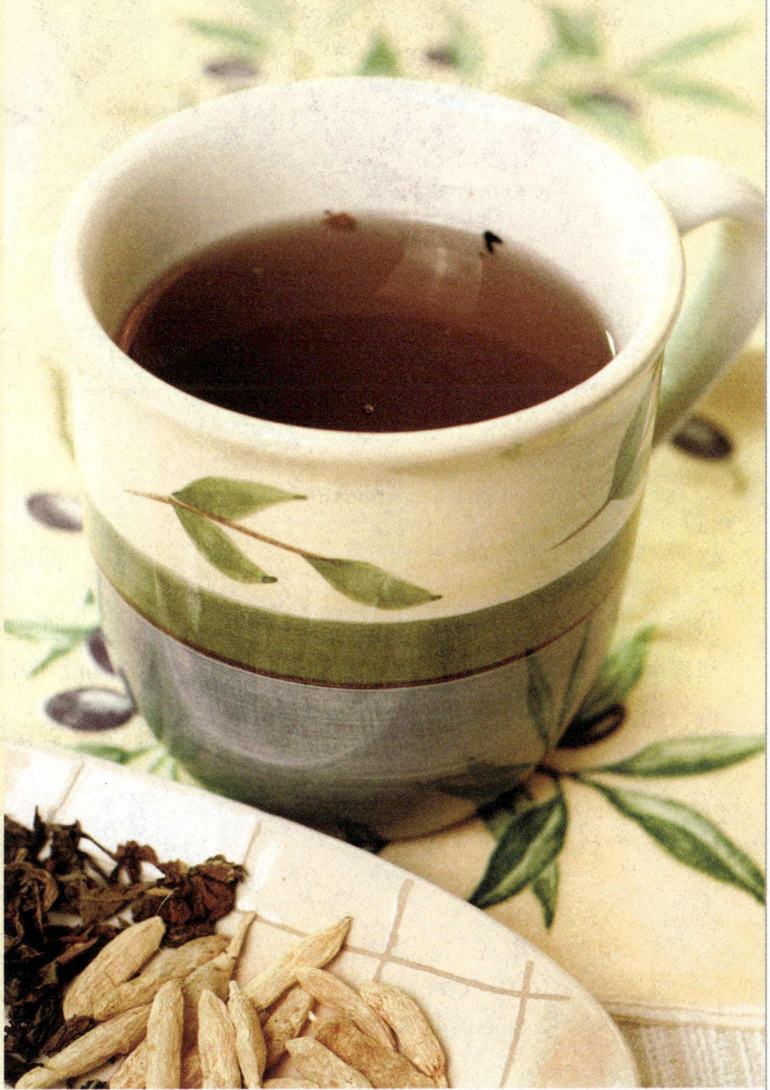

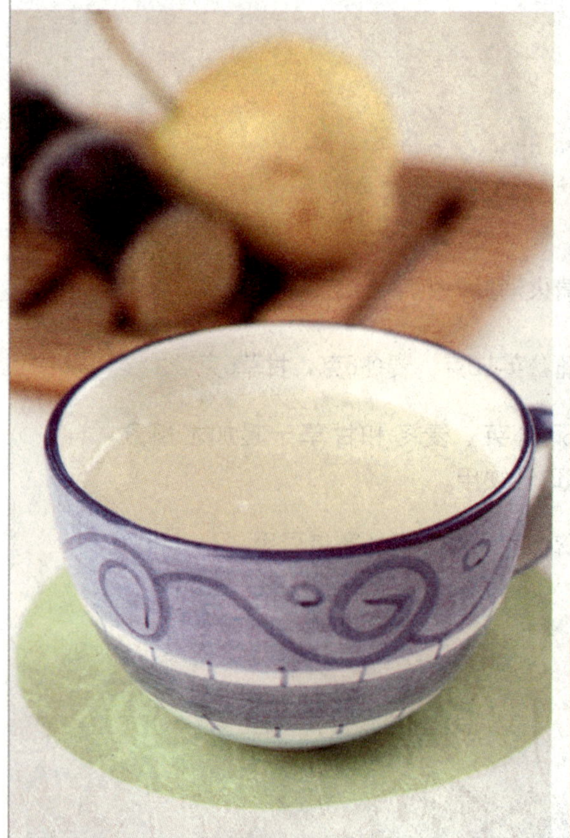

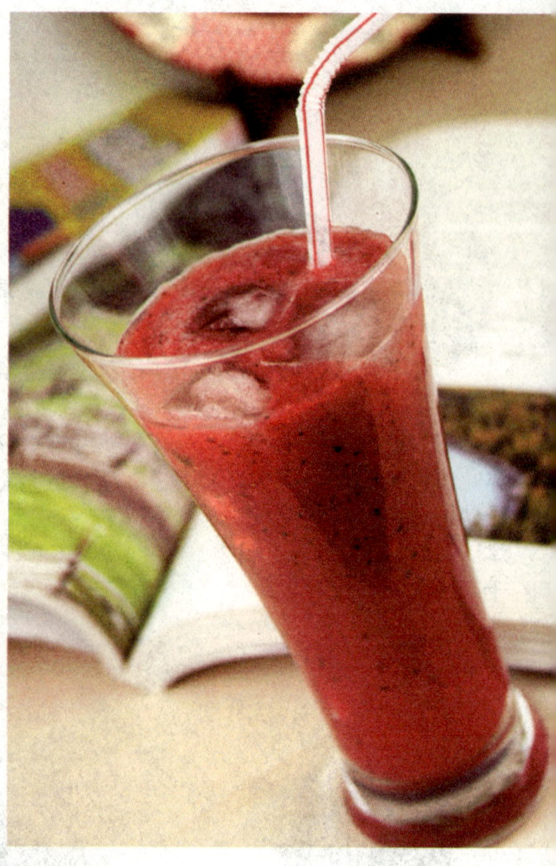

甘蔗梨茶

功效：清肺热，化浓痰，清咽喉。

材料：甘蔗、梨各100克。

做法：将甘蔗削皮，切小块，榨汁；梨择去皮、核，切块。把梨放入榨汁机，加入甘蔗汁和适量水，搅打成汁即可。

宜忌：脾胃虚寒者不宜。

点睛 此茶甘甜清凉，能润肺生津、止咳化痰，对咽喉肿痛、口干舌燥、肺热咳嗽、痰多黄稠者最宜。

清凉西瓜茶

功效：清咽润喉，泻火消肿。

材料：西瓜200克。

做法：西瓜去皮，取瓜瓤切块，放入榨汁机，搅打成汁后过滤饮用。

宜忌：脾胃虚寒者不宜。

点睛 此茶非常适合因暑热或热病引起的津干口渴、咽喉肿痛、口腔溃疡等症。饮用时将西瓜茶含于口中，约2~3分钟后徐徐咽下，再饮下一口。本茶冰镇后效果更好。

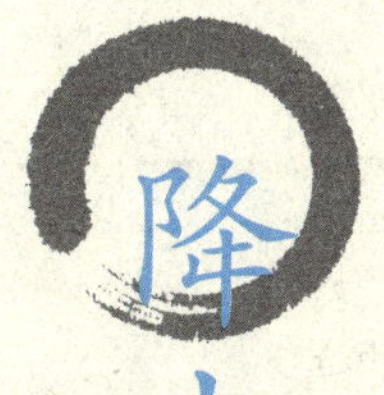

降火消气保健茶

上班族“上火”的问题特别普遍。这种上火多属于中医热证的轻症，其中，以“心火”和“肝火”最为常见。上火症状有眼睛红肿、口角糜烂、流鼻血、尿黄、牙痛、咽喉痛、生痘疮、心烦易怒、失眠、便秘等，多是由于工作生活压力大、经常熬夜引起的内生火。比如着急加班赶一个任务，不知不觉就上火了。

此外，在工作中常常会遇到各种让人担心、不满、气愤、郁闷、委屈的人或事，生气、情绪失控总是难免的。怒则伤肝，经常动怒生气的人肝火过旺，时间长了，可能会引发血压高、面红目赤、头晕头痛、吃不下饭、胃溃疡、胸胁胀痛、月经不调甚至脑卒中等健康问题。

气机不顺百病生，压力、情绪对身体的危害超出你的想象。所以，及时降火消气是当务之急。多喝些有清心除烦、滋阴润燥、清肝泻火、解毒消肿作用的茶饮，对降火消气非常有效。

除了普通茶外，适当利用野菊花、金银花、茉莉花、淡竹叶、萝卜、山楂、陈皮、莲子心、百合、橙子、芹菜、香蕉、苹果等材料，并多吃新鲜蔬果、少吃油腻肉食，也能有效化解火气，帮你回归平和与冷静，解决问题的智慧也随之而生。

野菊花

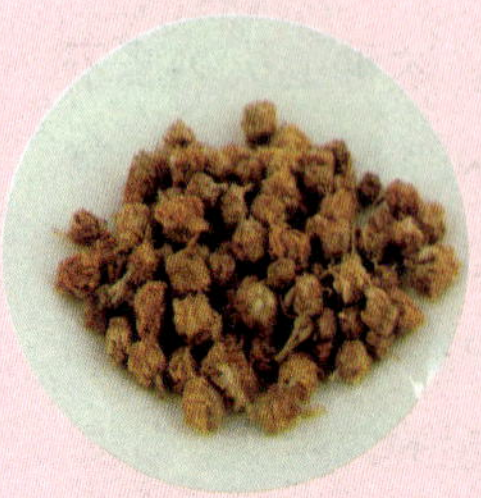

野菊花较苦寒，具有疏散风热、消肿解毒、抗病毒的功效，可治疔疖疮痈肿、咽喉肿痛、目赤肿痛、头痛眩晕等病症，还可以用于高血压病的辅助治疗。

三花降火茶

功效：降火气，清毒热，消肿痛。

材料：金银花、野菊花、茉莉花各6克。

做法：将金银花、野菊花、茉莉花放入杯中，倒入开水，加盖浸泡10分钟即可代茶饮用。

宜忌：脾胃虚寒者忌用，易腹泻者不可用野菊花，可用菊花代替。

点睛

此茶清热解毒的效果非常好，适用于防治热毒所致的风热感冒、咽喉肿痛、痈疮疖肿、皮肤瘙痒、牙龈肿痛、口腔溃疡等，平日火气盛者可适量饮用降火。

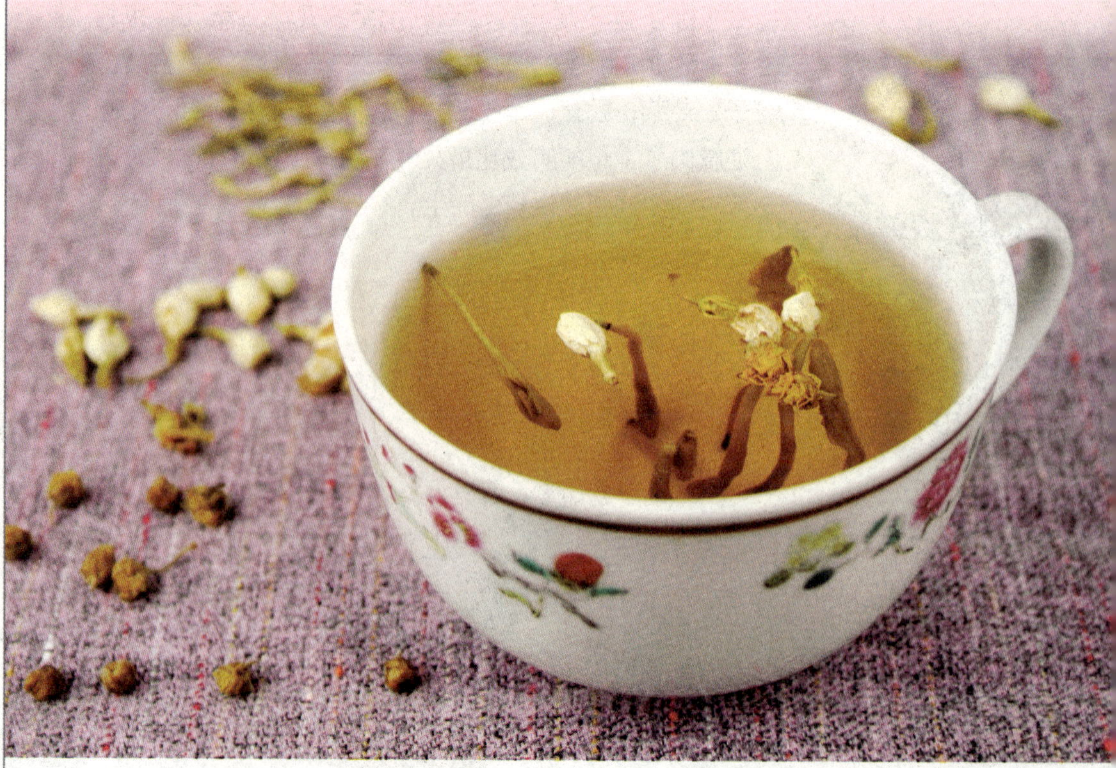

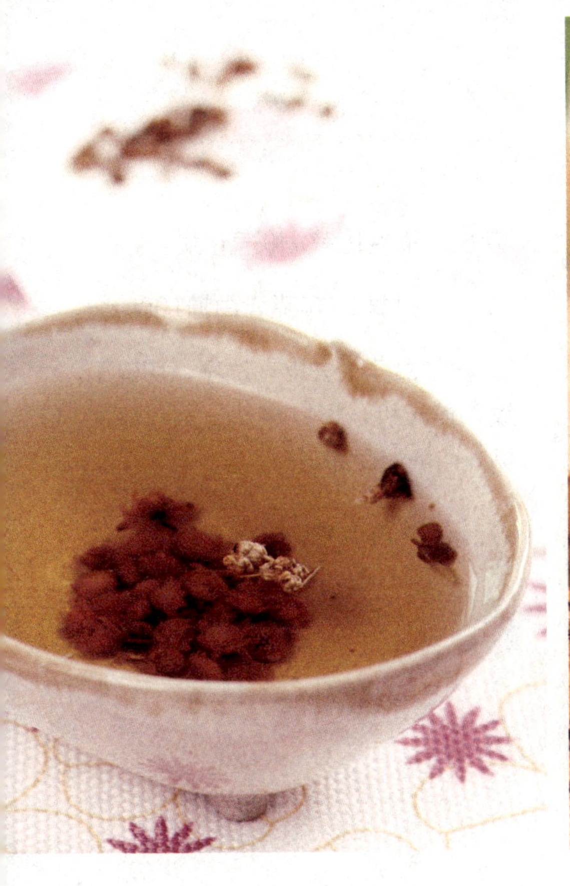

野菊花茶

功效：清热解毒，降火消炎，消除口疮。

材料：野菊花15克。

做法：将野菊花放入杯中，冲入沸水，加盖闷泡10分钟后，代茶饮用。

宜忌：脾胃虚寒、腹泻者忌用。

点睛 野菊花单用时，解毒清火、消肿止痛的作用好，尤其是对口腔溃疡、暑热毒疖、湿疹、乳痈、高血压较严重者有较好效果。怕苦者可添加些甘草改善口味。

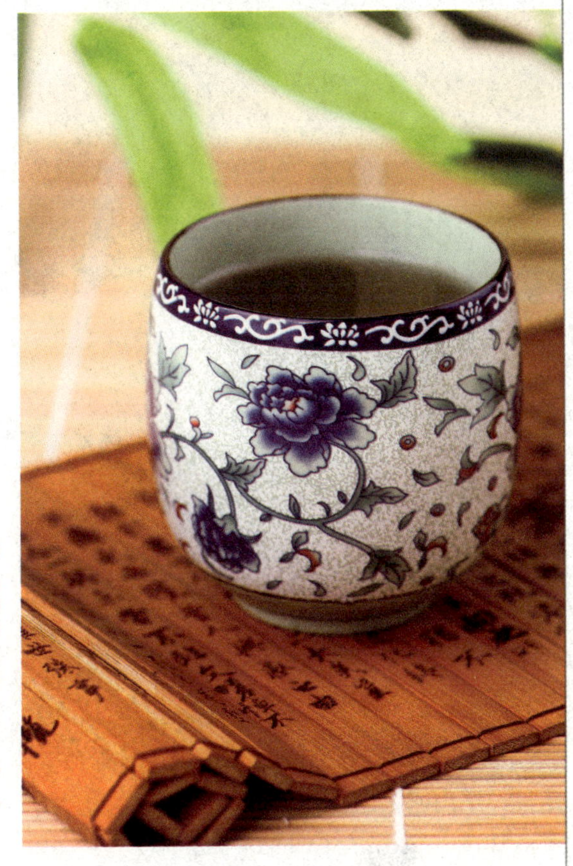

淡竹叶茶

功效：清热除烦，利尿通淋。

材料：淡竹叶15克。

做法：将淡竹叶切碎，加水煎30分钟，代茶饮用。

宜忌：体虚有寒者、孕妇禁服。

点睛 此茶可清热除烦、利尿，适用于火热上炎引起的口舌生疮、牙龈肿痛、心烦口渴、小便不利、尿赤等症，也是解暑良药。

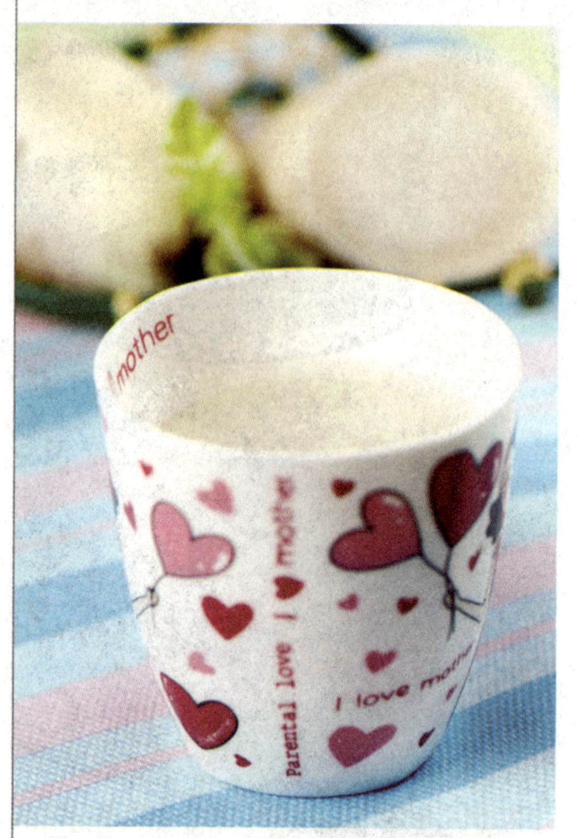

萝卜茶

功效：消食化滞，顺气化痰。

材料：白萝卜100克，白糖10克。

做法：白萝卜去皮，洗净，切碎丁，放入榨汁机，搅打成汁，倒入杯中，兑入白糖搅匀即可。

宜忌：脾胃虚寒、气虚者不宜。

点睛 此茶可除热毒、通气下气，常用于口舌生疮、食积腹胀、消化不良、胃纳欠佳、腹痛、便秘等，生气上火者多饮可降火气。

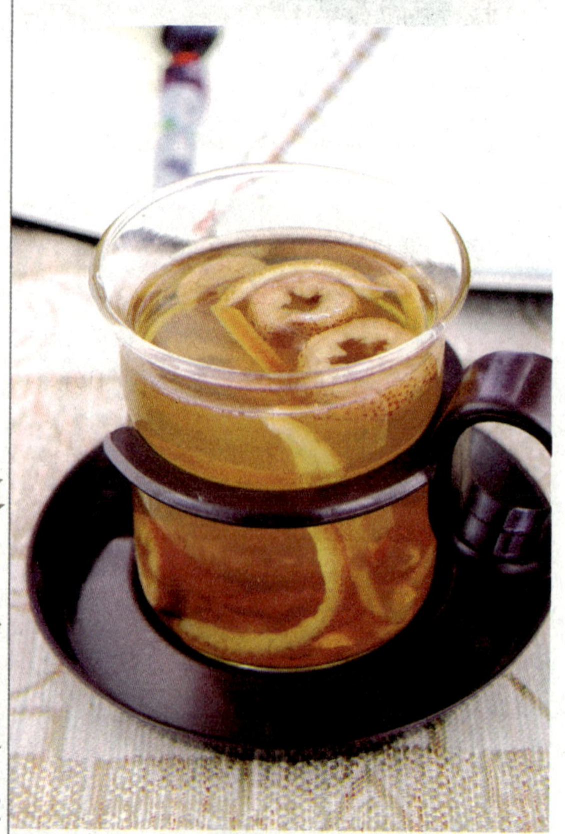

山楂陈皮茶

功效：消食，理气，减脂。

材料：山楂干5克，陈皮2克，红茶5克。

做法：将山楂干、陈皮、红茶放入杯中，倒入开水，浸泡10分钟即可饮用。

宜忌：胃酸过高、溃疡病者不宜。

点睛 此茶能和胃消积、理气化痰，对消除腹胀、腹痛、食积不化等有帮助。

莲子心

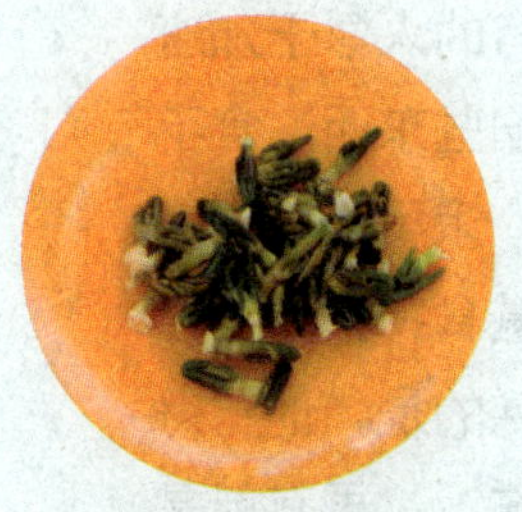

莲子心味苦、性寒，是清心解热的良药，对高血压所致头晕、心悸、失眠、心烦，心火内炽所致的烦躁不眠等有疗效。

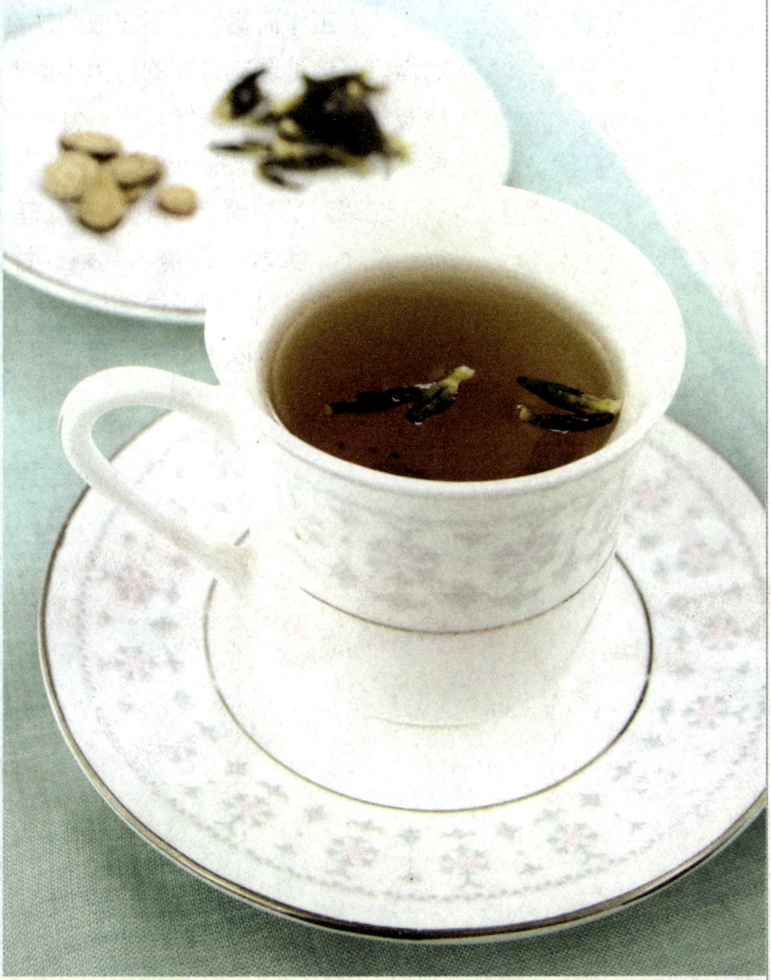

点睛 莲子心味苦，搭配口味清甜、有降压、镇静作用的甘草，可以加强泻心火的效果，改善由紧张、压力引起的血压升高、心烦失眠等。容易急躁、烦闷的人火气都不小，平时多饮此茶非常有益。

莲心甘草茶

功效：清心除烦，降低血压。

材料：莲子心2克，甘草3克，冰糖2块。

做法：将所有材料放入杯中，倒入开水，浸泡10分钟，代茶饮用。

宜忌：脾虚便溏者慎饮此茶。

养胃醒酒保健茶

饮食不规律是很多上班族的无奈。有的人急于加班加点，放弃了正餐，或是边工作边囫囵吃些东西，食不甘味；有的人出差赶路来不及就少一顿，饿了再说；有的人需要应酬饭局，不得已吃了太多油腻食物，经常会有消化不良、腹胀、腹泻的情况，更糟糕的是，他觉得这顿吃得多了，下顿或第二天就根本不吃饭；再有就是饮酒过度，醉酒呕吐，甚至喝到胃穿孔。这样饥一顿、饱一顿、暴饮暴食，最容易引起脾胃失调、肝脏受损，用不了多久，胃痛、胃溃疡、脂肪肝、肝硬化、肥胖、高脂血症、糖尿病都会找上门来，而且免疫力也会随之下降，会给许多疾病的发生留下隐患。

“为工作而牺牲”不应成为饮食无规律、酒肉过度的借口，这种透支身体的行为不值得提倡。如果实在不能避免，就要及时保健，以“健脾养胃、解毒护肝”为原则，多通过茶饮来保养。

红茶对养胃最为有利，在此基础上，可以添加陈皮、红枣、大麦、山楂、莲藕、甘蔗、鸡内金、迷迭香、薄荷等材料，对促进消化、化解食积很有效。如果是为了醒酒，可以多饮由柠檬、柑橘、话梅、柚子、梨等制成的水果茶。

陈皮

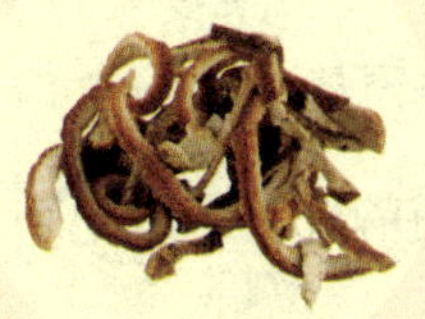

陈皮有理气调中、燥湿化痰的功效，对改善胸腹胀满、不思饮食、呕逆咳痰、胃痛嘈杂有益。

红枣

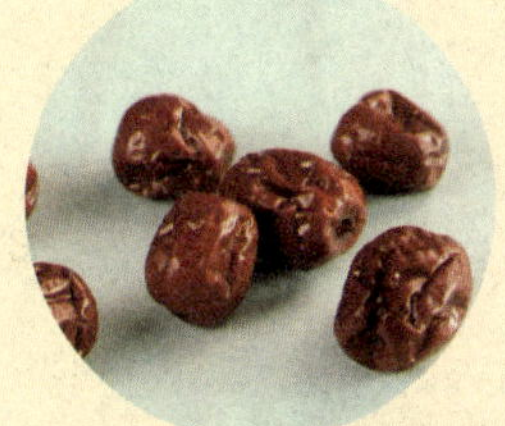

红枣有健脾养胃、补中益气、养血安神、缓和药性的作用，多用于中气不足、脾胃虚弱、体倦乏力、食少便溏者。

点睛 此茶适合脾胃虚弱者调养用，能排出肠胃滞气，去油解腻，止吐又止泻，胃有寒气、消化不良、酒肉摄入过多者应常饮。

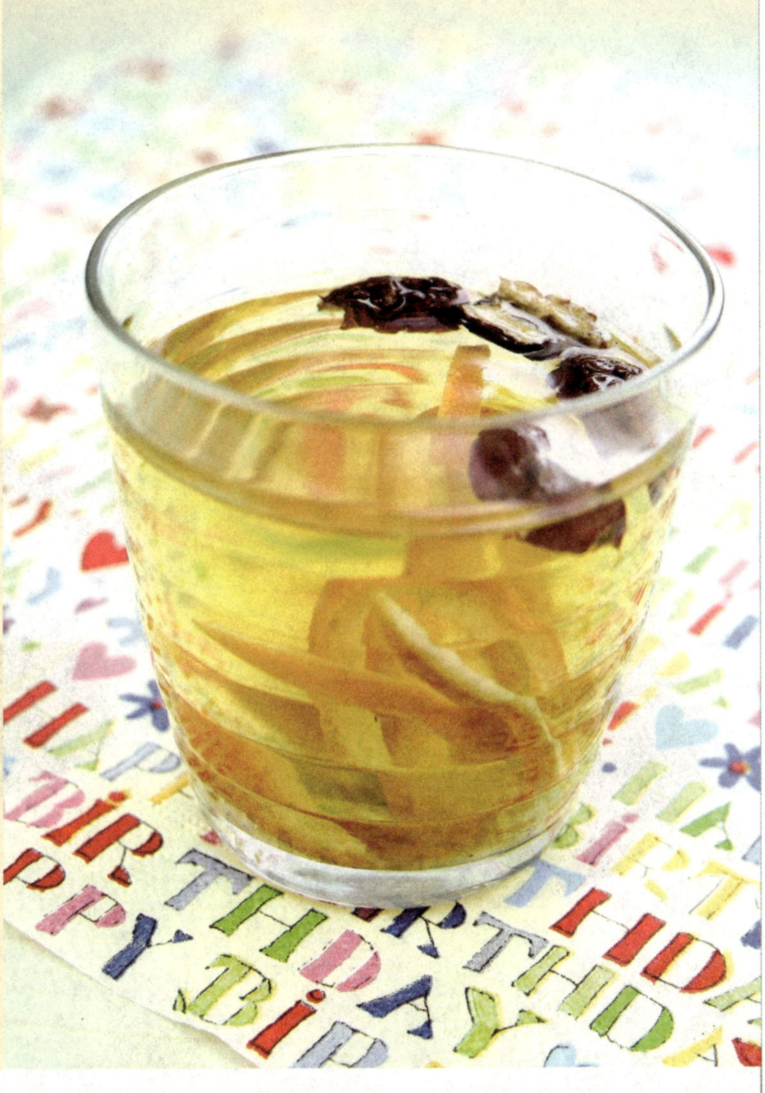

陈皮大枣茶

功效：理气和中，破滞气，益脾胃。

材料：陈皮6克，红枣5枚。

做法：将红枣对半切开，和陈皮一起放入杯中，冲入开水，浸泡10分钟即可饮用。

宜忌：胃热、阴虚火旺者不宜。

山楂话梅蜜枣茶

功效：健胃消食，去除油腻。

材料：山楂3克，话梅1枚，蜜枣2枚，玫瑰花3朵。

做法：将所有材料放入杯中，冲入开水，浸泡10分钟即可饮用。

宜忌：孕妇不宜。

点睛 此茶可消食开胃、健胃止痛，全面调整肠胃功能，特别适合因经常应酬而暴饮暴食，有胃部满胀、消化不佳者饮用。

解酒养胃茶

功效：解酒毒，除胃热。

材料：葛根6克，茯苓6克，枸杞子10克，袋装红茶1包。

做法：将所有材料放入杯中，冲入开水，浸泡10分钟即可饮用。

宜忌：胃寒腹泻者不宜。

点睛 此茶能保肝护胃、止烦渴、解酒毒、止呕逆，对于酒后烦渴、头痛、呕吐有很好的缓解作用。

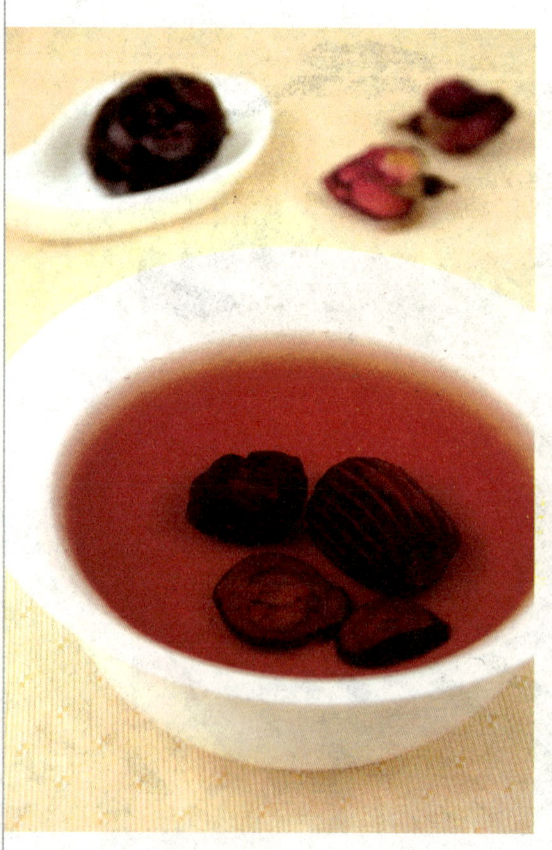

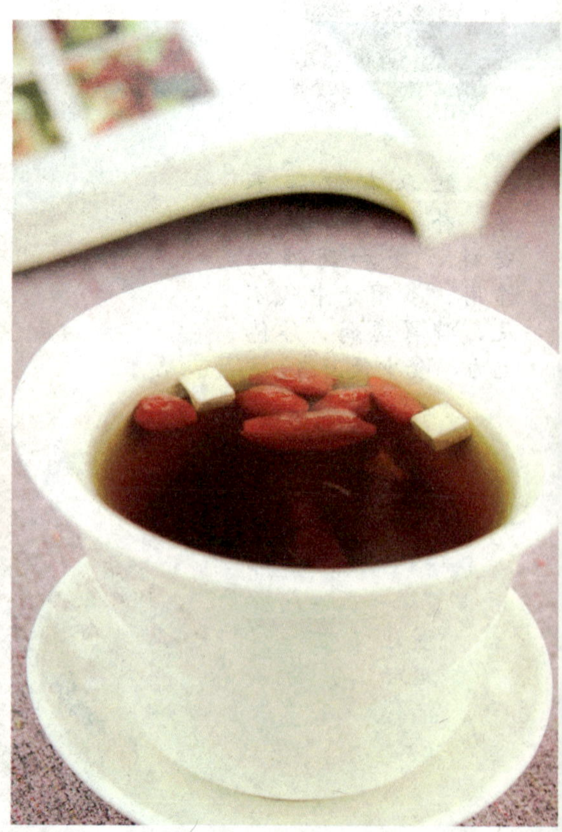

葛花解酒茶

功效：解酒醒脾，解毒养肝。

材料：葛花5克，冰糖15克。

做法：将葛花放入杯内，冲入沸水浸泡15分钟，加入冰糖调味饮用。可反复冲泡。

宜忌：饮酒前和饮酒后均宜饮用，酒醉时葛花可加量。

点睛 "千杯不醉野葛花"，饮酒过度者饮用此茶，解酒效果明显，能使肝脏免受酒精损伤。

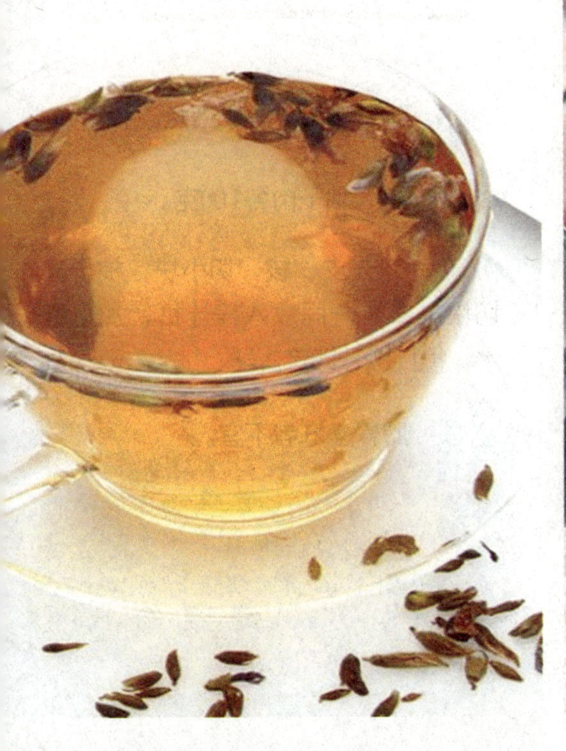

大麦消食茶

功效：帮助消化，去除油腻。

材料：炒制大麦芽10克。

做法：将大麦芽放入杯中，倒入开水，浸泡10分钟即可饮用。

宜忌：麦芽有回乳作用，乳母忌用。

点睛 大麦茶是一种健康的"粗茶"，可以助消化、解油腻、去腥膻、养脾胃，尤其对化解肉食油腻、饮食过量引起的腹胀、食积等很有效。此外，本茶还可通便、解毒、减肥。

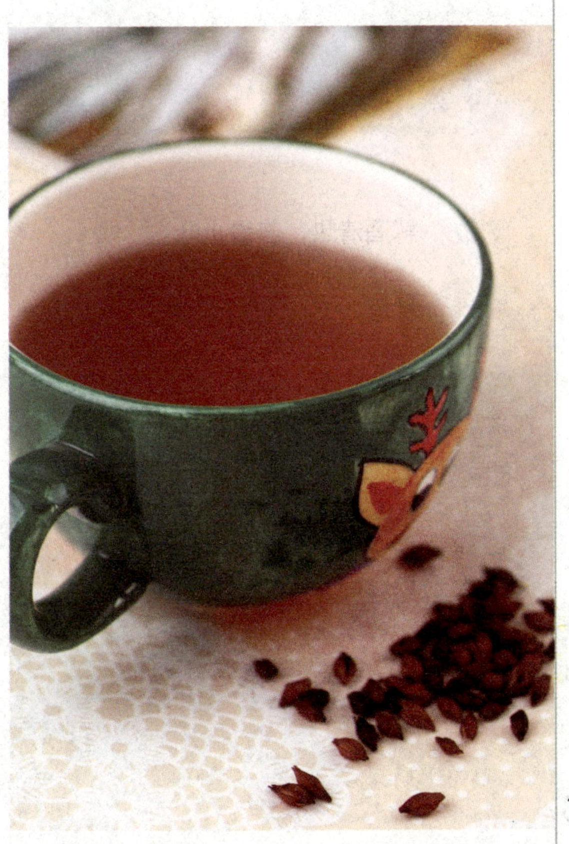

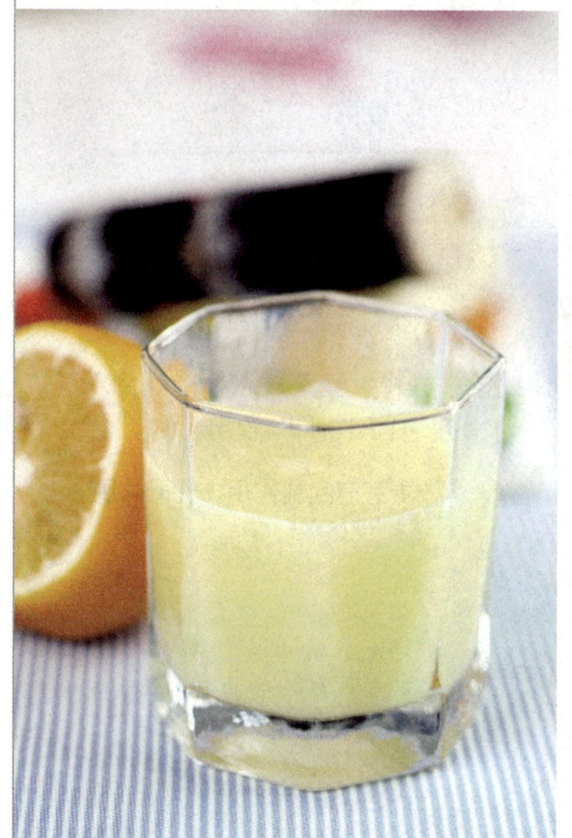

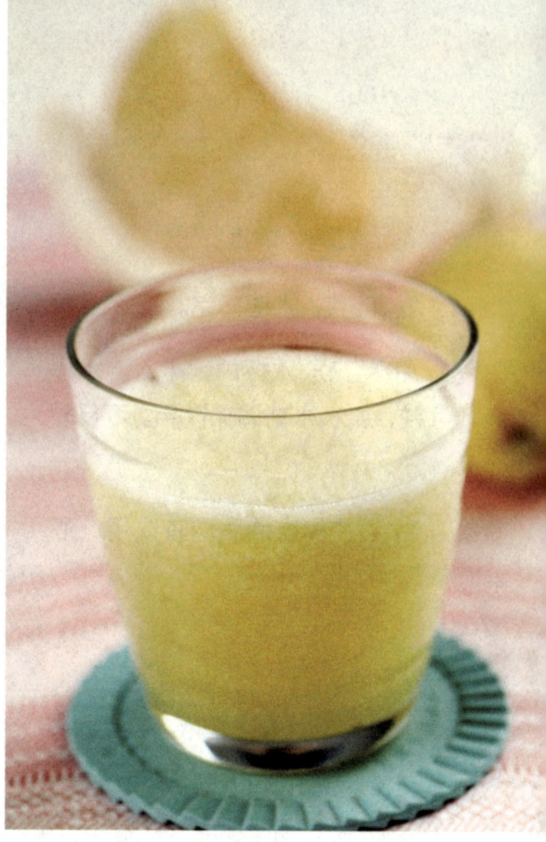

甘蔗橙茶

功效：解酒清热，养胃止吐。

材料：甘蔗200克，橙子20克。

做法：甘蔗去皮，切条；橙子去皮、核。二者分别榨汁后，倒入杯中混匀即可饮用。

宜忌：酸甜适口，常人皆宜，饭后饮用最佳。

点睛 饮酒后喝上一杯甘蔗橙茶，可预防酒精中毒、积热伤津、心烦口渴、呕吐食欲差等。

生梨柚子茶

功效：缓解酒醉，养阴清热。

材料：梨、柚子肉各100克。

做法：梨去皮、核，切小块；柚子肉切块。二者一同放入榨汁机，加适量水，搅打成汁即可。

宜忌：脾胃虚寒者不宜。

点睛 此茶不仅能利尿，尽快把酒精排出体外，养护脾胃和肝脏，免受酒精危害，还能生津止渴、止吐、醒脑，维护心血管健康。

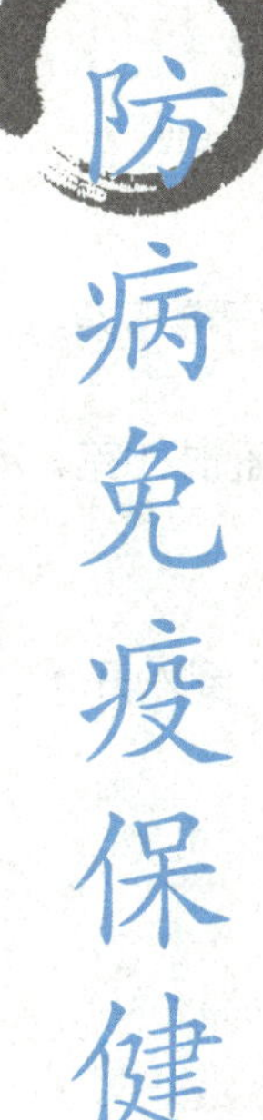

防病免疫保健茶

先不说警察等户外工作者必须长年坚守在户外的岗位上，即便是在室内工作的上班族，也总是要起早贪黑地奔波在上下班的路上。不管是严寒酷暑、狂风暴雨还是PM2.5爆表的雾霾天，他们都不得不出门；无论地铁有多挤、汽车尾气有多呛人、流感有多肆虐，他们都必须上班。这就要求上班族时刻要关爱自己的健康，保持良好的身体免疫力，以适应气候的变化，抵御恶劣环境。否则夏季容易中暑，冬天容易感冒，流行病高发时也难以幸免，又怎能胜任繁重的工作呢！

现代化的工作环境看似非常舒适，四季恒温，冬暖夏凉。其实，在这种环境中，空气流通不畅，再加上人员密集，是各种传染病高发的场所。夏季空调的凉风、冬季暖气的干燥、室内外巨大的温差、同事间的频繁接触，都是引发感冒的因素。如果此时处于疲劳、身体缺氧的状态，人体免疫力会下降，就更容易被感冒击中了。上班族可以通过茶饮的方法来达到排毒清肺、增强体质、预防感冒的目的。

适合的材料有绿茶、乌龙茶、甘草、百合、梨、柚子、蜂蜜、枇杷、苹果、莲藕、甘蔗、萝卜、荸荠、杏仁、桂花等，还有一些中药材有消炎及广谱抗菌作用，如板蓝根、金银花、菊花等，是防疫保健的良药。

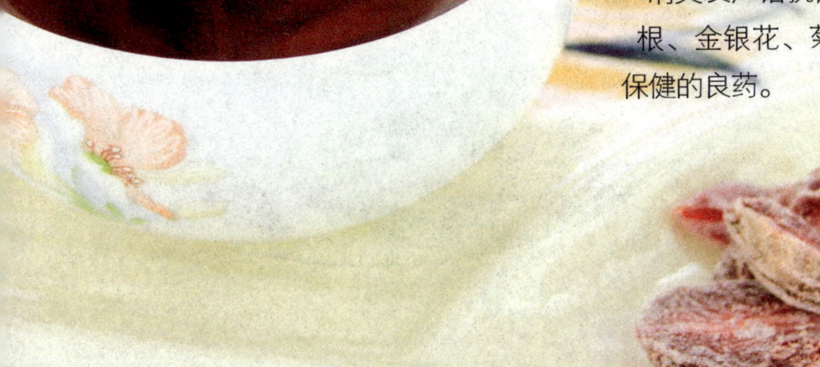

板蓝根

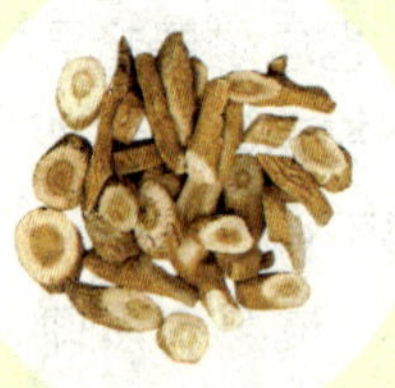

板蓝根能清热解毒、凉血利咽、消肿止痛，常用于抗流感、乙型脑炎、斑疹、腮腺炎、传染性肝炎。

双花板蓝根茶

功效：防治流行性感冒，抗多种病毒感染。

材料：金银花5克，菊花5克，板蓝根10克，冰糖1小匙。

做法：将所有材料放入茶壶中，倒入开水，浸泡10分钟即可饮用。

宜忌：感冒重症恶寒严重者不宜。

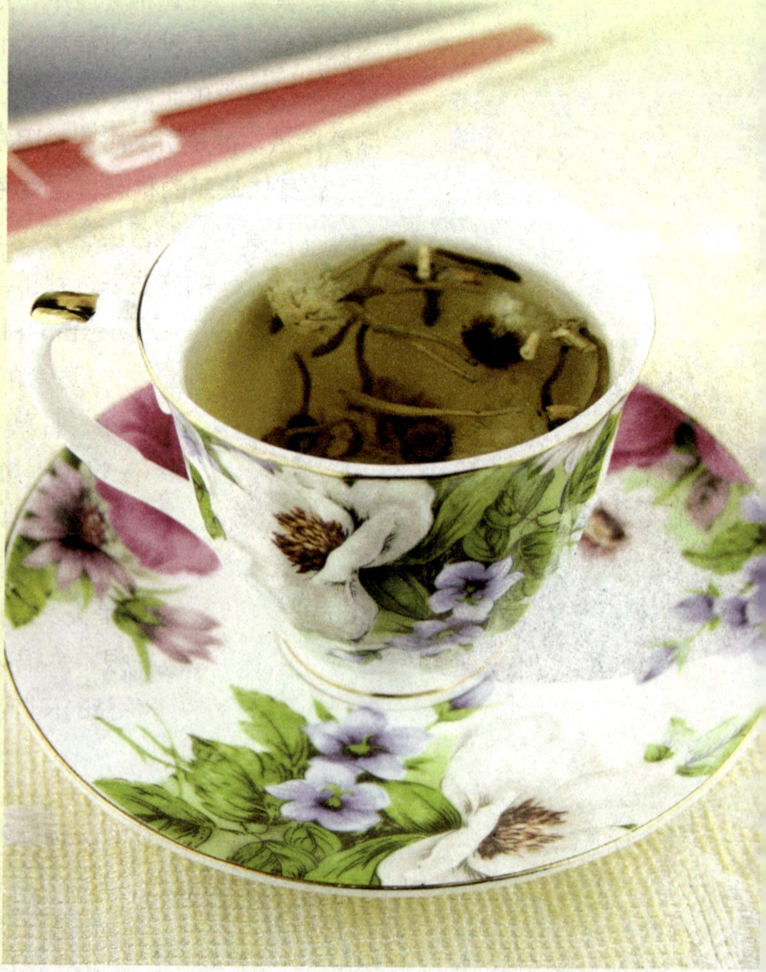

点睛

此茶对于风热感冒引起的无汗、头痛头晕、咽痛不适、恶寒发热、全身酸痛等有明显缓解作用，既可发散清热，防治轻症感冒，又可以经常泡饮作预防各种病毒感染、传染病之用。在流行病高发的季节，是最好的保健选择。

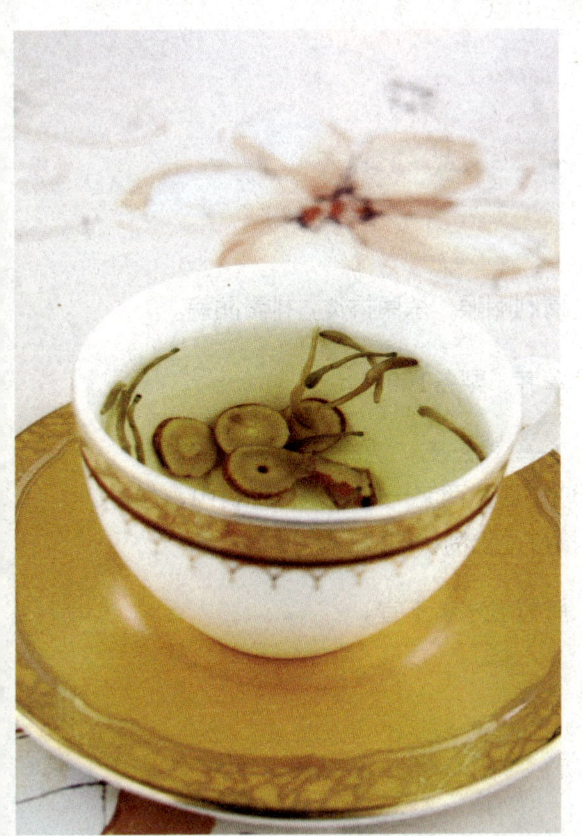

金银花甘草茶

功效：清热解毒，利咽消肿。

材料：金银花3克，甘草6克，菊花2克。

做法：将所有材料放入杯中，倒入开水，浸泡10分钟即可代茶饮用。

宜忌：脾胃虚寒者不宜。

点睛 此茶适用于预防流感、乙脑、上呼吸道感染等传染病，并可通过清除体内热毒来起到增强免疫力的作用。

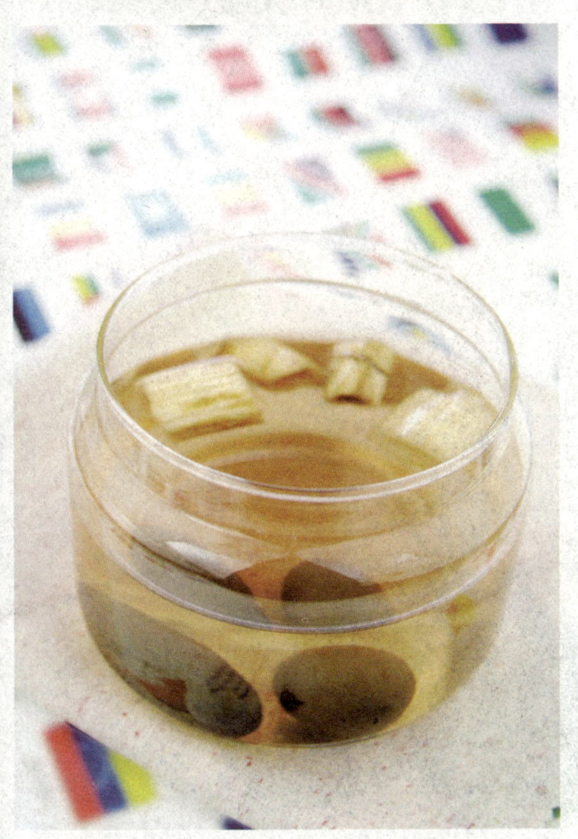

橄榄芦根茶

功效：缓解咽喉肿痛，预防感冒。

材料：干芦根10克，橄榄2枚。

做法：将两种材料放入杯中，倒入开水，加盖闷泡10分钟即可代茶饮用。

宜忌：重症感冒、扁桃体化脓者不宜。

点睛 此方最适合以咽喉肿痛为主症的感冒。芦根甘寒，能生津、止渴、润燥；橄榄酸涩而咸，有清咽消肿之效果。感冒多发季节可常饮此茶作预防之用。

荸荠

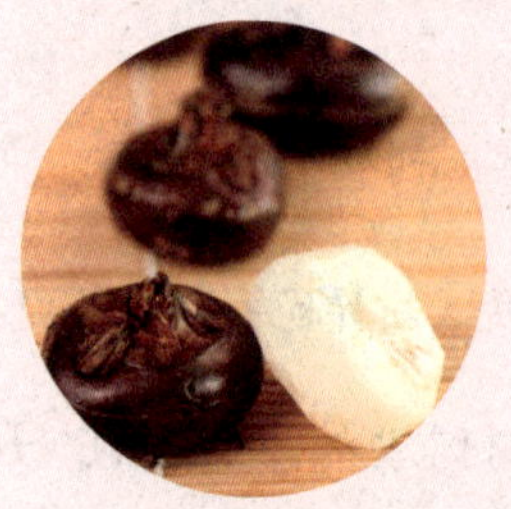

荸荠有预防急性传染病、清热泻火、凉血解毒、利尿通便、化痰、消食除胀的作用，可用于阴虚肺燥、痰热咳嗽、咽喉不利、目赤障翳、感冒发热等。此外，荸荠所含的抗病毒物质可抑制流脑、流感病毒，能预防疾病传播。

荸荠雪梨茶

功效：清利咽喉，杀菌抗炎，排毒防病。

材料：荸荠、梨各100克。

做法：将荸荠去皮，洗净，切块；梨去皮、核，切成小块。两者一同放入榨汁机中，加适量水，搅打成稀糊状即成。

宜忌：脾胃虚寒者不宜。

点睛 梨可利尿生津、清热排毒，荸荠可杀菌消炎、养护咽喉。此茶对内热上火、咽喉干痒、肿痛、烦渴、咳嗽等都有一定的防治作用，是预防秋燥伤肺及呼吸道感染的最佳饮品，在雾霾天里饮用还有清肺排毒的作用。

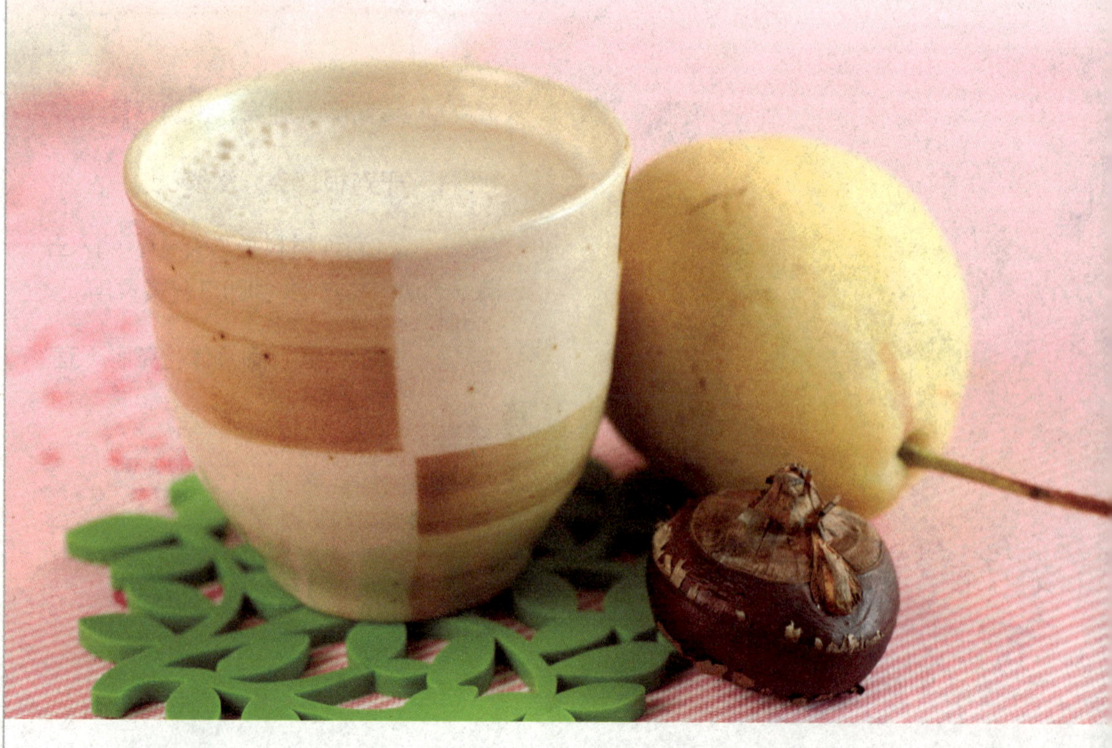

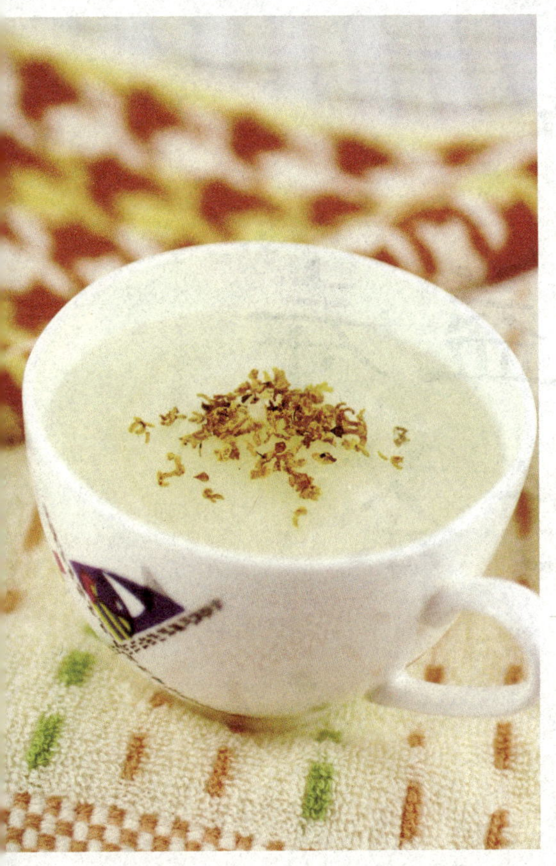

杏仁桂花奶茶

功效：止咳平喘，清肺，抗污染。

材料：杏仁粉15克，桂花2克，牛奶200毫升，冰糖5克。

做法：将杏仁粉、桂花、冰糖放入杯中，冲入加热的牛奶，搅匀即成。

宜忌：痰液黄稠难出者慎用。

点睛 此茶能化痰平喘、清肺排毒，对一遇到风寒就发作的慢性支气管炎有调养作用，还可适当缓解外部空气污染对呼吸系统造成的损害。

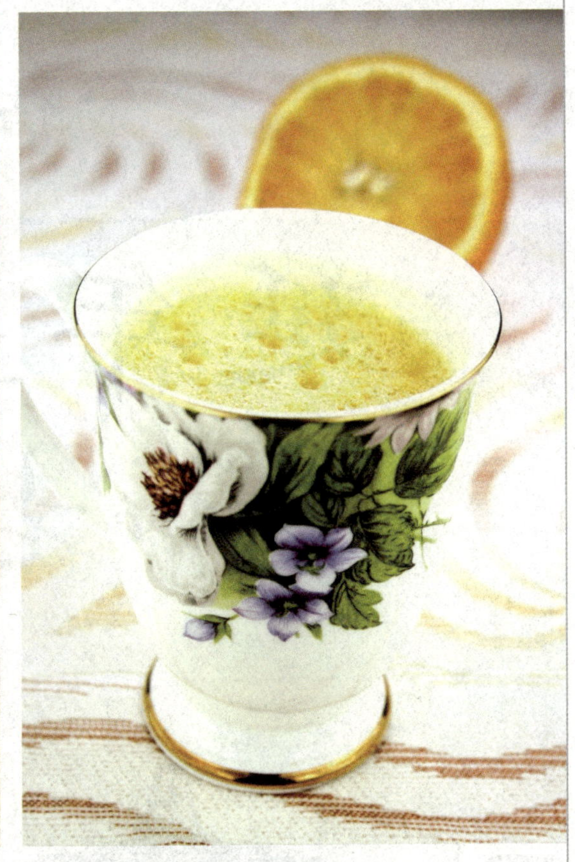

蜂蜜橙茶

功效：排毒润燥，预防感冒。

材料：橙子半个，蜂蜜15克。

做法：将橙子去皮及核，果肉放入榨汁机中，加100毫升水，搅打成汁。倒入杯中，加入蜂蜜，搅拌均匀即可。

宜忌：腹泻者不宜多饮。

点睛 橙子富含维生素C，是抗感冒的理想食物，搭配蜂蜜，可润燥通肠，养护脾胃，加强排毒能力，全面提高人体免疫力。

伍

延年益寿
不老茶

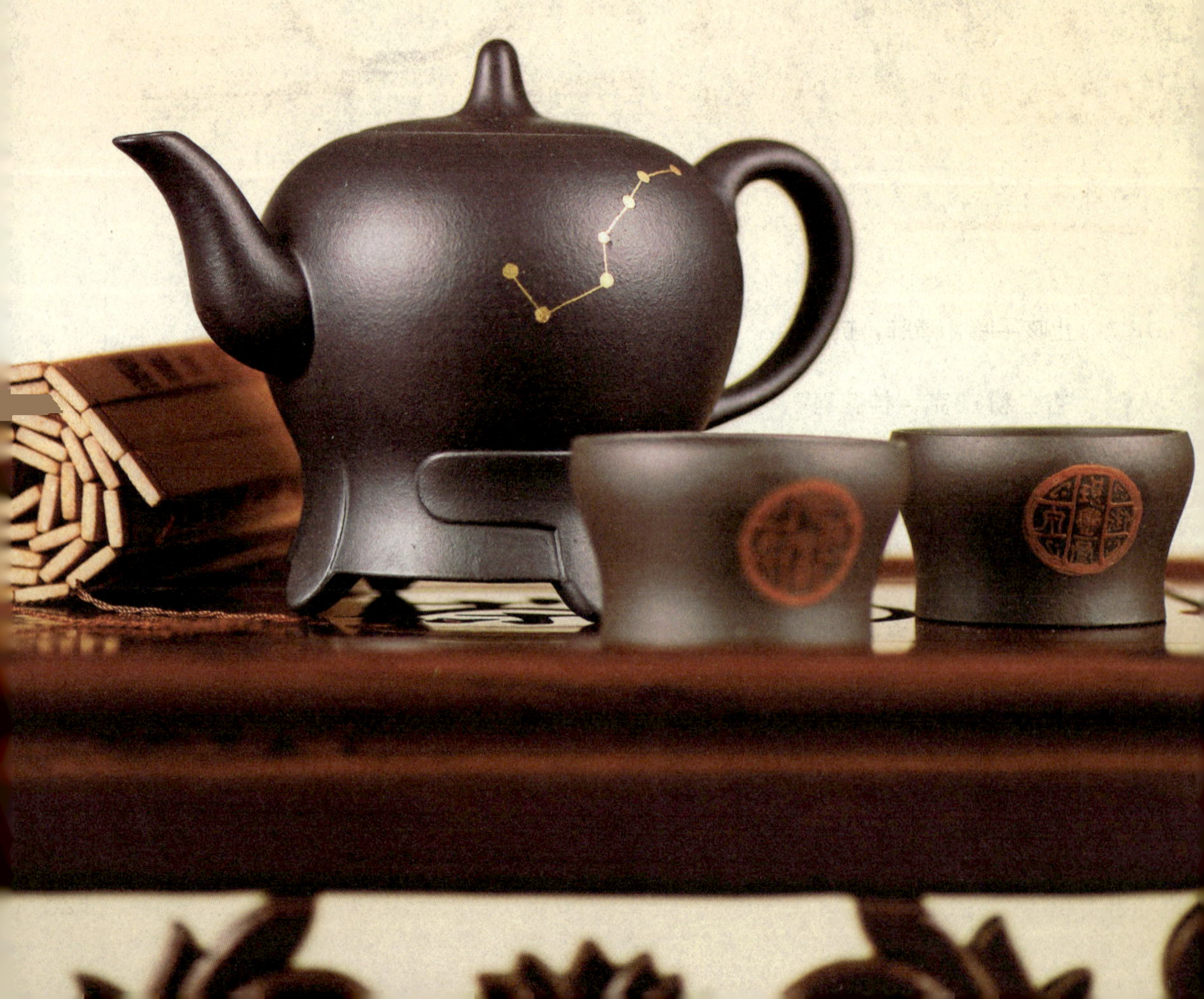

养老不离茶

生、长、壮、老、已，是人生命发展过程中的自然规律。人不可能长生不老或返老还童，但通过努力推迟衰老、减少疾病、延年益寿、尽终天年则是可以实现的，这也是人类的共同愿望。根据老年人五脏虚衰，并以肾衰、肝衰、脾衰为主的生理特点，延年益寿饮食应以补益为主，其中又以补肾、养肝和健脾为重。老年人只要根据自己的身体状况，进行合理的饮食调养，再配合其他保健方法，远离疾病、颐养天年就不再是梦想。

茶饮养生非常适合老年人。一方面，老年人牙齿脱落较多，咀嚼功能下降，脾胃功能也较弱，把不同补益食材泡饮或打成糊饮用，能保证热量及营养需求。另一方面，很多老年人的代谢能力下降，患有糖尿病、高脂血症、高血压等疾病，通过一些促进代谢的茶饮可以缓解病情，提高生活质量。

需要注意的是，老年人气血日渐虚弱，饮食应少寒多温，凉性的绿茶和发汗解表的花草茶不要喝太多，红茶、黑茶更为适合。

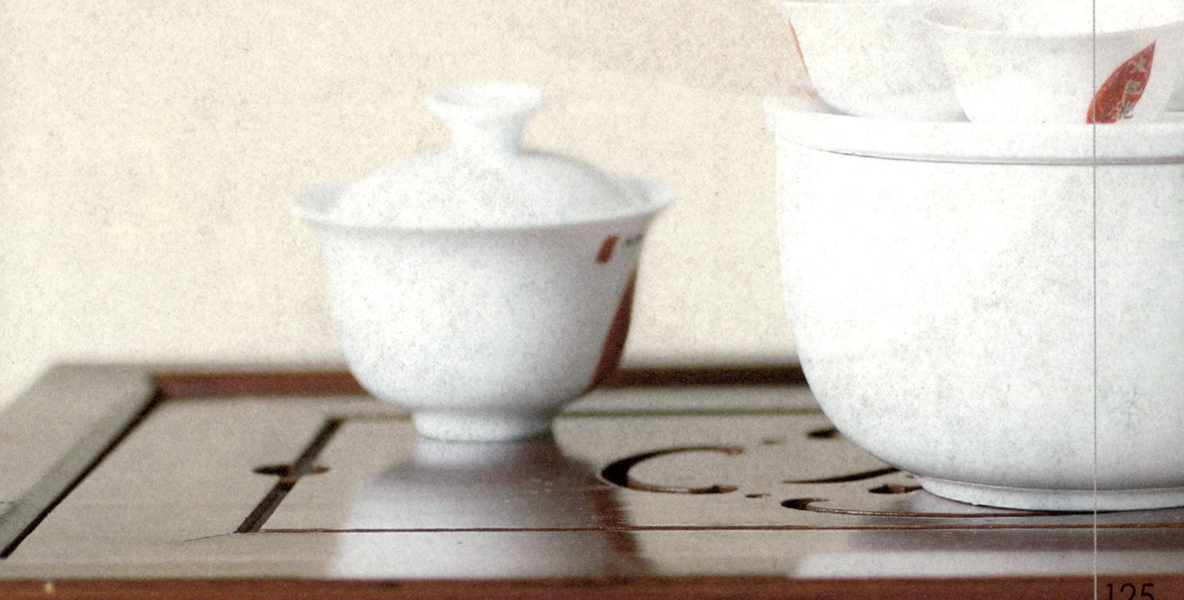

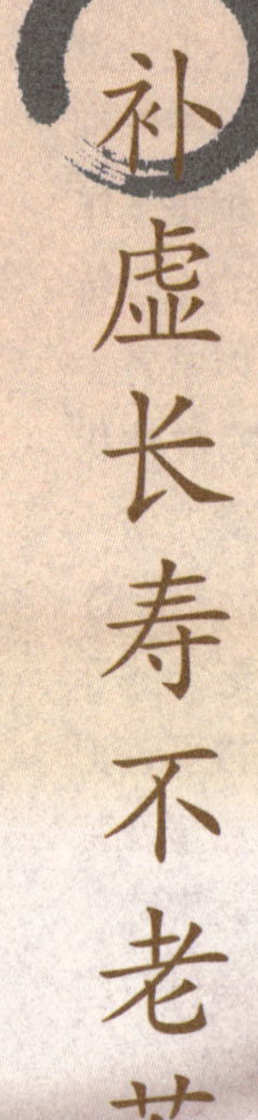

补虚长寿不老茶

老年一般分为三个阶段：60～79岁为老年人，80～89岁为高龄老人，90岁以上为长寿老人。在这一阶段中，人体的肾气逐渐虚弱，导致脾胃功能日益下降，肝的造血及解毒能力偏低，从而出现生殖系统、泌尿系统、消化系统、血液循环系统、呼吸系统、神经系统等全面衰弱的表现，不仅外表老化明显，各种疾病也乘虚而入。所以，要想健康长寿，就要根据自身状况进行适度调补，改善虚弱症状，减缓衰老进程，提高免疫力和生存质量。

老年人补虚以“固肾益精、健脾益气、滋养肝血”为主。可在茶饮中适当添加牛奶、核桃仁、大枣、莲子、黑芝麻、山药、松子、玉米、豆浆等材料，并可酌情加入一些有温和补益作用的中药材，如枸杞子、桑椹、白术、黄芪、龙眼、五味子、西洋参、党参、人参、覆盆子、熟地黄、制何首乌、麦冬等，可加强补虚效果，起到延年益寿、延缓衰老的作用。

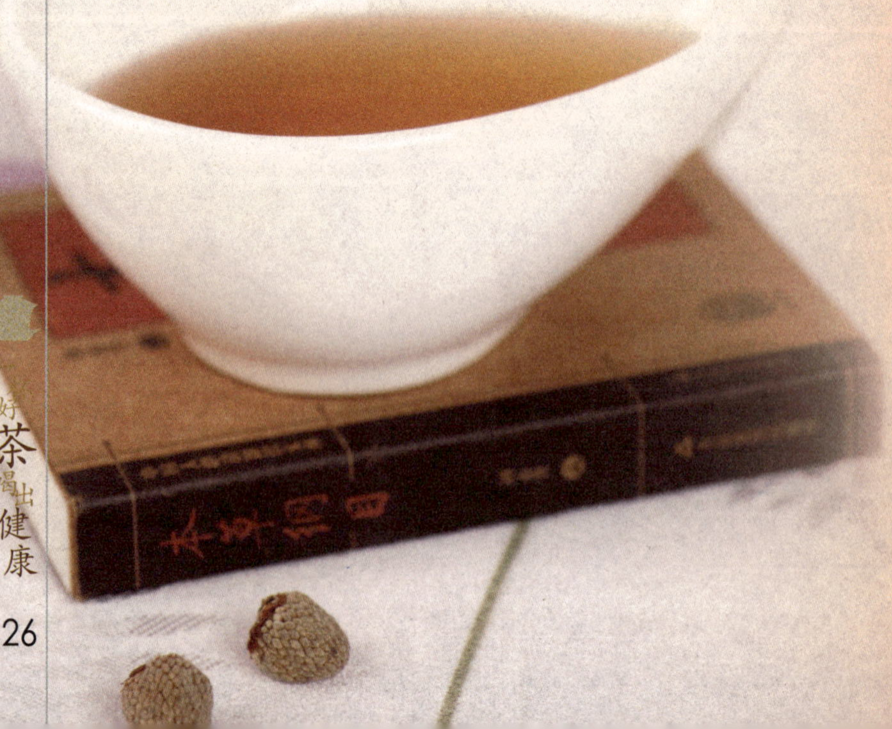

玉灵膏茶

龙眼

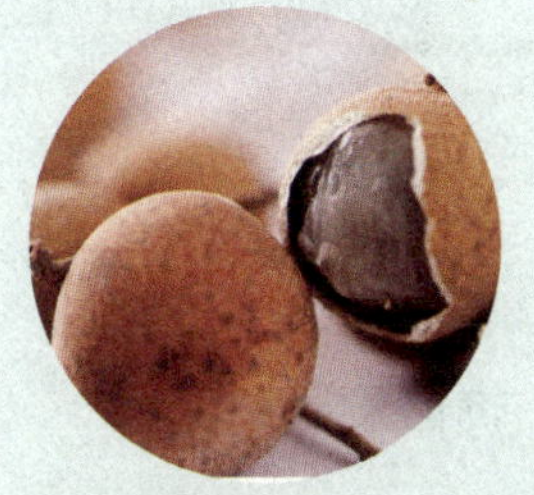

龙眼性温、味甘，能益心脾、补气血、安神益智，主治劳伤心脾、气血不足、心悸失眠、神疲体倦、饮食欠佳等症。

西洋参

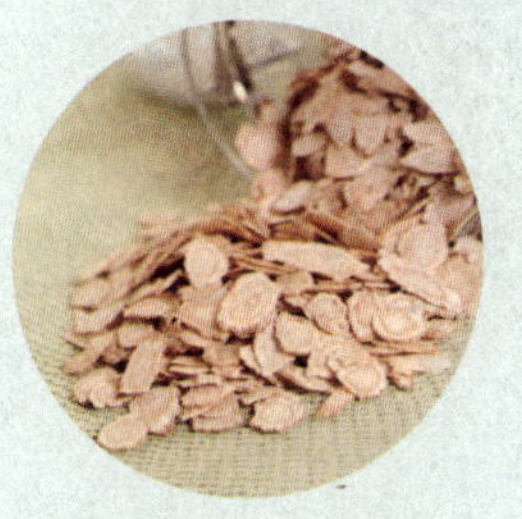

西洋参性凉而补，能益气养阴、生津止渴，凡欲用人参而不受人参之温补者，皆可以此代之。

点睛 此茶出自古方，甘温与甘寒相济，温而不燥，凉而不寒，是药食两用的老年人滋补上品。适合年迈体弱、神疲体倦、四肢乏力、心悸怔忡、食欲不振者。

功效：补血，益气，安神。

材料：龙眼30克，西洋参3克，白糖适量。

做法：上两种材料置于保温杯中，冲入沸水浸泡，加盖闷15~20分钟。倒出频频饮用，最后将龙眼肉、西洋参吃掉，1日内服完。

宜忌：胃口较差者宜少量多次饮用。

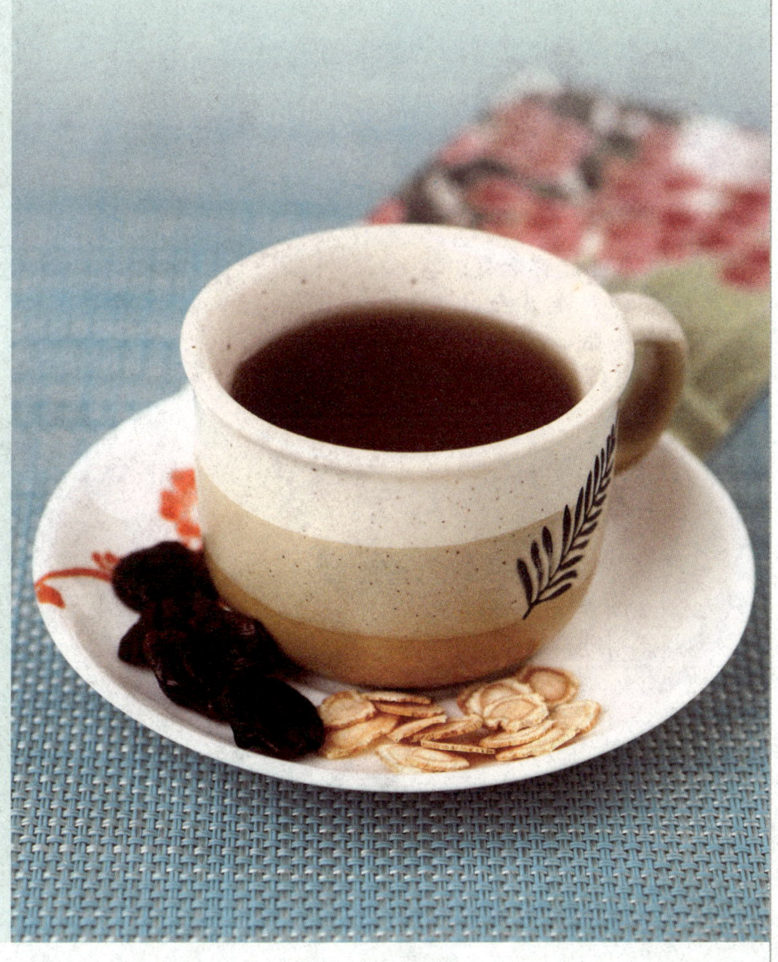

补虚茶

功效：益精养血，补虚安神。

材料：红枣、龙眼肉各30克，枸杞子10克。

做法：煮锅中放入红枣、龙眼肉、枸杞子和适量水，煮30分钟，晾凉，药茶留用，枣去皮、核，取肉，与枸杞子、枣肉一起放入榨汁机中，倒入煮水，搅打成糊状汁即可。

宜忌：外感、痰饮胀满者不宜。

枸杞子

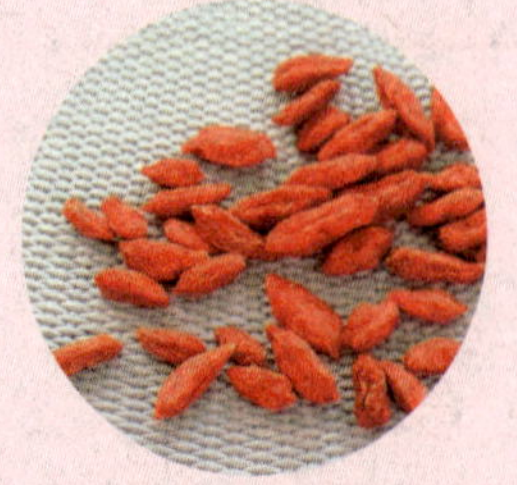

枸杞子可滋补肝肾、养阴补血、益精明目，用于精亏阳痿、腰膝酸痛、头晕目眩、眼目昏花等。

红枣

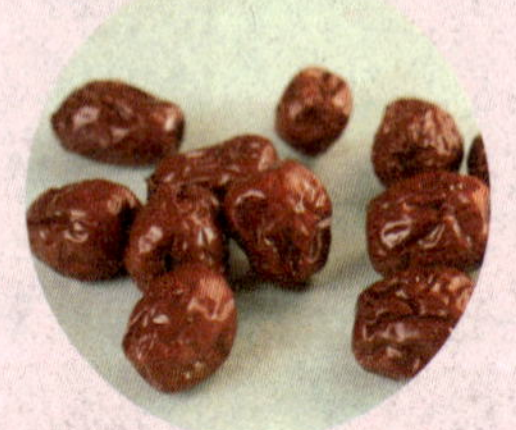

红枣可健脾和胃，养血安神，是贫血、虚弱、失眠、容颜早衰者的良药。

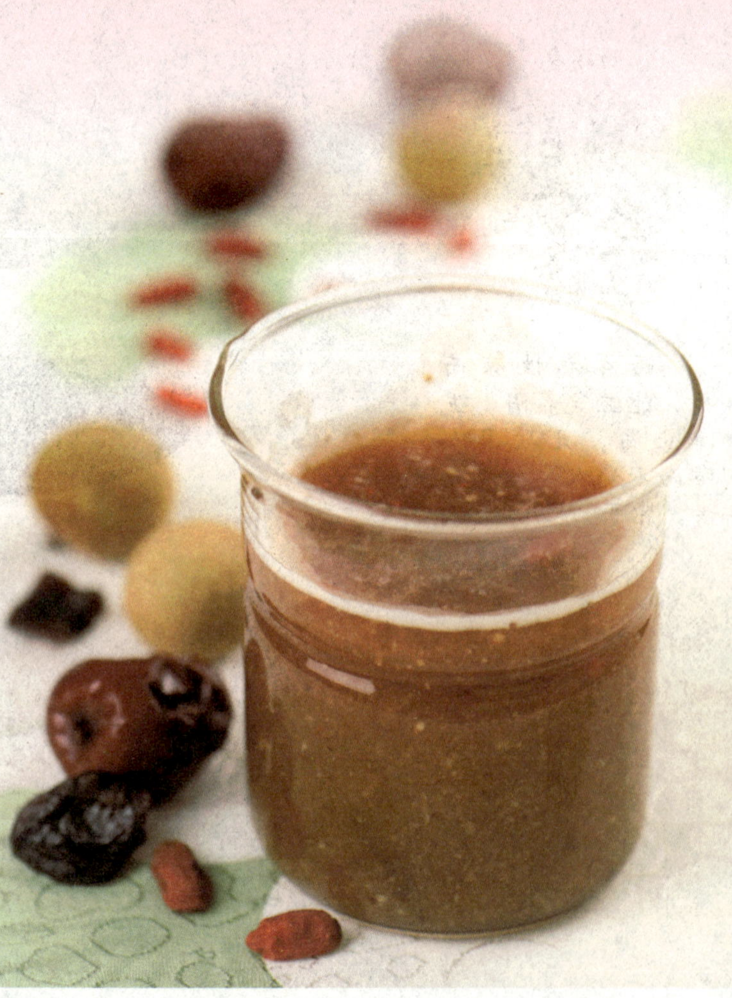

点睛 此茶能滋补五脏，益精养血，安神润燥，对老年人常见的失眠、贫血、精力衰退等有疗效，并有延缓容颜衰老的作用，也适合病后体虚者调养。

扶中茶

白术

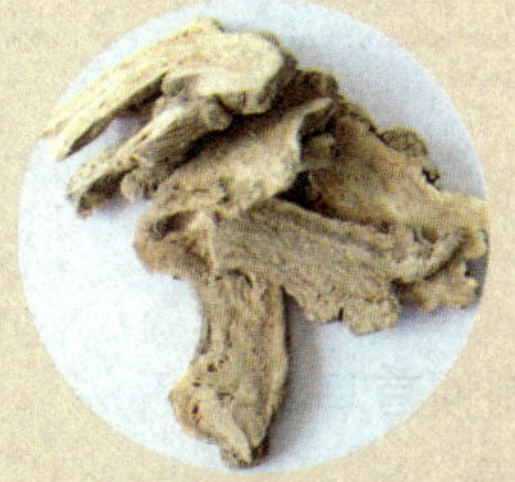

白术性温、味甘苦，入脾、胃二经，能补脾益胃、燥湿和中。对脾胃气弱、不思饮食、倦怠少气、虚胀、泄泻等症都有良效。

山药

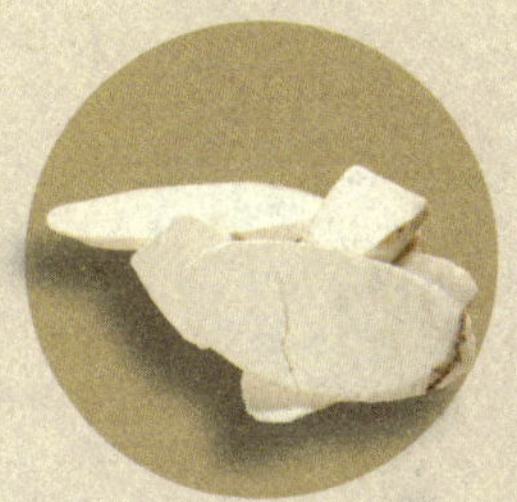

山药味甘、性平，能健脾补肺、固肾益精，改善脾虚泄泻、久痢等症。

功效：补益心脾，益气止泻。

材料：白术(炒)、生山药、龙眼肉各30克。

做法：将以上材料同煮成汤，去渣取汁，代茶不拘时温饮。每日1剂。

宜忌：邪实气滞所致腹胀脘闷、嗳气、泛酸、大便不爽者忌用。

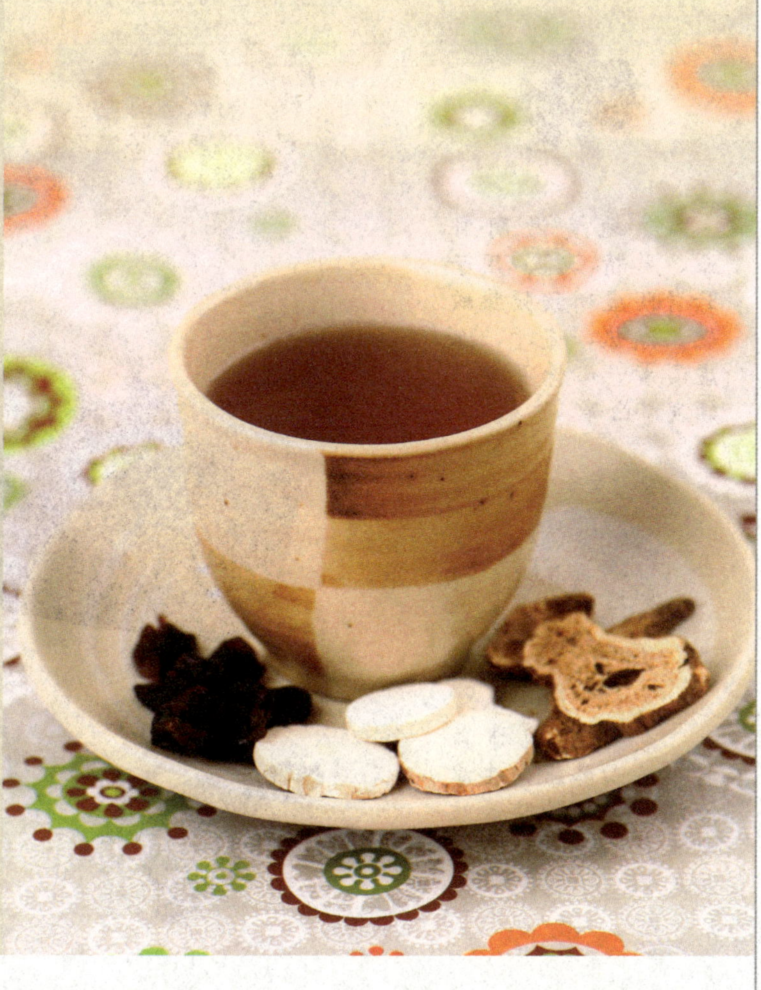

点睛 此茶出自《医学衷中参西录》，对老年人久泄而气血两虚、心脾肾俱虚等有益。

参地防老茶

功效：强心益气，壮阳，补血，抗衰益寿。

材料：人参20克，熟地黄、制何首乌、麦冬各10克，熟黑芝麻5克，冰糖适量。

做法：将人参、制何首乌、熟地黄、麦冬放入锅中，加适量水烧开，小火煮20分钟，滤掉渣子。再将汤汁倒入碗中，放入熟黑芝麻、冰糖即可。

宜忌：有实证、热证及无虚弱症状者不宜。

点睛

制何首乌能养肾壮骨，黑芝麻能乌发润发。两者搭配人参、熟地黄、麦冬，可以补益虚损、延缓衰老、保健益寿。

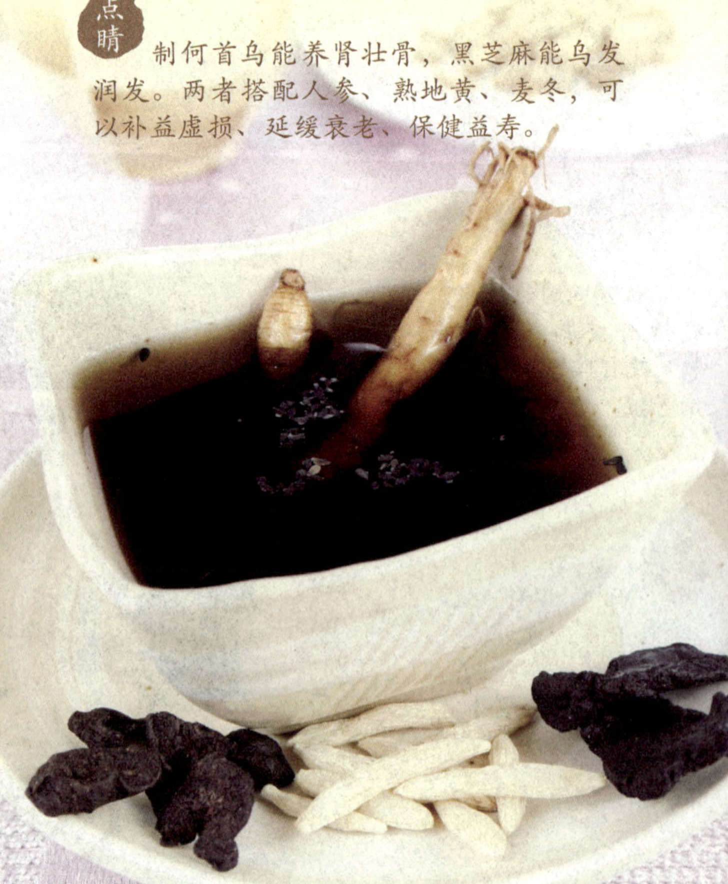

人参

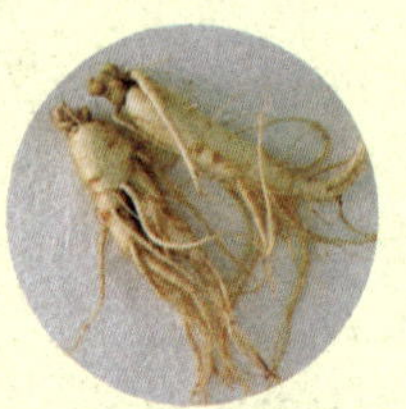

人参能大补元气、复脉固脱、补脾益气、生津止渴、安神益智，是益气补虚的良药。如觉得补力太强，可改用党参或太子参。

熟地黄

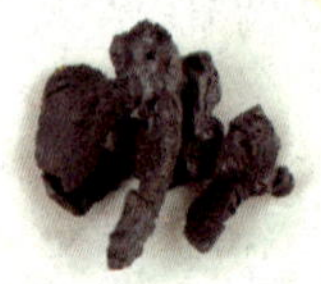

熟地黄滋阴补血、益精填髓，用于肝肾阴虚所致腰膝酸软、潮热、盗汗、血虚萎黄、心悸耳鸣、须发早白等。

麦冬

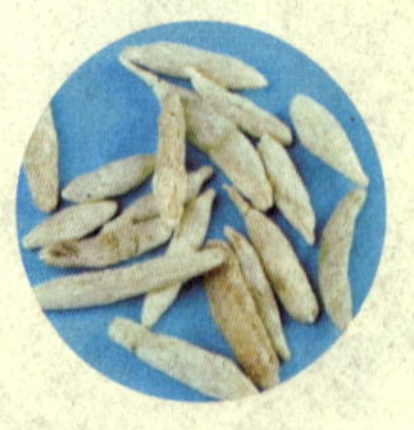

麦冬能润肺益胃、清心降压、生津止渴，多用于肺燥咳嗽者及高血压、高血糖患者。

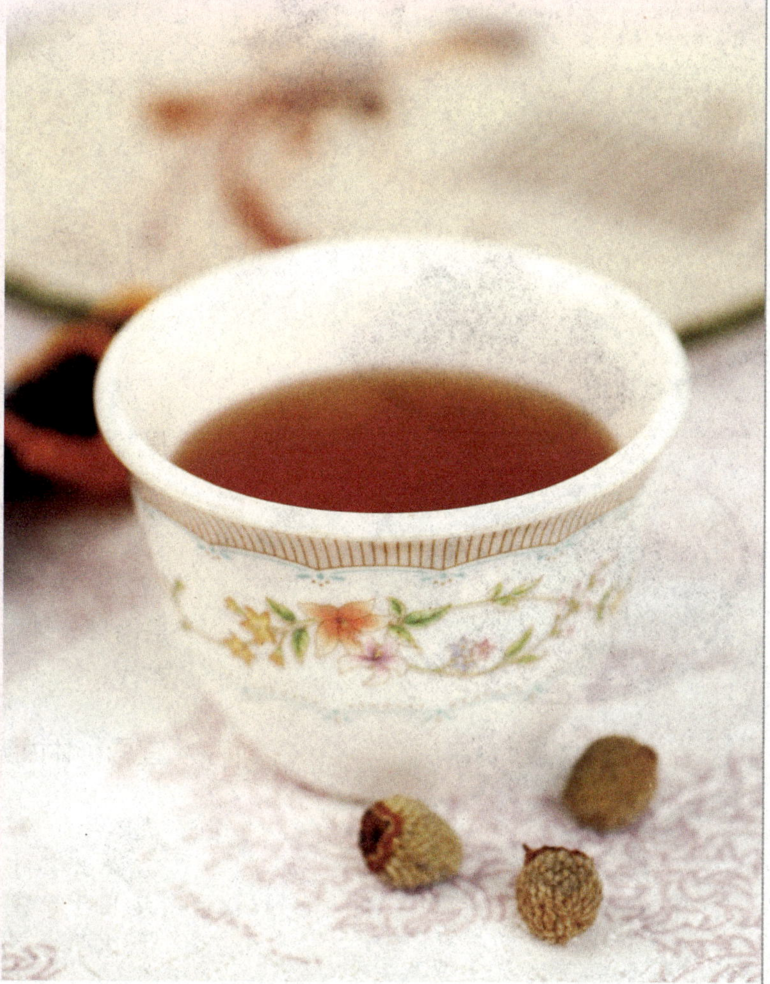

覆盆子

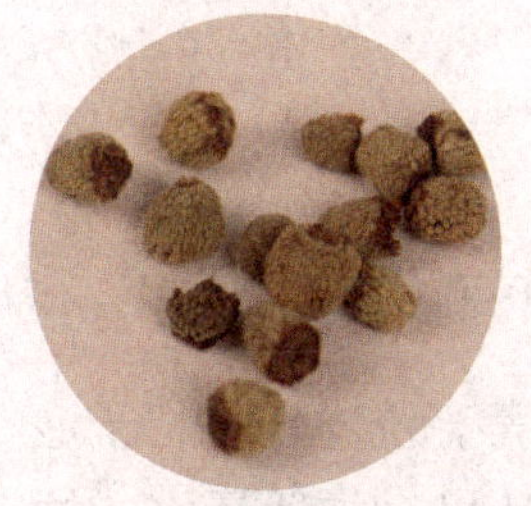

覆盆子为收涩补肾药，具有补肝益肾、助阳、固精缩尿、明目等功效。对阳痿早泄、遗精滑精、宫冷带下、尿频遗尿、双目昏花、须发早白等有改善作用。

覆盆子茶

功效：益肾涩精，适用于老年肾虚导致的遗精、尿频、阳痿等。

材料：覆盆子15克，绿茶适量。

做法：将覆盆子和绿茶放入茶壶中，以沸水冲泡，加盖闷10分钟后，倒出饮用。

宜忌：肾虚有火、小便短涩者慎服。

点睛 尿频、性功能衰退是肾虚、人体老化的信号，此时饮用此茶有一定的缓解作用，尤其适合老年男性。

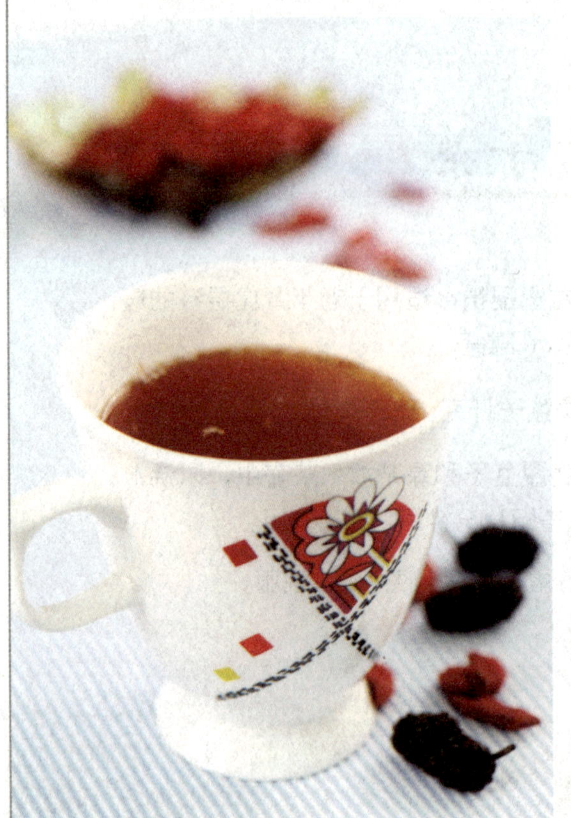

桑椹枸杞茶

功效：明目乌发，益精养血。

材料：鲜桑椹100克，枸杞子10克。

做法：鲜桑椹去蒂，洗净；枸杞子泡软。一同放入榨汁机，加适量水，搅打成汁即成。

宜忌：脾虚便溏者不宜。

点睛 此茶能益肾固精，久服可黑发明目，适合因肝肾亏虚引起的眼睛昏花、目眩耳鸣、精力不济、白发增多者，也可预防因高血压、糖尿病、血管老化等引起的眼底病变。

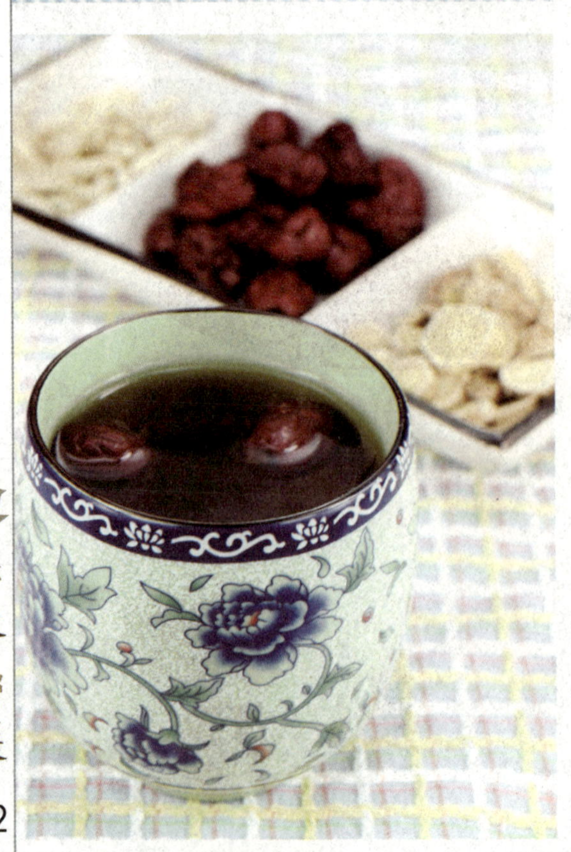

甘草大枣茶

功效：健脾胃，养心神，增强体质，提高免疫力。

材料：甘草10克，大枣20克。

做法：将上两味材料以沸水冲泡，加盖闷15分钟后即可饮用，每日1剂，代茶饮。

宜忌：体内湿盛胀满不宜。

点睛 此茶可益气补血、增强体质，适用于血压偏低、咽喉干痒、睡眠不佳者。

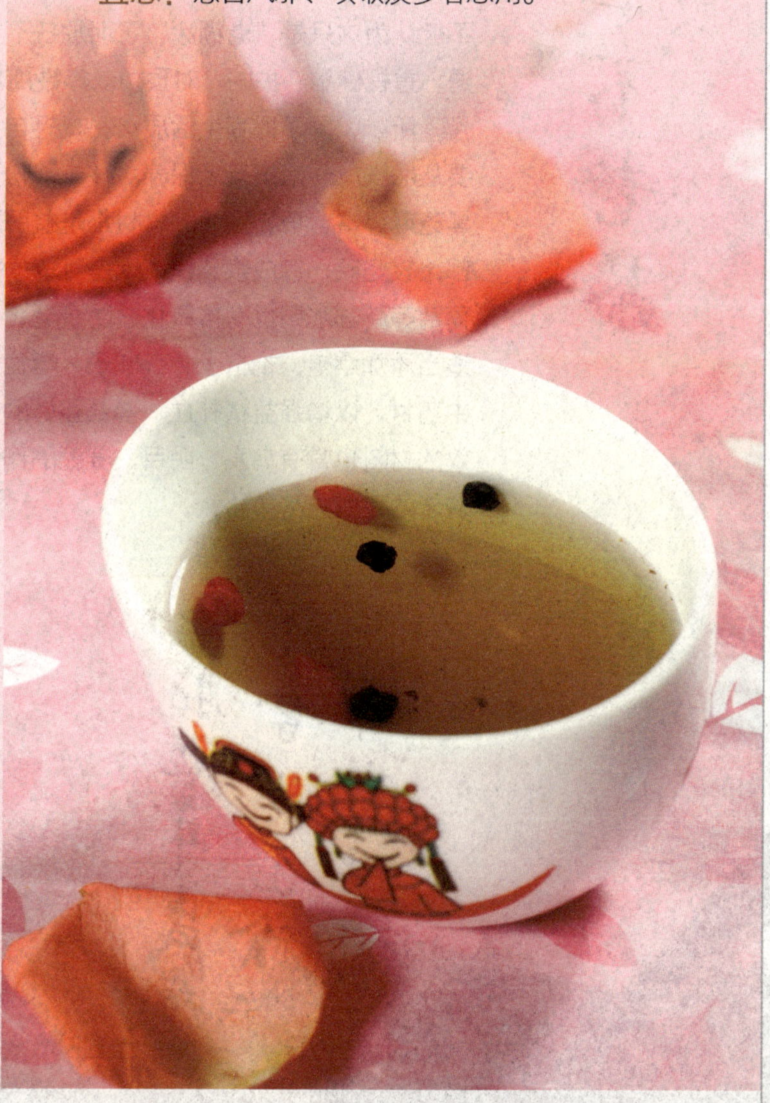

五味子

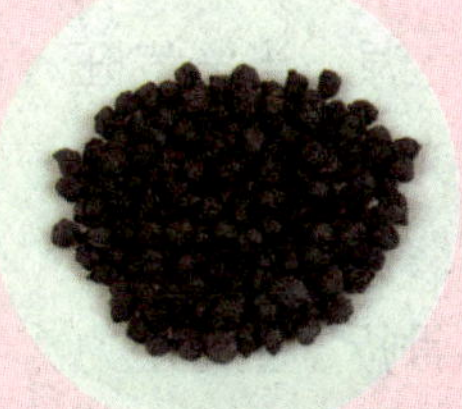

五味子是一味滋补中药，可补虚劳、壮筋骨，专补肺肾，能益气生津、收敛固涩、补肾宁心，常用于久咳虚喘、梦遗滑精、遗尿尿频、久泻不止、自汗盗汗、津伤口渴、内热消渴、心悸失眠等症。

五味子枸杞茶

功效：补益肝肾，敛津生精。

材料：枸杞子10克，五味子8克。

做法：将枸杞子和五味子置于保温瓶中，以沸水冲泡，加盖闷15分钟，代茶频饮。每日1剂。

宜忌：感冒风邪、咳嗽痰多者忌用。

点睛

此茶是老年人滋补的常用茶，对补益肾精虚衰引起的各种老化症状，如气短咳喘、自汗盗汗、梦遗或尿失禁、睡眠不安、记忆力减退等都有很好的效果，是延缓衰老的保健茶。

防衰健脑不老茶

肾被称为“先天之本”，是人体生命之源。当肾气旺盛时，五脏可正常运行，人的气血旺盛，容光焕发，骨骼强壮；当肾气虚衰时，人的面色会发黑暗沉、鬓发斑白、齿摇发落、皱纹满面、耳聋眼花、腰弯背驼、易骨折、生殖能力下降。所以，要想延缓衰老，补肾是关键。

很多老年人都有记忆力衰退的现象，而且学习、判断和认知能力也日渐下降，这是由于人到了老年阶段，大脑组织开始出现一定程度的退化与萎缩，是自然的生理现象。但不能认为这只是“老糊涂”了而放任不管，积极管控脑力衰退，重视健脑、护脑，对预防老年性痴呆有重要作用。

所以，为了提高生活质量，减轻自身和家人的负担，需要从60岁就开始抗衰老保养。核桃、松子等坚果以及大豆、黑芝麻等富含植物油脂的食材都是益肝肾、健脑的佳品，但都比较坚硬，打成浆汁代茶饮是可取的方法。此外，蓝莓、葡萄等新鲜水果也有抗氧化、防衰老、增脑力的作用。还可适当添加桑椹、枸杞子、五味子、覆盆子、何首乌、黑枣等中药材，以增强益精补血、健脑益智的效果。有健脑益智功效的材料也常有乌发、明目、养颜的作用，可以起到全面抗衰老的目的。

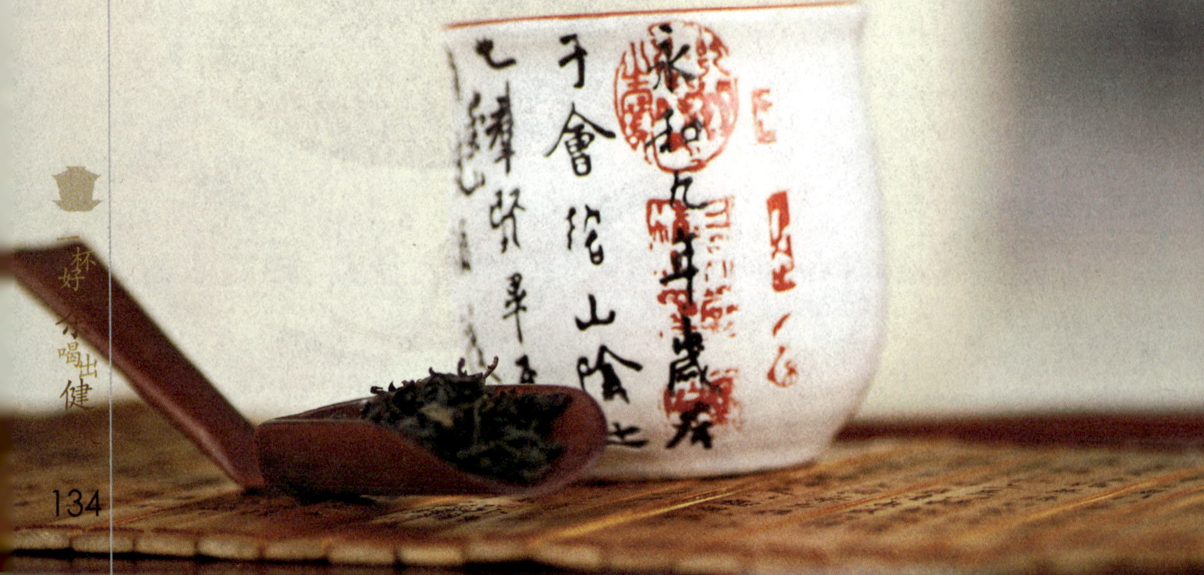

党参核桃芝麻茶

党参

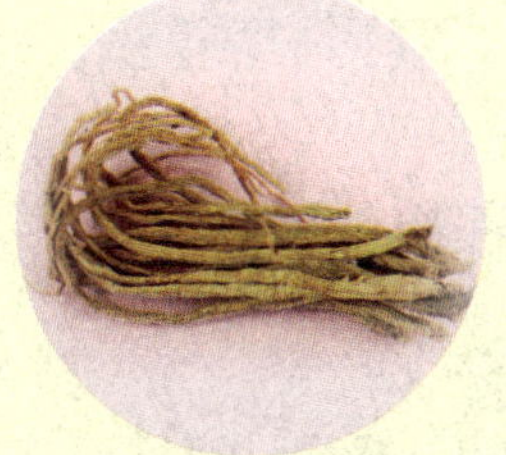

党参可补中益气、健脾益肺，用于脾肺虚弱所致食少便溏、虚喘咳嗽、内热消渴等。

核桃

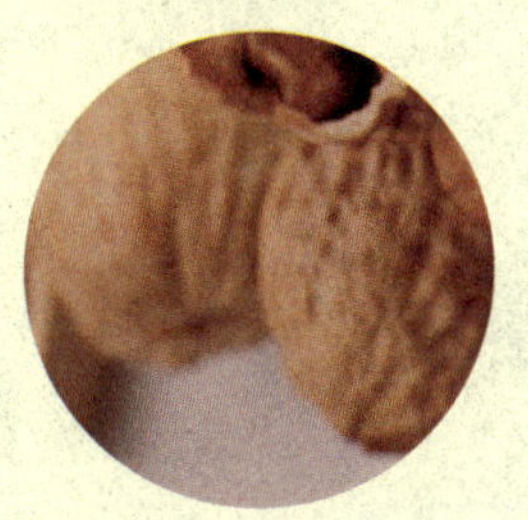

核桃可温补肺肾、润肠通便、健脑益智、乌发润肤，是日常健脑、抗衰的最佳食物。

点睛 此茶能充盈气血、补虚润燥、健脑益智，使人青春常驻、脑力不衰、精力充沛、发丝浓密乌黑。

功效：健脑，抗衰，提高免疫力。

材料：党参15克，熟核桃仁20克，熟黑芝麻10克，白糖适量。

做法：将黑芝麻、核桃仁分别压碎。将党参放入砂锅中，加适量水，小火煎煮30分钟，滤渣，取汁倒入碗中，放白糖、黑芝麻碎、核桃仁碎，搅匀即可饮用。

宜忌：最宜体质虚弱的老年人，体质不虚、气血旺盛者不宜多饮。

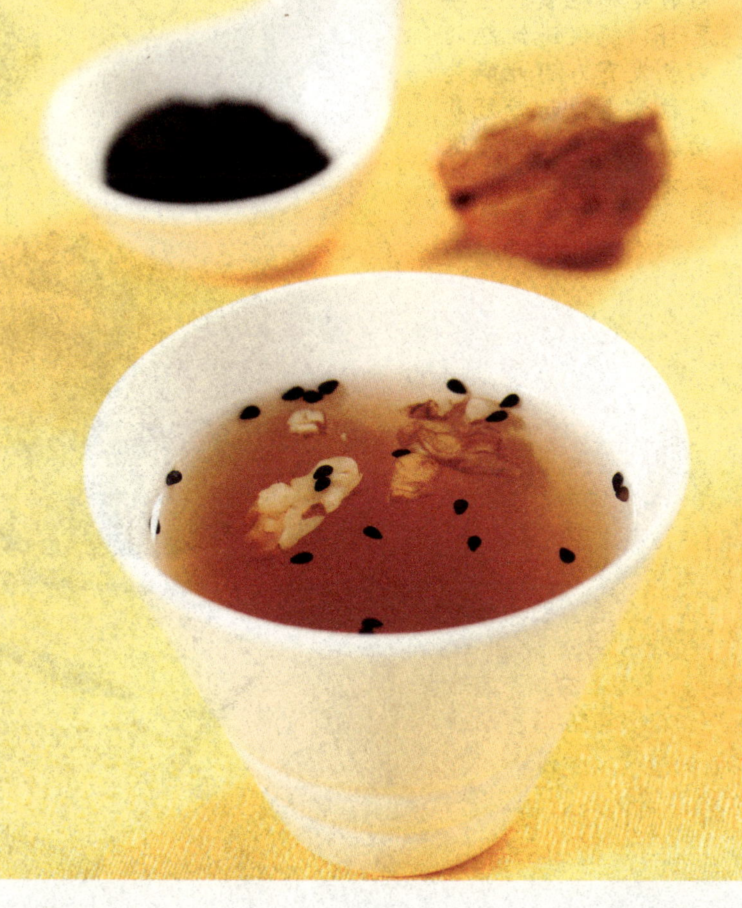

首乌黑枣茶

何首乌

何首乌为滋补良药，制熟后称制何首乌，可补肾阴、健筋骨、乌须发、通大便、降血脂、降血糖。现代研究发现，其所含的卵磷脂为构成神经组织、特别是脑脊髓的主要成分，同时是细胞膜的重要原料，能促进细胞的生长发育，因此能起到抗衰老、治疗冠状动脉粥样硬化性心脏病和神经衰弱的作用。

功效： 补肝肾，养气血，抗衰老，乌须发，增脑力，通大便。

材料： 制何首乌15克，黑枣20克，蜂蜜10克。

做法： 将制何首乌、黑枣放入茶壶中，冲入沸水，加盖闷泡15分钟。待稍凉后倒出，调入蜂蜜即可饮用。

宜忌： 大便溏泄及有痰湿者慎用。

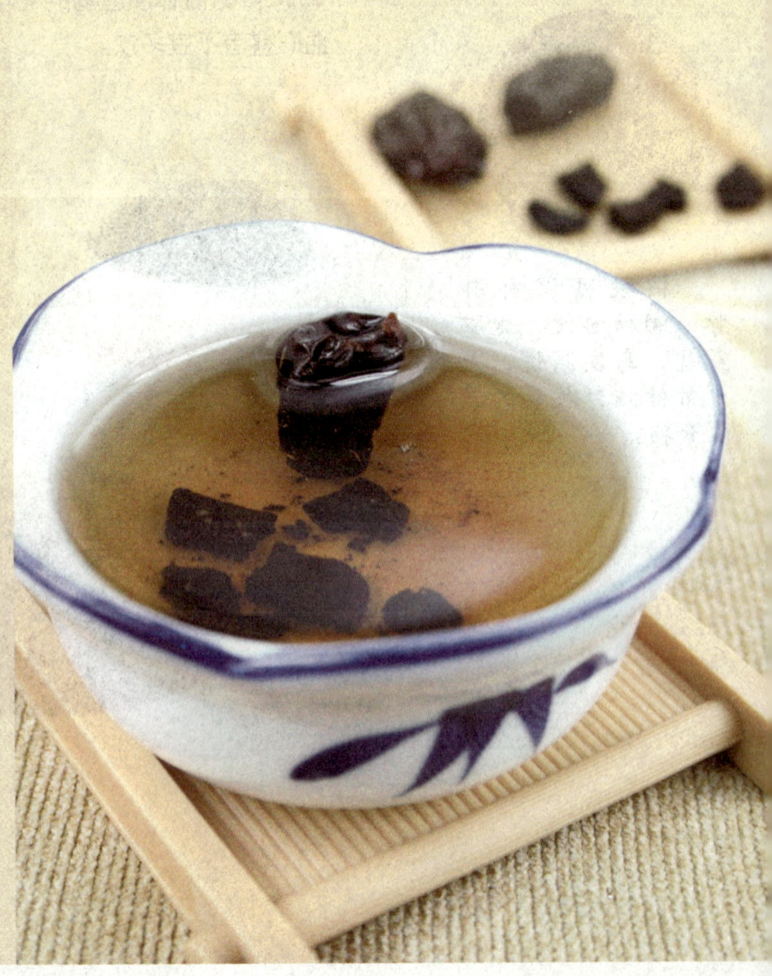

点睛 此茶可用于肝肾阴虚引起的失眠健忘、记忆力下降、须发早白、血虚头晕、腰膝酸软、筋骨酸痛等，并对改善贫血、高血压、高脂血症、动脉粥样硬化等有益。

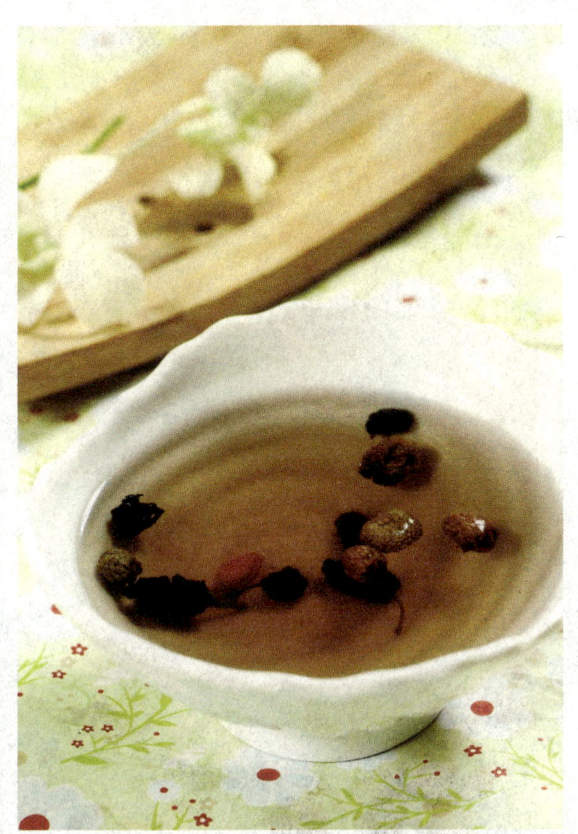

覆盆子桑杞茶

功效：补肝益肾，健脑乌发，益精固精。

材料：覆盆子10克，干桑椹15克，枸杞子5克，冰糖适量。

做法：将材料放入碗中，冲入沸水，浸泡15分钟即可饮用，可多次冲泡。

宜忌：肾虚有火、小便短涩者慎服。

点睛 此茶可用于改善脑力衰退、遗精、神经衰弱、眼睛干涩、四肢不健、须发早白等衰老症状。

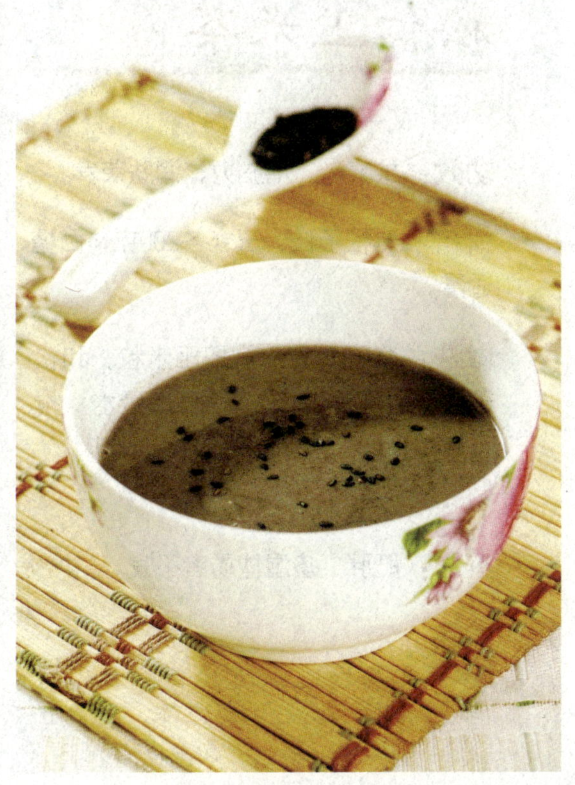

黑芝麻茶

功效：健脑，养发，润颜，生肌。

材料：黑芝麻20克，白糖、淀粉各适量。

做法：将黑芝麻研磨成粉。煮锅中倒入适量水烧开，放入黑芝麻粉和白糖略煮，用淀粉勾芡成稀糊，倒入杯中即可饮用。

宜忌：易腹泻者不宜。

点睛 此茶能滋养阴血、补益五脏，有利于改善大脑、肌肤和毛发的营养状况，对防治阴血亏虚引起的早衰、白发、智力衰退、便秘等都有效。

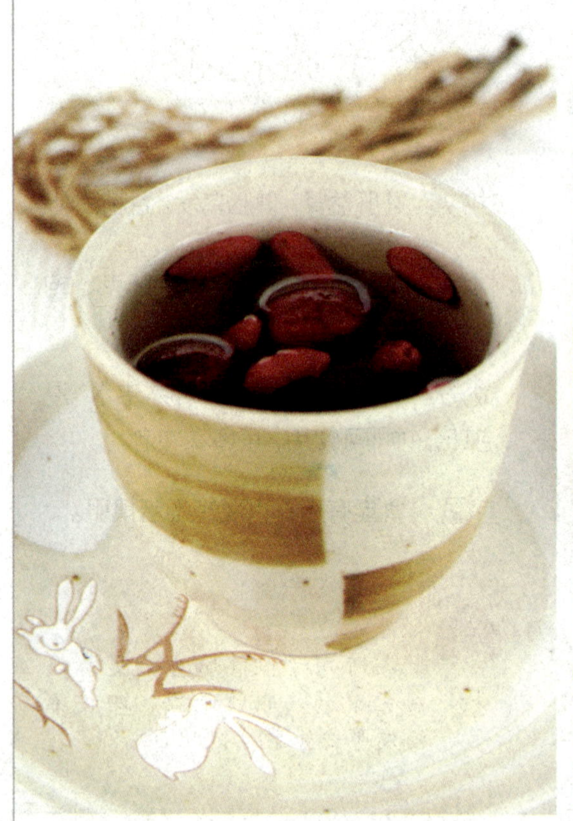

参枣枸杞茶

功效：改善气血不足，增强体力和脑力。

材料：党参15克，红枣20克，枸杞子10克，红茶5克。

做法：将以上材料放入茶杯中，冲入沸水，浸泡15分钟即可饮用。

宜忌：气血旺盛、无虚者不宜。

点睛 此茶可用于老年人因气血亏虚、元气不足引起的大脑萎缩、脑力衰退、气短体弱、肢体酸软、免疫力下降等。

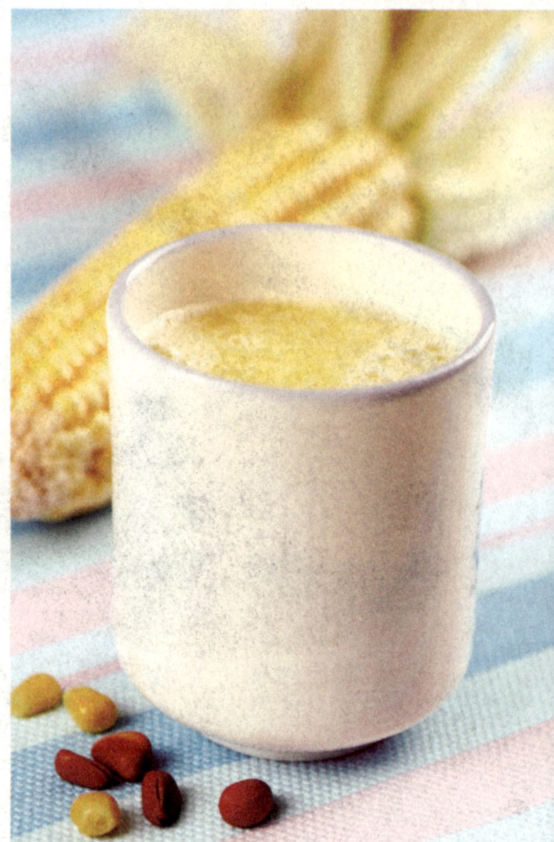

松仁玉米茶

功效：抗衰老，增脑力，润肤荣发。

材料：熟松子仁、玉米各200克，白糖适量。

做法：将玉米煮熟剥取玉米粒，和松子仁一起放入榨汁机，加适量水，搅打成糊，调入白糖，搅匀即可饮用。

宜忌：肥胖、痰湿体质者不宜。

点睛 此茶能使肌肤、大脑都保持年轻状态，让人体力充沛、精力旺盛，对预防心脑血管病变也有益。

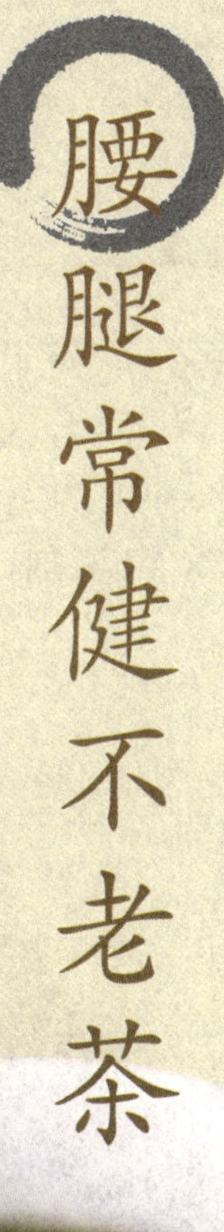

腰腿常健不老茶

腰腿痛、腰膝酸麻疼痛、四肢活动不利、筋骨酸软、容易摔倒骨折等现象在老年人中是十分普遍的。老年人的腰腿痛从根本上说是由肾虚引起的，还有寒湿、风热、外力扭伤、久病体虚、房事不节等原因。从西医角度来讲，则主要是由于缺钙造成的骨质疏松及风湿性关节炎等。总之，这些都是由于衰老引起的肢体退行性改变引起的。

人老先老腿，预防衰老也要从预防腿的衰老开始。一方面，老年人要坚持进行适度的户外锻炼，保证充足的日晒；另一方面，喝些有健骨强身、益气补血、健脾通络作用的茶饮，也可增强腿部保健的效果，让步履更轻松有力。

在茶饮选择上，太浓的绿茶会加快体内钙质的流失，加剧骨质疏松的状况，对老年人并不适宜。还是应选择温热补益的材料代茶泡饮为佳，如牛奶、豆浆、栗子、黑豆等都有利于强化骨骼和肌肉的力量，可增强体质。还可适当添加通络的五加皮，以缓解关节疼痛，何首乌、牛膝、杜仲、五味子等材料可益气养血，对强健腰腿都有不错的作用。

五加皮

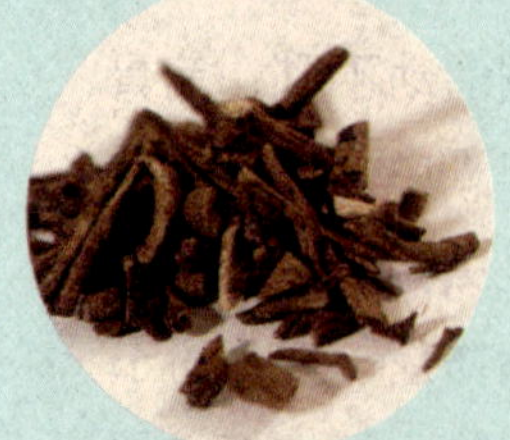

五加皮有补中益精、坚筋骨的功效，可治腰腿痛、水肿等病症。

五加皮甘草茶

功效：强健筋骨，祛风湿，止痛。

材料：五加皮10克，炙甘草6克。

做法：将五加皮和炙甘草放入锅中，加适量水烧开，小火煮20分钟，代茶频饮，每日1剂。

宜忌：阴虚火旺者不宜。

点睛 此茶能祛风湿、补肝肾、强筋骨、活血脉，对肝肾不足有风湿者最为适用。除了茶饮，也可以浸酒服用，活血止痛的效果更好。本方适用于体虚羸弱、腰膝酸痛、下肢软弱、风湿痹痛等。

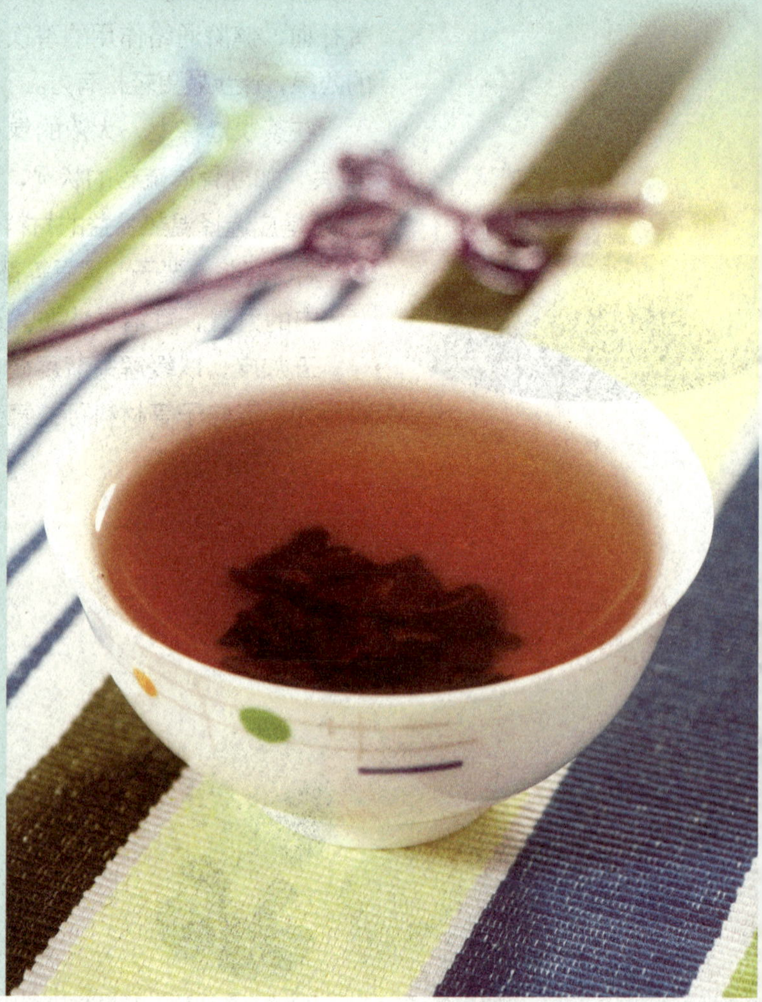

怀牛膝

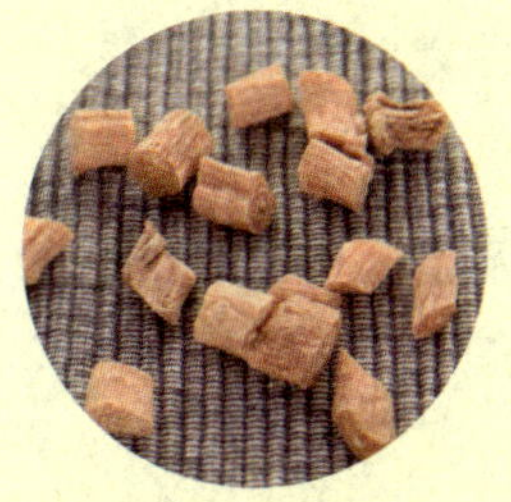

怀牛膝能补肝肾、强筋骨、活血散瘀，用于止筋骨痛、腰膝酸麻等。

制何首乌

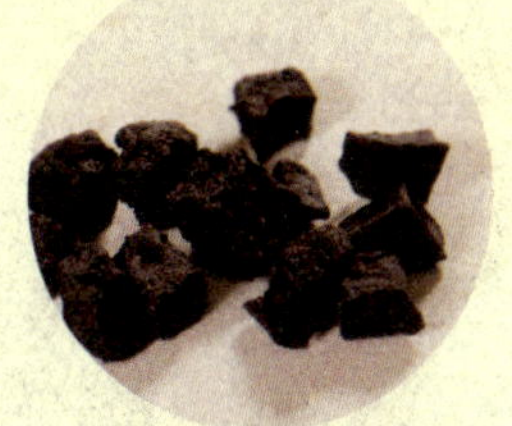

制何首乌能补肝益肾、养血祛风，可治疗腰膝酸痛。

点睛 此茶不但可治肝肾不足引起的腰膝疼痛，还可用治轻型腰膝风湿痹痛。此外，对于脑血栓后遗腰膝酸麻疼痛也适宜。

首乌牛膝茶

功效：补益肝肾，强腰壮膝。

材料：制何首乌200克，怀牛膝150克，蜂蜜适量。

做法：将前两种材料共研细末。每服取药末20~30克，置于保温瓶中，用沸水1000毫升冲泡，盖盖闷泡30分钟后代茶饮用。每次饮用时兑入蜂蜜10毫升。每日1剂。

宜忌：寒湿引发的腰膝痹症不宜饮用。

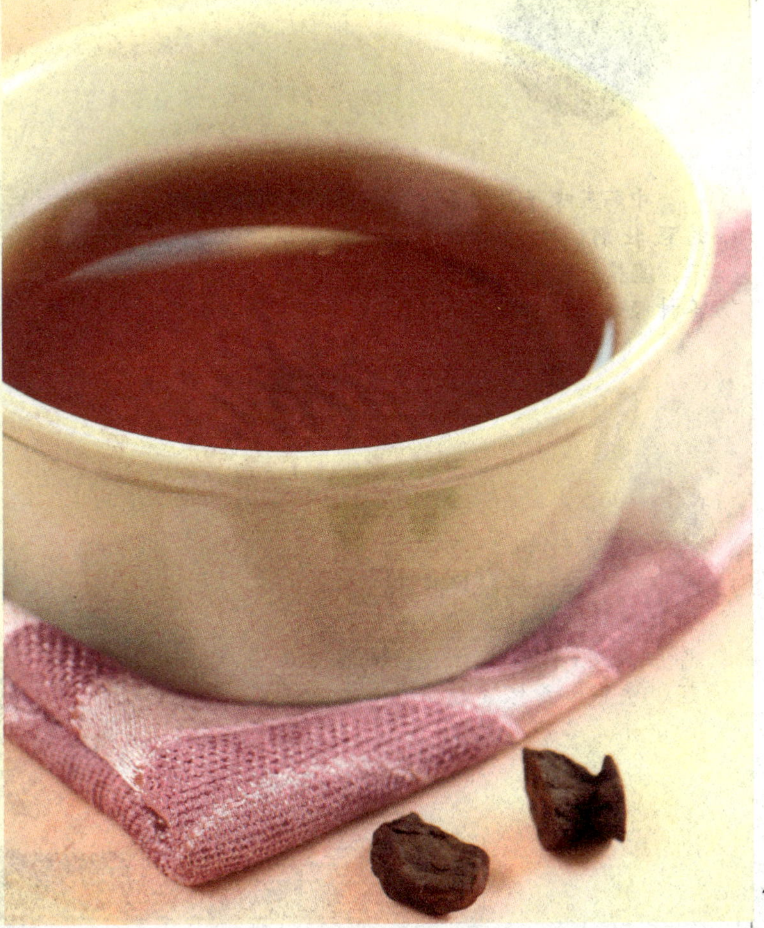

杜仲五味子茶

杜仲

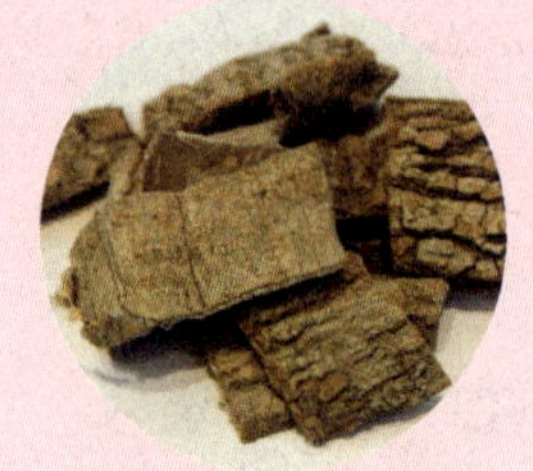

杜仲性温、味甘，可补肝肾、强筋骨，用于治腰脊酸痛、足膝软弱。

五味子

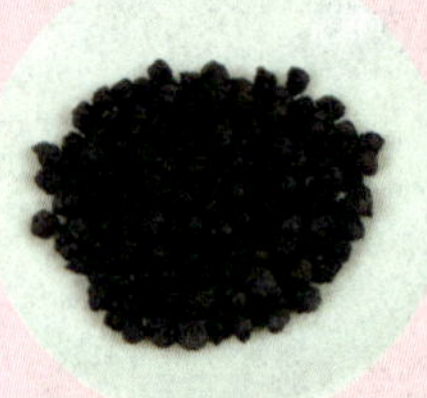

中药五味子是温和的强壮剂，能滋肾生津、涩精止遗，还能改善神经衰弱的症状。

功效：补肝益肾，涩精，强健筋骨，可治肾虚腰痛。

材料：杜仲20克，五味子9克。

做法：将以上材料研为粗末，放入热水瓶中，冲入沸水浸泡，加盖闷15~20分钟。频频饮用，1日1剂。

宜忌：因湿热蕴结下焦所致遗精、腰痛患者不宜饮用。

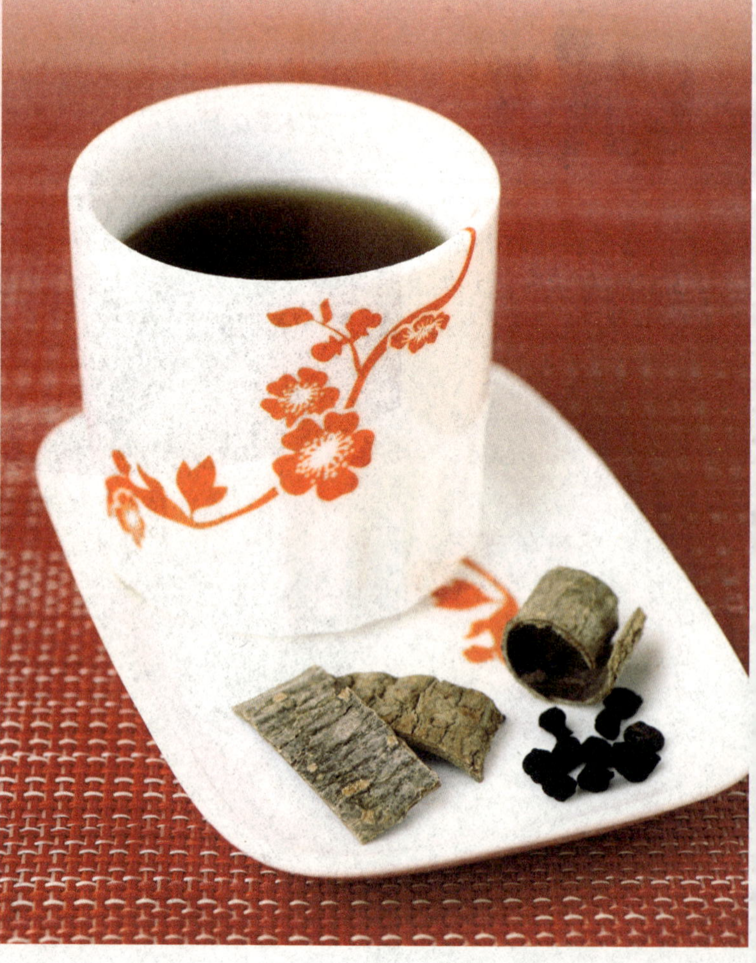

点睛 此茶适合肾虚所致的腰痛、腰腿乏力，阳痿、遗精、头昏脑涨、早期高血压、失眠、神经衰弱的老年人多饮。

栗子奶茶

功效： 益气养血，强健腰膝和骨骼。

材料： 熟栗子肉30克，牛奶150毫升。

做法： 将熟栗子肉剁碎，放入榨汁机，倒入牛奶和适量水，搅打成汁即可饮用。

宜忌： 脘腹胀满者不宜。

点睛 此茶能健脾益气、强筋壮骨，适合骨质疏松、腰腿酸痛、四肢无力疲乏者饮用。

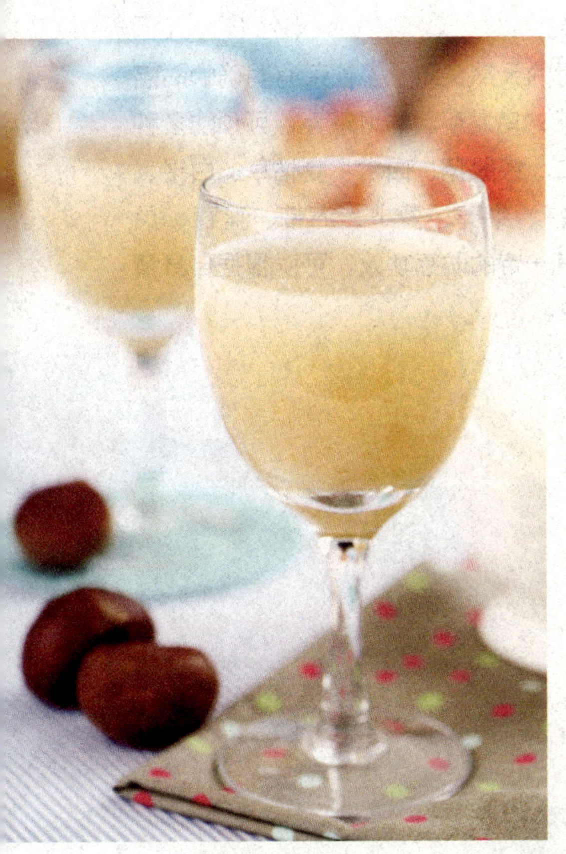

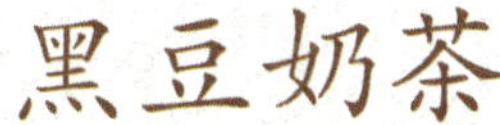

黑豆奶茶

功效： 益肾健脾，补钙健骨。

材料： 黑豆50克，牛奶150毫升。

做法： 将黑豆用清水浸泡涨发后放入榨汁机，加适量水，搅打成豆浆，倒入煮锅，烧开后转小火煮10分钟，与牛奶搅匀即可。

宜忌： 易腹胀者不宜。

点睛 此茶可防止骨钙流失，能健脾胃、壮骨骼，尤其适合老年女性饮用。

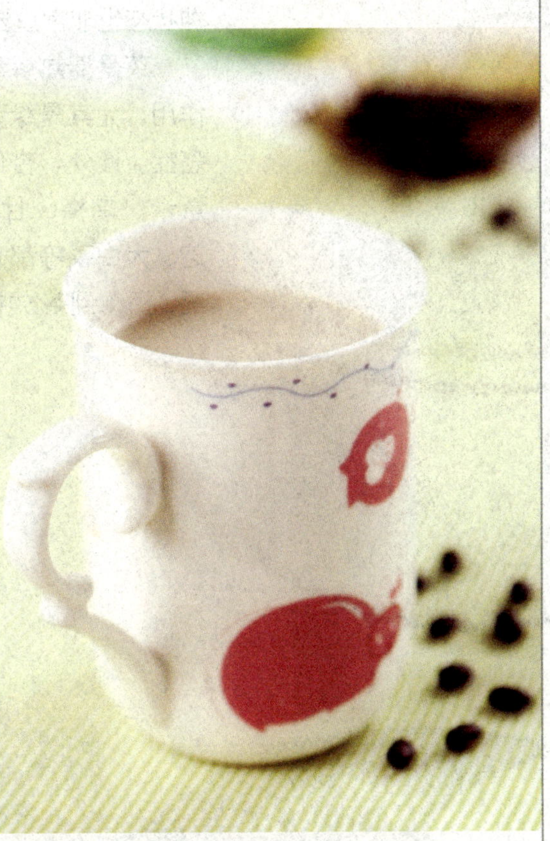

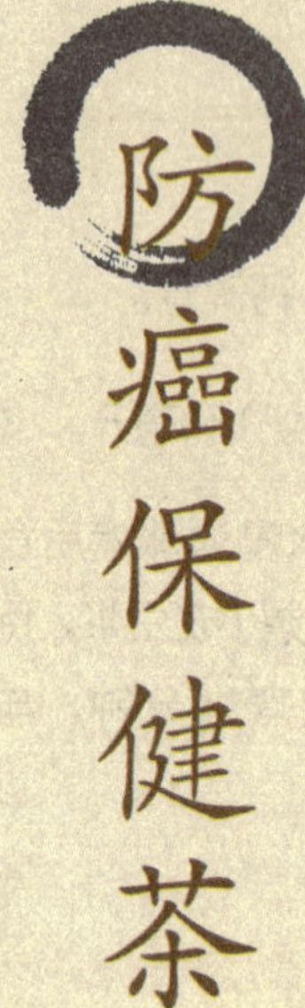

防癌保健茶

癌症已成为我国人群死亡率最高的疾病之一，对于癌症的发病机制，现代医学还没有非常明确的结论，但可以肯定的是，它与遗传、个人体质、精神状态、环境污染、不良饮食习惯等因素有直接关系。对于癌症，我们一定要遵循“治未病”的原则，不要等它已经发生再去治疗。癌症原本是老年阶段高发的疾病，但现在中青年人中也屡见不鲜，所以，防癌抗癌的工作要尽早开始。

防癌要从日常饮食做起，加强排毒，保持大小便畅通，注意改变不良生活和饮食习惯（如抽烟、酗酒、高盐、高脂肪、多精米白面、少杂粮蔬果、常进食过烫食物及熏烤食物等），都有益于防癌。此外，注意及时排解心理压力，改善不良情绪，保持良好的精神状态也非常重要。

茶是清热解毒的天然良药，多饮茶有明确的防癌作用，尤其是绿茶、乌龙茶、普洱茶等，可预防多种癌症。此外，杏仁、绞股蓝、白术、夏枯草、白果、薏米、乌梅、甘薯、牛蒡、萝卜、海带、蓝莓、灵芝、大白菜等都有一定的防癌功效，可以根据自身情况，添加到茶饮中。

杏仁绿茶

杏仁

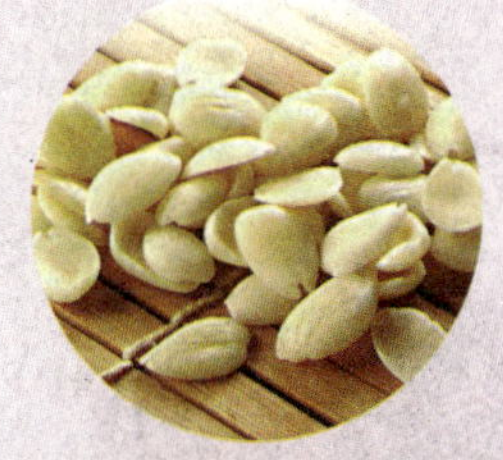

甜杏仁有滋润肺燥、止咳平喘、润肠通便的作用，又被称为“抗癌之果”。

功效：清热润肺，解毒祛痰。

材料：甜杏仁6克，绿茶1克。

做法：甜杏仁用冷开水冲洗干净，打碎，加水1000毫升，中火烧沸后，倒入茶壶冲泡绿茶，加盖闷5分钟后即饮用。3～4小时饮1次，每次200毫升。

宜忌：痰饮咳嗽、脾虚肠滑者不宜。

点睛 肺癌是城市高发的癌症，近年来发病率不断上升，这与环境恶化、空气污染等都有关系。常饮此茶可有效给肺脏排毒，对减少肺癌的发生很有益处。此外，此茶通便效果好，对预防肠癌、乳腺癌也有不错的效果。

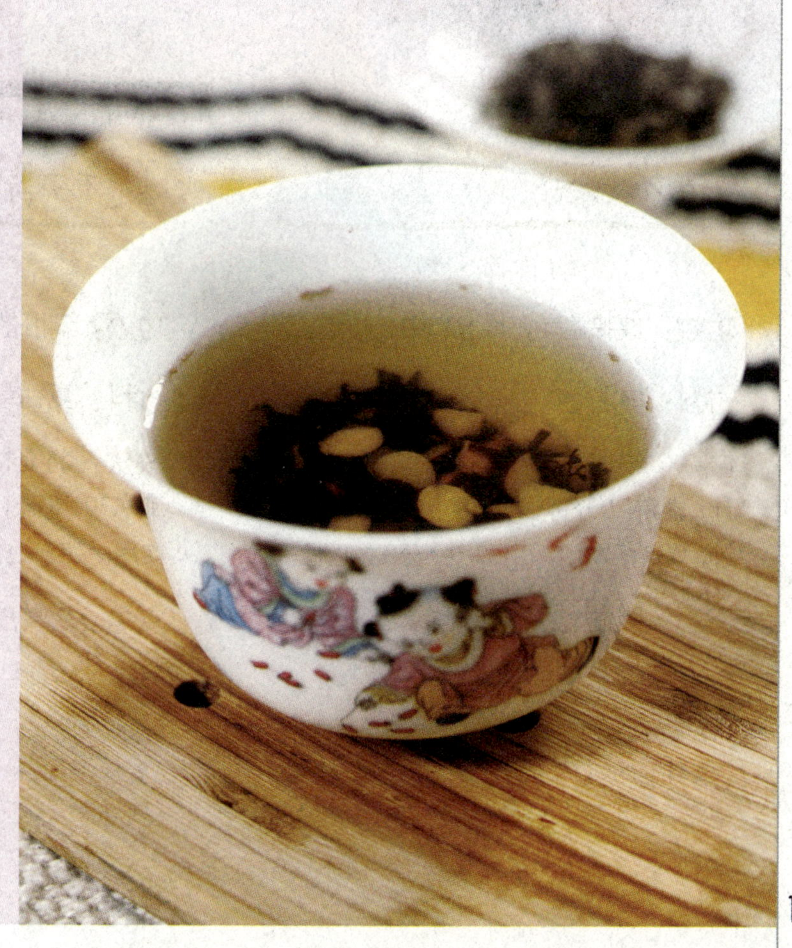

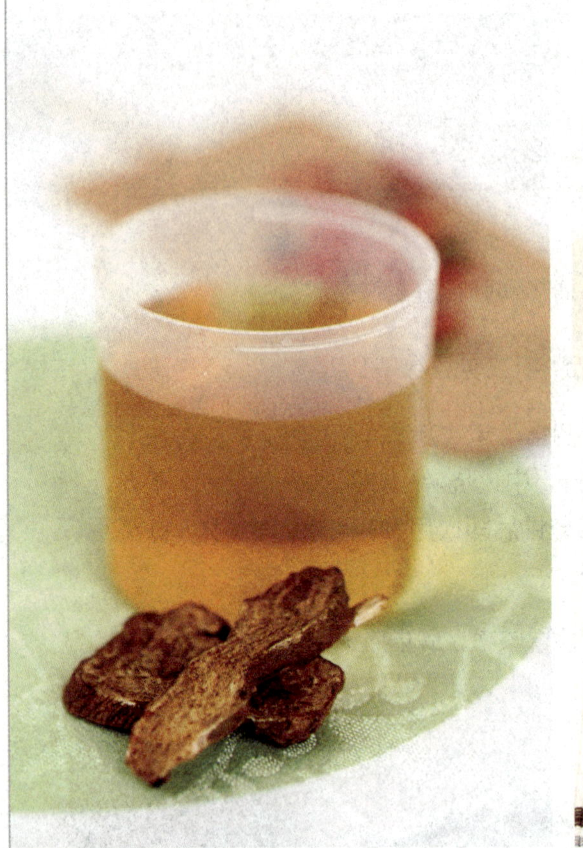

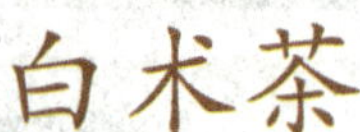

白术茶

功效：健脾益气，燥湿和中，抗癌。

材料：绿茶2克，炒白术9克，甘草3克。

做法：先将炒白术、甘草加水600毫升，煮沸10分钟，再加入绿茶煮沸1分钟，取茶汤饮用。每日1剂，分3次温服。

宜忌：阴虚内热、津干燥渴者不宜。

点睛 此茶能健脾和胃，可缓解脾胃虚弱、食少腹胀、消化不良、慢性腹泻，有利于预防胃癌、食管癌。

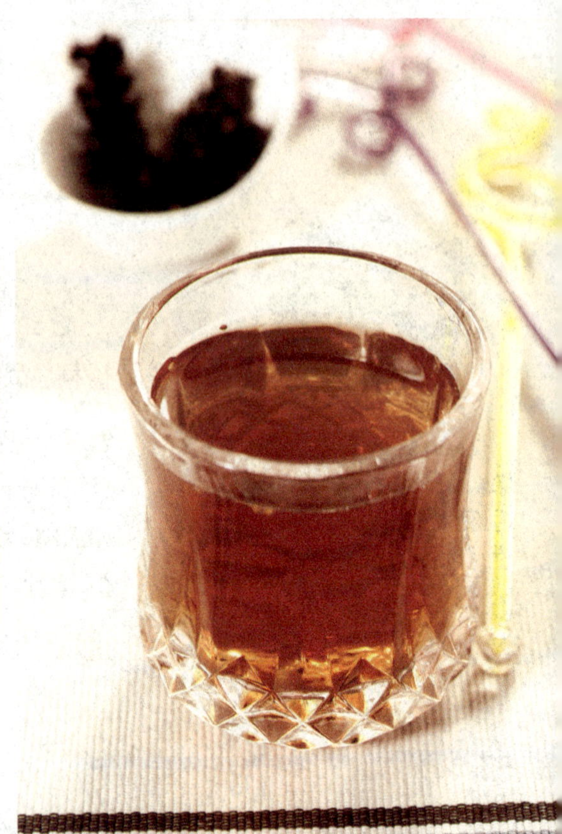

夏枯草茶

功效：清肝散结，防乳腺癌。

材料：夏枯草60克。

做法：将夏枯草放入保温瓶中，倒入沸水300毫升，加盖闷泡15分钟，代茶饮用。每日1剂。

宜忌：脾胃虚寒者不宜。

点睛 夏枯草能破瘤、散瘿结气，对乳腺炎、乳腺癌、颈部淋巴结核、肺结核等有确切疗效。

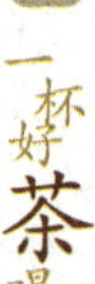

白果薏米茶

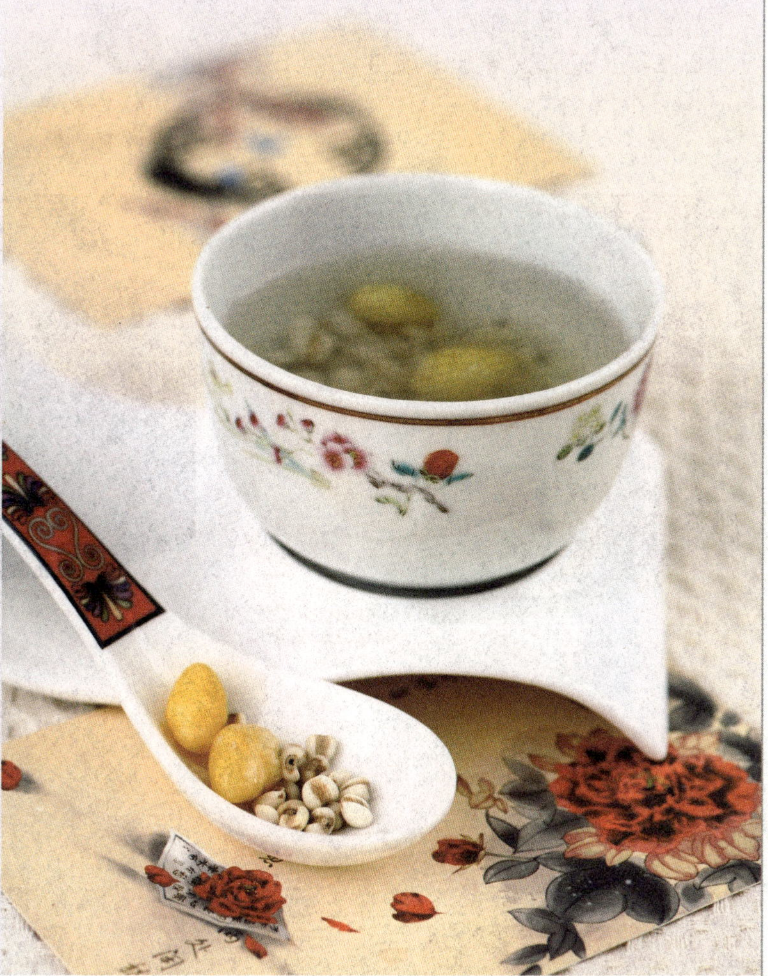

白果

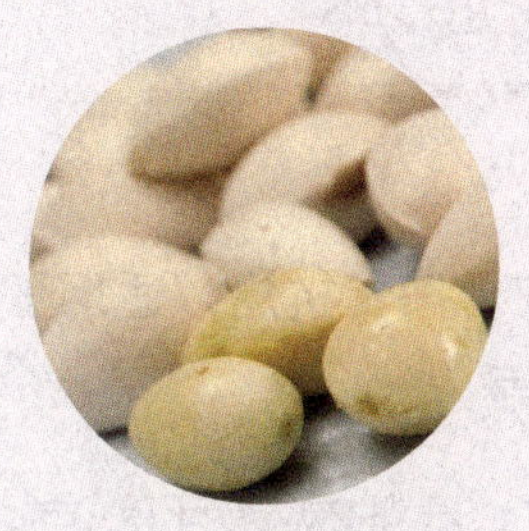

白果能敛肺气、定痰喘、止带浊、止泻泄、解毒、缩小便，主治哮喘、咳嗽咳痰、带下白浊、尿频、遗尿等，可防肺癌。

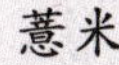

薏米

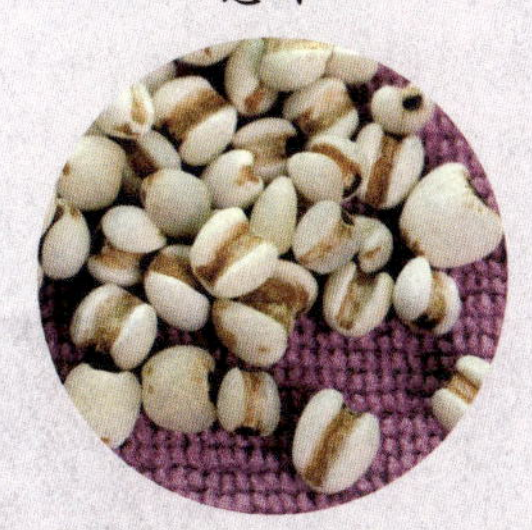

薏米能健脾利湿、清热排脓，可用于肺癌、胃癌、子宫颈癌、皮肤癌等癌症的预防。

功效：敛肺平喘，清热解毒，用于抗癌。

材料：白果仁8个，薏米100克，冰糖适量。

做法：白果仁、薏米一起加适量水煮透后，加入冰糖调味，代茶饮服。

宜忌：白果有小毒，不宜食用过多。

点睛 此茶常用于肺癌喘息不宁、咳嗽者，并有利于提高免疫力，预防多种癌症，且能缓解放疗、化疗后出现的白细胞下降、食欲不振、腹水等问题。

猕猴桃茶

功效：解毒抗癌，提高免疫力。

材料：猕猴桃50～100克。

做法：将猕猴桃洗净，去皮取肉，放入榨汁机，搅打成果汁，倒出饮用。

宜忌：脾胃虚寒、腹泻者不宜多饮。

点睛 猕猴桃是抗癌佳果。此茶适合胃癌、食管癌、肺癌、乳腺癌、高血压病、冠心病等患者饮用。

甘草乌梅茶

功效：消炎化痰，解毒抗癌，适用于鼻咽癌、直肠癌等。

材料：乌梅25克，绿茶2克，甘草5克。

做法：先将乌梅与甘草加水800毫升，煮沸10分钟，加入绿茶，再沸1分钟，取汁用。每日1剂，分3次饮服。

宜忌：胃酸过多、外感未愈者不宜。

点睛 此茶能生津润肺、解毒抗癌，对抑制癌细胞的发展与转移有较好效果。

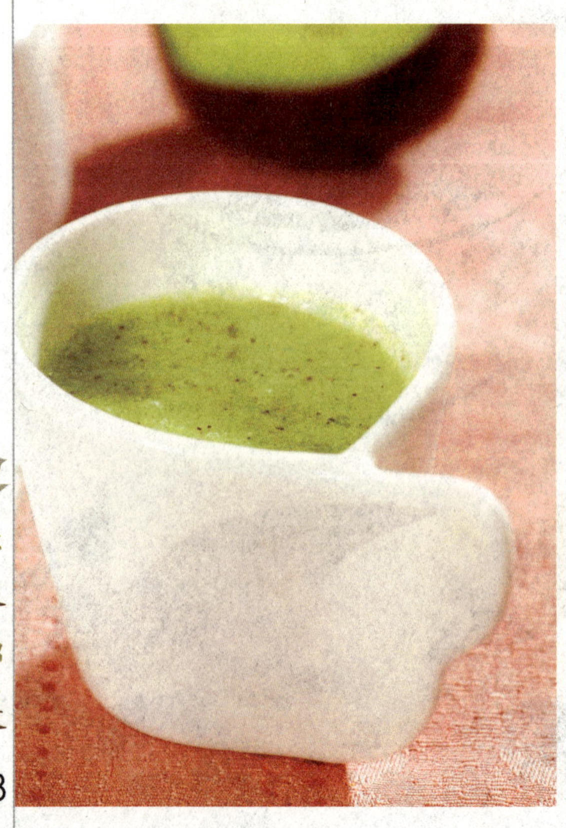

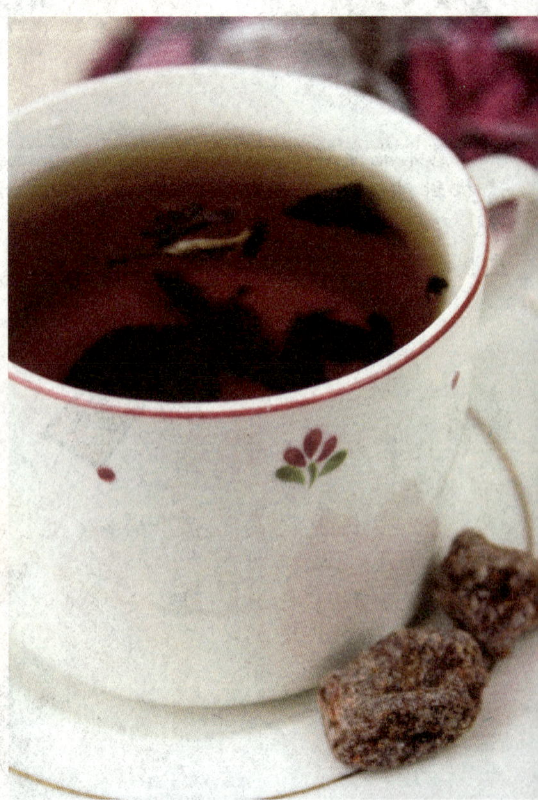

甘薯胡萝卜牛蒡茶

甘薯

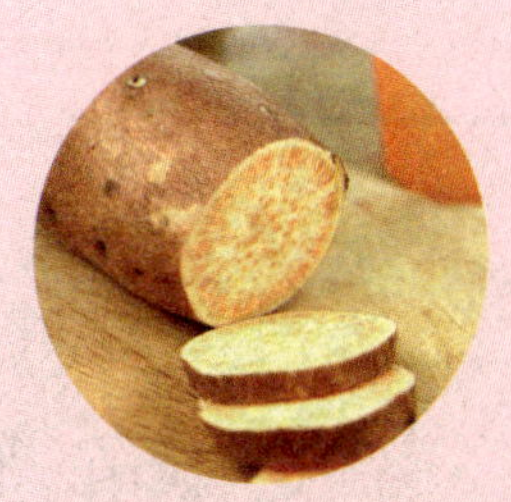

甘薯中含有一种抗癌物质，能够预防结肠癌和乳腺癌。此外，甘薯还具有清除氧自由基的作用，氧自由茎是癌症的诱因之一。所以，甘薯抑制癌细胞增殖的作用十分明显，是抗癌的明星食材。

功效：清热解毒，润肠通便，对预防大肠癌、胃癌、乳腺癌等有效。

材料：甘薯、胡萝卜、牛蒡各100克，蜂蜜15克。

做法：甘薯、胡萝卜、牛蒡分别去皮，切片，上蒸锅蒸熟，晾凉，一同放入榨汁机，加入适量水，搅打成稀糊倒入杯中，加适量蜂蜜，搅匀即可。

宜忌：脾虚腹泻者不宜。

点睛 胡萝卜能促进消化，保护胃肠道黏膜，缓解便秘；牛蒡能清肠排毒；搭配润燥通便的蜂蜜和排毒抗癌的甘薯，可以起到清除毒热、润燥通肠的作用。本茶非常适合三高人群、肥胖、内热偏盛者饮用，以达到消脂、减肥、防癌的目的。

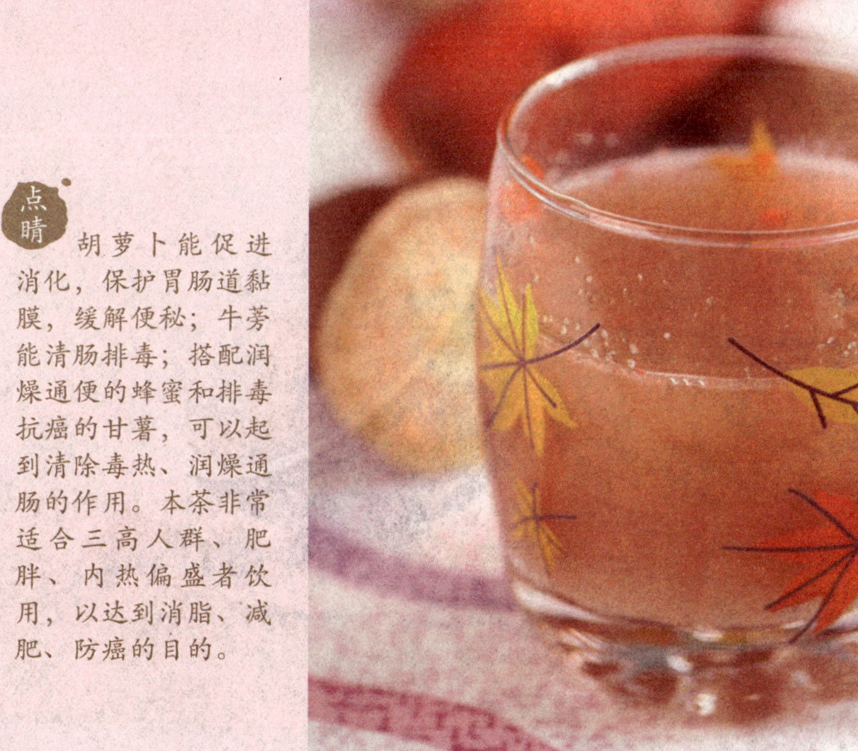

陆

常见病调养茶

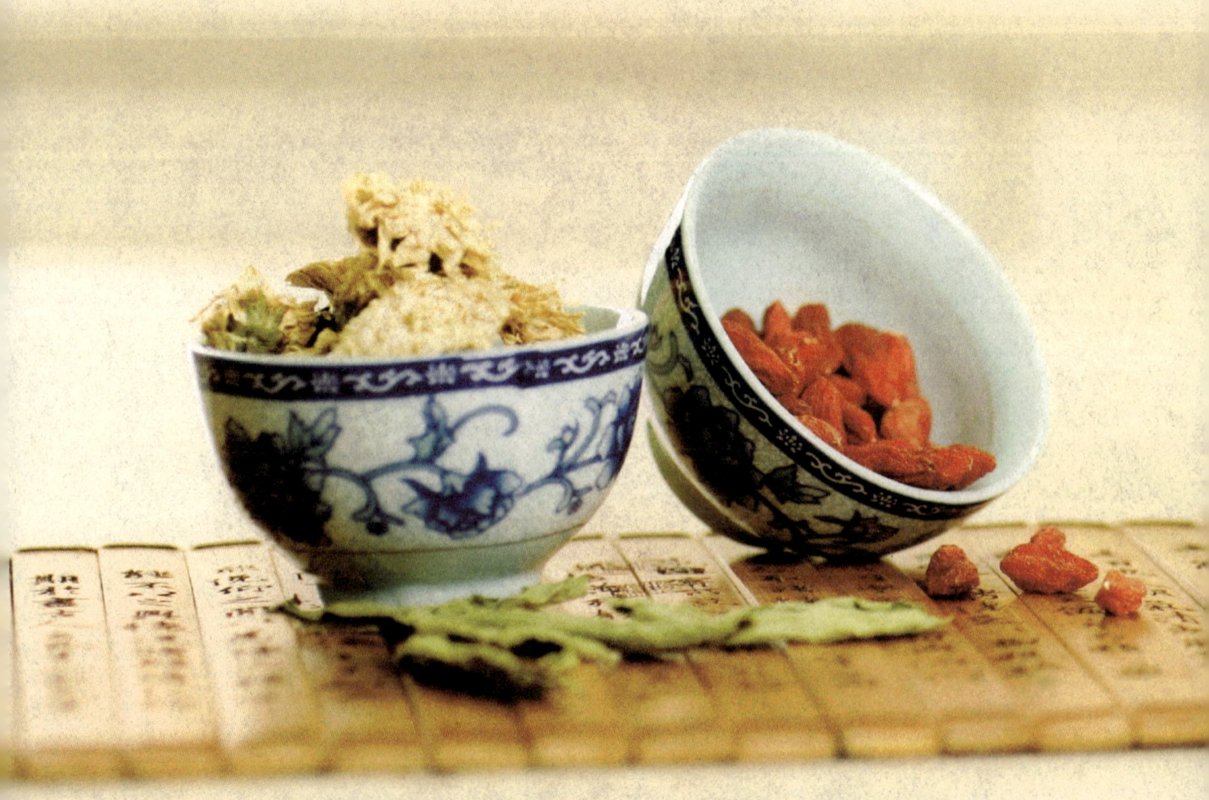

好茶胜好药

日常茶饮制作方法简单，功效也较温和，适应范围较广，一般对预防疾病和治疗轻症疾病有很好的效果，且副作用较小，可以说在此情况下，一杯好茶胜过好药。但茶饮毕竟不能代替药物治疗，如果已经到了必须进行药物干预的疾病阶段，茶饮只能作为辅助调养的方法，并要注意药物的配合及应用宜忌。

中医理论认为"药食同源"，疾病的治疗原则是"药以祛之，食以随之"，也就是说，疾病的治疗应以药物为主、饮食为辅，二者相辅相成，疾病才能好得更快。

由于茶饮是流食，容易吞咽和消化吸收，而疾病患者往往胃口不佳，所以，茶饮非常适合病人，不论是老人、孩子，还是呕吐、吃不下饭的人都可以接受，还能起到补充营养、水液，促进药物吸收的作用。

作为疾病的食疗配方，茶饮的用量和饮用时间、次数等需要根据患者的病情来酌情增减。不少病人需要服用多种药物，容易相互影响，所以，最好在饮食宜忌上咨询医生，并注意观察饮食、服药后身体的反应，出现不良反应应及时就医。

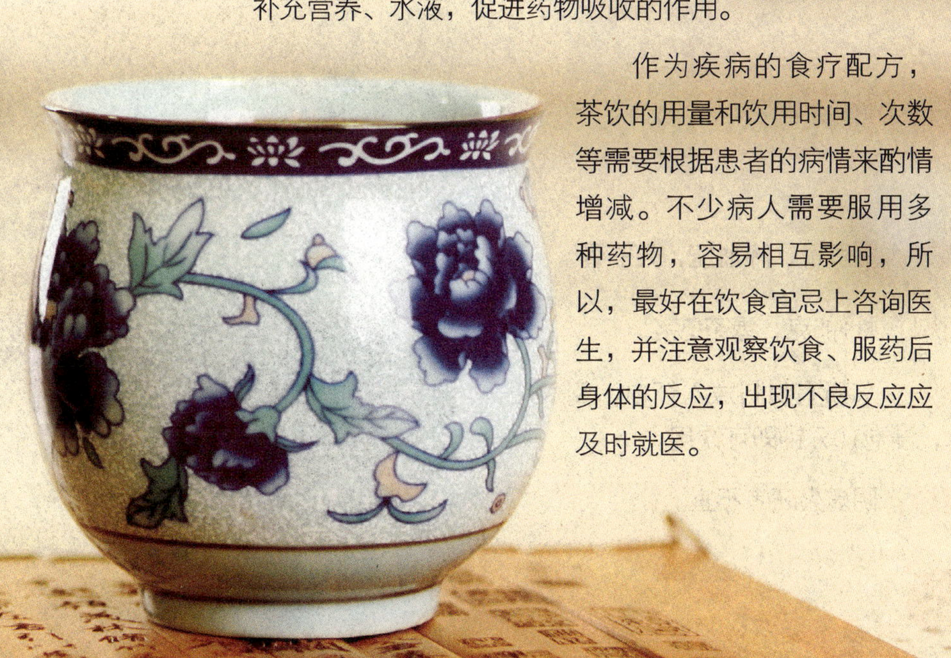

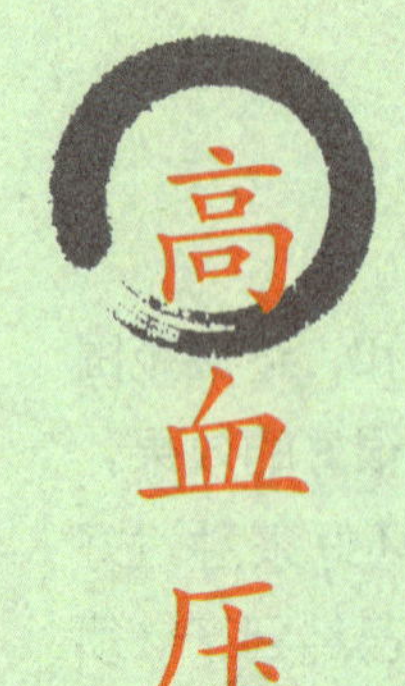

高血压

高血压是一种以动脉血压增高为主的临床综合征。凡收缩压≥140毫米汞柱、舒张压≥90毫米汞柱，有1项存在者，即可诊断为高血压。一般病状有头晕头痛、耳鸣眼花、心烦心悸、肢体麻木等。高血压早期也可无明显自觉症状，晚期常可并发心、脑、肾损害。

中医认为，高血压可分成肝阳偏亢、肝火内动等类型，在饮茶时应以清肝祛风、利尿通便、滋阴润燥为主。普通的绿茶、乌龙茶等属于凉性，都有一定的清热除烦作用，适合高血压患者多饮，还可适当添加罗布麻、天麻、杜仲、夏枯草、菊花、决明子、莲子心、桑叶、葛根、金银花、芹菜等天然降压材料，效果更好。

杜仲茶

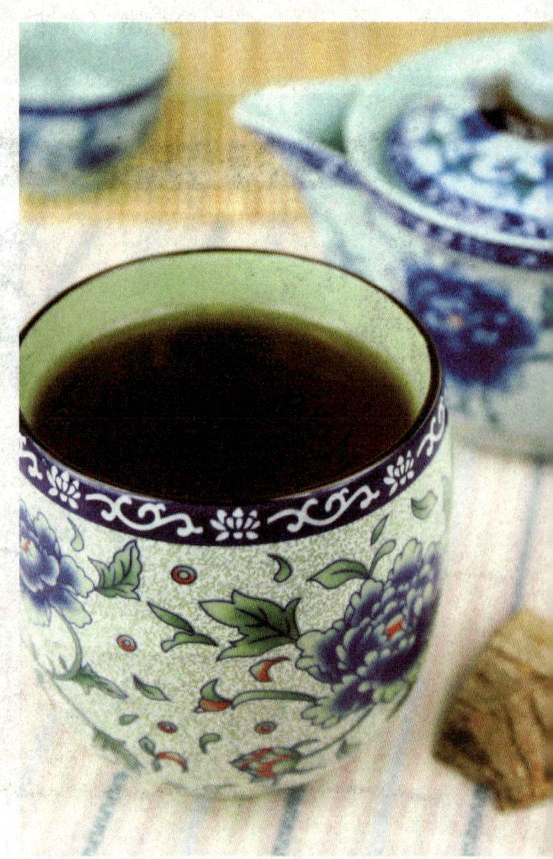

功效：补肝肾，降血压，强筋骨。

材料：杜仲5克，绿茶5克。

做法：将所有材料放入杯中，倒入开水，浸泡10分钟即可饮用。

宜忌：阴虚火旺者不宜。

点睛 杜仲有“双向调节”血压的功能。此茶适用于高血压合并心脏病及腰痛、腰酸等症。

罗布麻

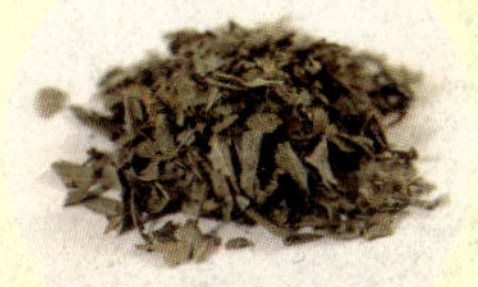

罗布麻的嫩叶经蒸炒揉制后代茶饮，有清凉降火、防治头晕和强心的功用。除了具有较好的降压作用，还有降血脂、降血糖、消水肿、止咳平喘、治疗失眠、改善消化不良和便秘的功效。

罗布麻降压茶

功效：平肝息风，清热，降压。

材料：经蒸炒揉制过的罗布麻叶20克。

做法：将罗布麻叶放入杯中，以沸水冲泡10分钟后，代茶频饮。

宜忌：血压低者不宜。

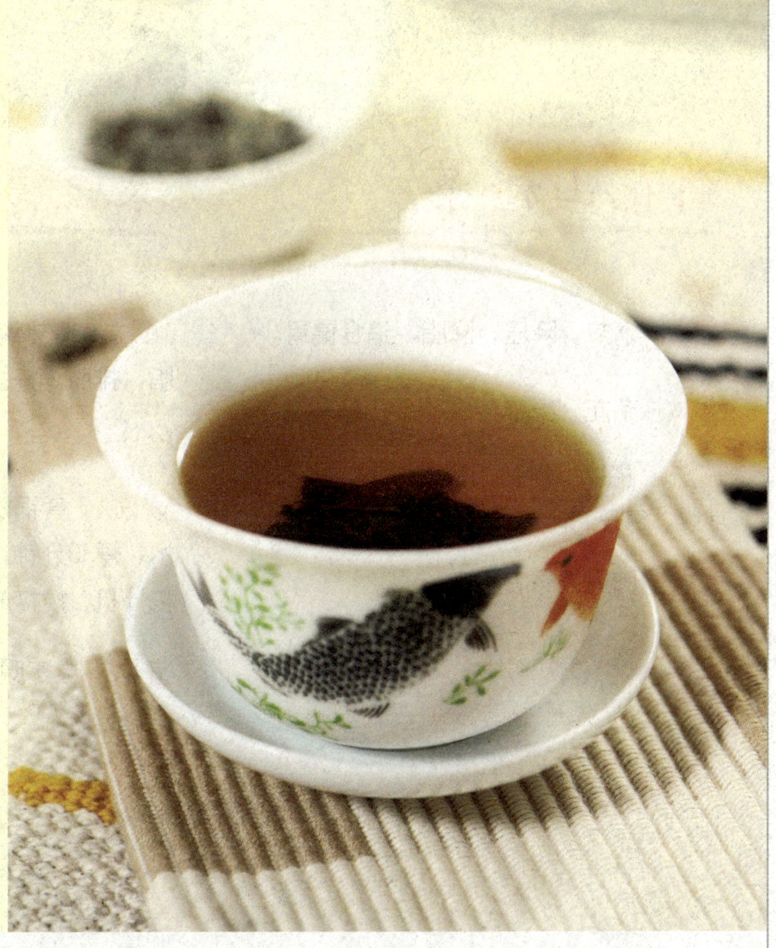

点睛 此茶适用于因肝风内动或风热上扰引起的高血压，可缓解眩晕、头痛、失眠、惊痫、抽搐等现象，并有一定的预防感冒作用。

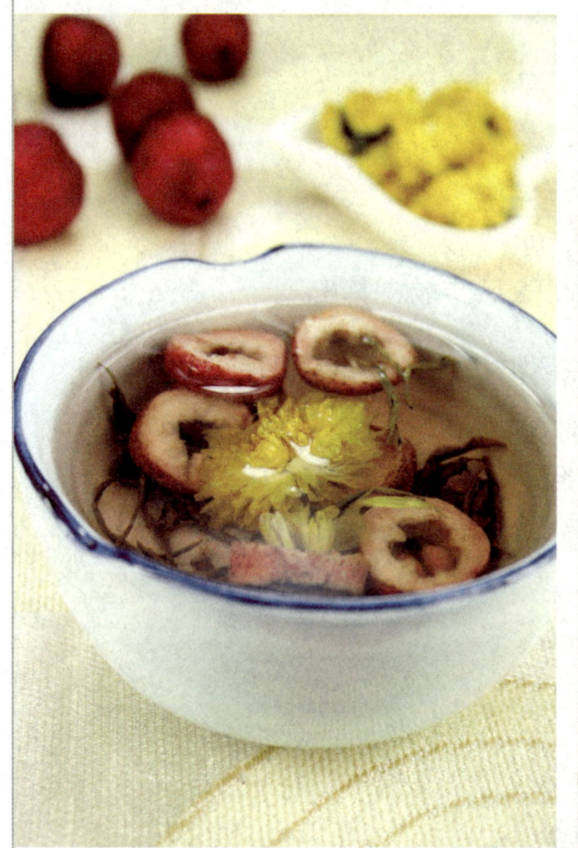

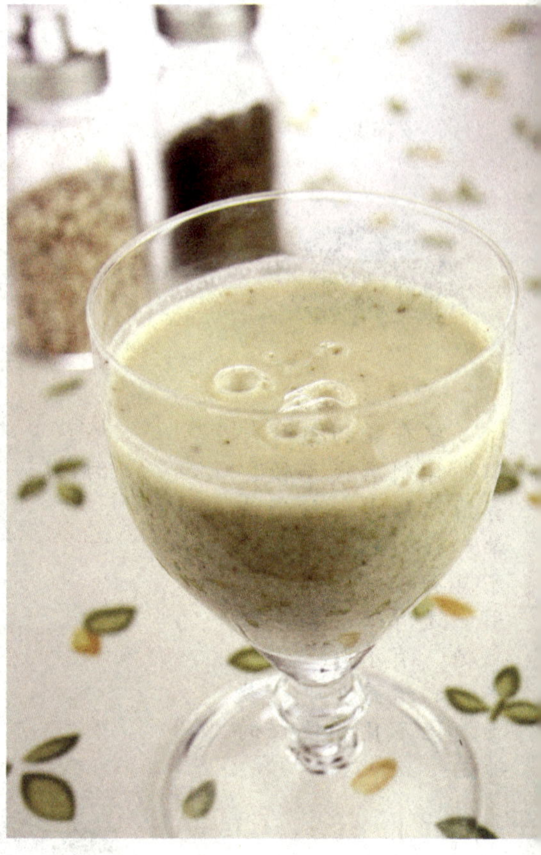

菊花山楂茶

功效：清热，降压，降脂，消食健胃。

材料：菊花、绿茶各10克，山楂30克。

做法：将以上材料用沸水冲沏，代茶常饮。每日1剂。

宜忌：脾胃虚寒者不宜。

点睛 此茶适用于高血压、冠心病、高脂血症及肥胖、消化不良、饮食积滞等。

绿豆薏米茶

功效：清热解毒，利尿消肿，降压降脂，排脓消疮。

材料：绿豆、薏米各20克，白糖适量。

做法：煮锅放入绿豆、薏米和适量水，煮30分钟，调入白糖，晾温后倒入榨汁机，搅打成稀糊即可饮用。

宜忌：虚寒腹泻、尿频者不宜。

点睛 绿豆能清热解毒，薏米能利尿排脓，此茶对高血压、高脂血症、水肿、暑热心烦等都有疗效。

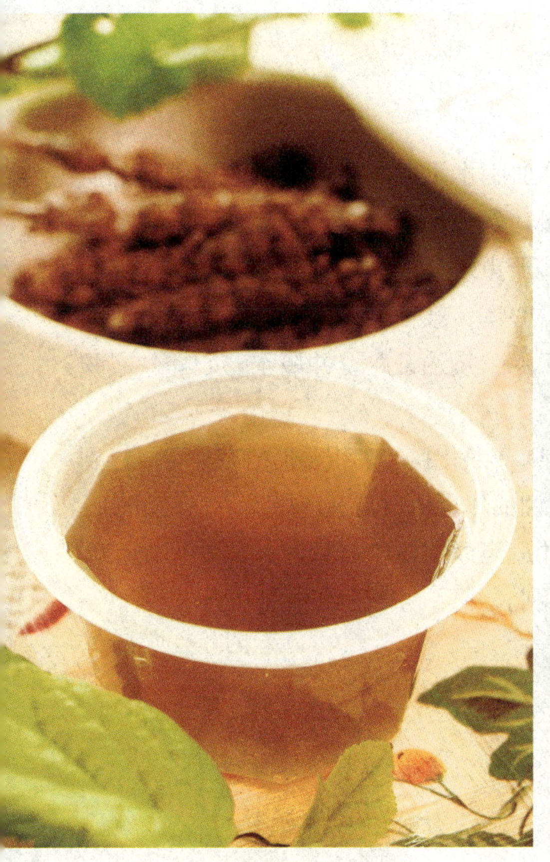

夏枯草荷叶茶

功效：解暑升清，清肝散结，利尿降压，降脂减肥。

材料：夏枯草10克，荷叶12克（或新鲜荷叶半张）。

做法：将以上材料放入保温杯中，用沸水冲泡，加盖闷10分钟后即可饮用。

宜忌：脾胃虚弱者不宜。

点睛 夏枯草专清肝火，荷叶能解暑降浊。此茶用于风火上扰、肝阳上亢所致的头晕目眩、目赤畏光等。

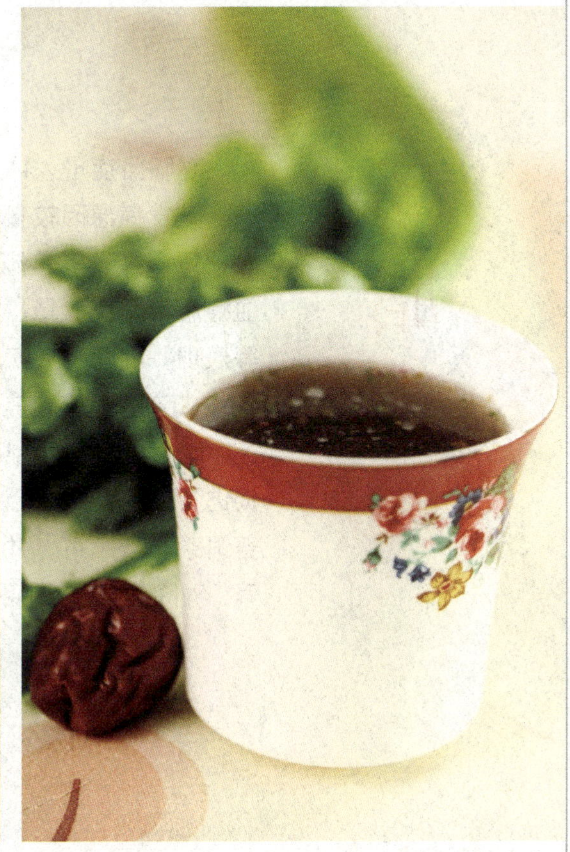

芹菜红枣茶

功效：有很好的降压、安眠功效。

材料：芹菜150克，红枣20克。

做法：芹菜择洗干净，切段；红枣去核，入锅中，加适量水，煮25分钟，晾凉。再把芹菜、煮好的红枣及汤汁一起倒入榨汁机，搅打成汁即可。

宜忌：脾胃虚寒、大便溏泻者不宜。

点睛 此茶可有效治疗早期高血压，并缓解头痛、头晕、失眠等症状，有助于稳定病情。

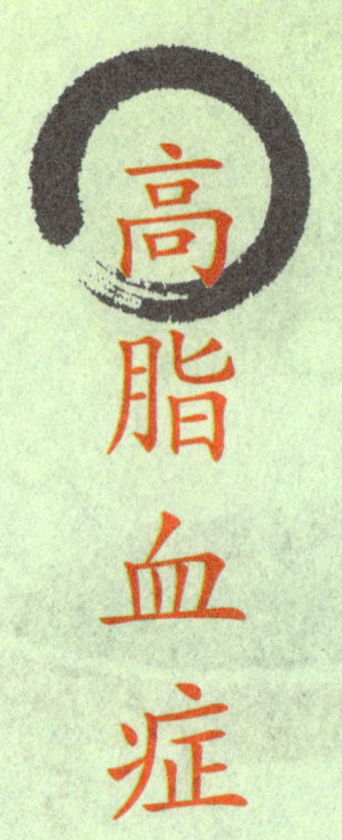

高脂血症

高脂血症是人体血脂水平过高，可直接危害健康的疾病。其发病原因较多，是诱发痛风、冠心病、脑卒中、心肌梗死、肾衰等其他严重疾病的主要危险因素之一。高脂血症患者常有头晕、心悸、肢体麻木、胸闷、憋气、心痛等表现，中医一般归入“痰浊证”，并属于“心悸”“眩晕”“胸闷”等范畴。

高脂血症者适合喝清热化痰、消积通便的茶，可以达到促进脂肪及胆固醇代谢的作用。日常宜选择绿茶、乌龙茶、普洱茶、苦丁茶，并适当添加山楂、银耳、黑木耳、荷叶等，对降血脂非常有利。

苦丁茶

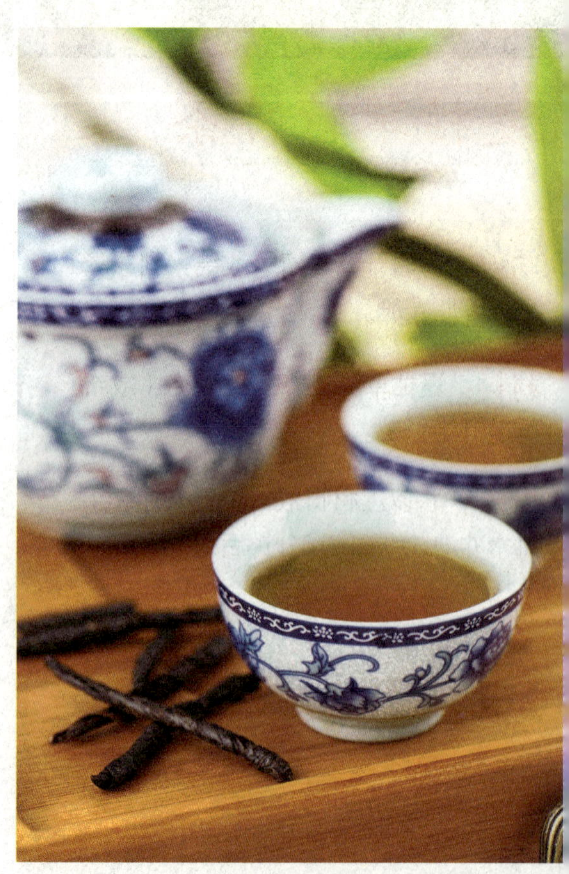

功效：消食化痰，清血脂除烦止渴，利二便。

材料：苦丁茶叶3克。

做法：将苦丁茶以沸水冲泡，加盖闷泡10分钟后，倒出饮用。

宜忌：脾胃虚寒所致腹痛腹泻、风寒感冒者不宜。

点睛 此茶能降血压、降血脂、通便、降火、清咽利喉，对牙龈炎、头痛、目赤、热病烦渴等也有一定的改善作用。

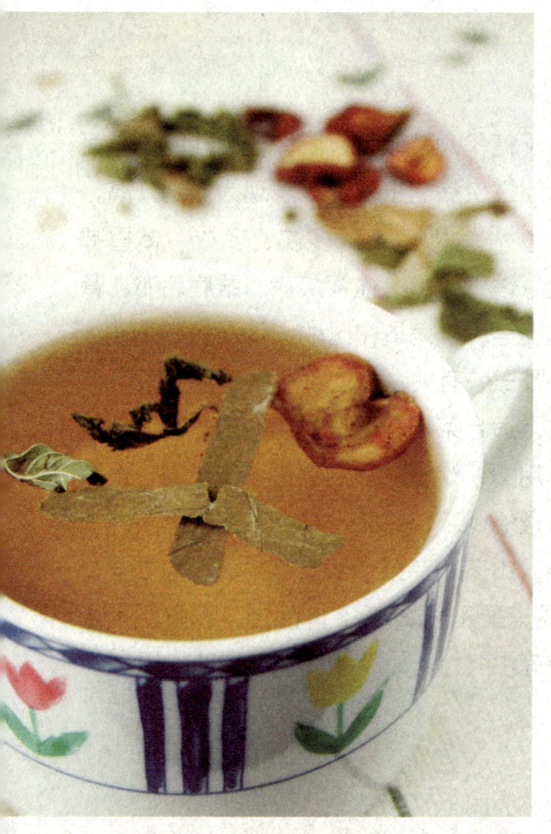

荷叶山楂茶

功效：利尿消脂，解暑降压。

材料：荷叶6克，山楂5克，薄荷6克。

做法：将薄荷、荷叶、山楂放入杯中，倒入开水，浸泡10分钟即可饮用。

宜忌：脾胃虚寒者不宜。

点睛 降脂的两大法宝是山楂、荷叶。荷叶可以利尿消脂，山楂能化食消积，配合清凉的薄荷，是降血压、降血脂、软化血管、活血化瘀的良方，也有很好的消暑、减肥效果。

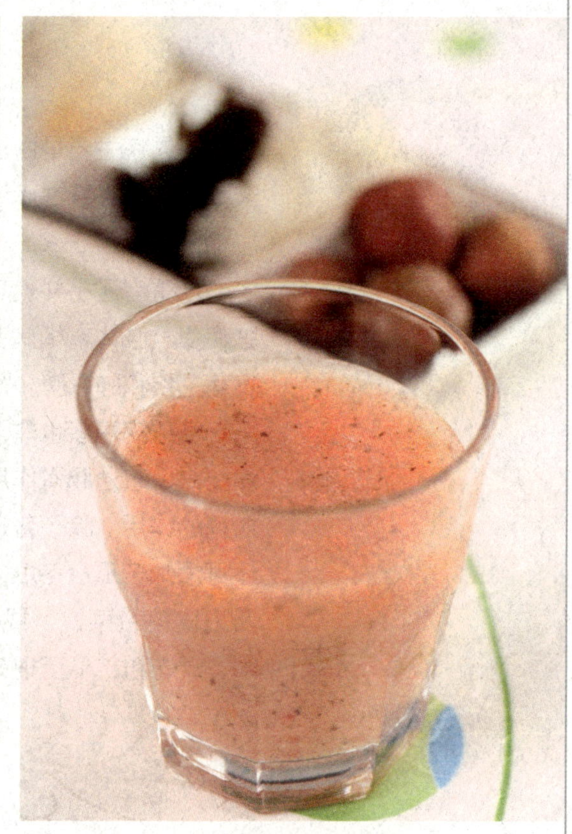

山楂双耳茶

功效：滋阴润燥，润肠通便，软化血管，降压降脂。

材料：鲜山楂50克，水发木耳、银耳各30克。

做法：山楂去核，洗净，切片；木耳、银耳分别泡发，加水煮约1小时。把双耳及煮水与山楂一起倒入榨汁机，搅打成稀糊即成。

宜忌：虚寒腹泻者不宜。

点睛 此茶适合高血压、高脂血症、动脉粥样硬化、便秘者多饮。

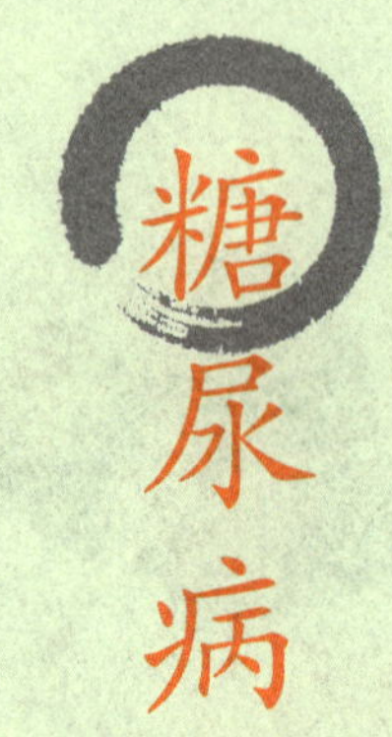

糖尿病

糖尿病主要是由于糖代谢障碍引起人体代谢功能的全面紊乱，是一种慢性代谢性疾病。主要临床表现为血糖升高，尿糖阳性和“三多一少”，即多食、多饮、多尿、体重减少，严重者还易并发急性感染、心血管疾病、眼底病变、肾脏病变、肢体末梢病变等。本病属中医的“消渴病”范畴。发病主要和肺、脾、肾三脏有关，与饮食的关系也很密切。

糖尿病患者也非常适合茶疗，通过饮用有清热润燥、生津止渴、疏通肠胃作用的茶饮，以达到促进人体代谢、稳定血糖的作用。除了普通的绿茶、红茶、乌龙茶、普洱茶外，还可添加苦瓜、冬瓜、山药、芹菜、萝卜、牛蒡、冬瓜皮、西瓜皮等蔬菜饮，或搭配玉竹、麦冬、百合、石斛、玉米须、天花粉、瓜蒌根等中药材，对控制病情有辅助作用。

苦瓜绿茶

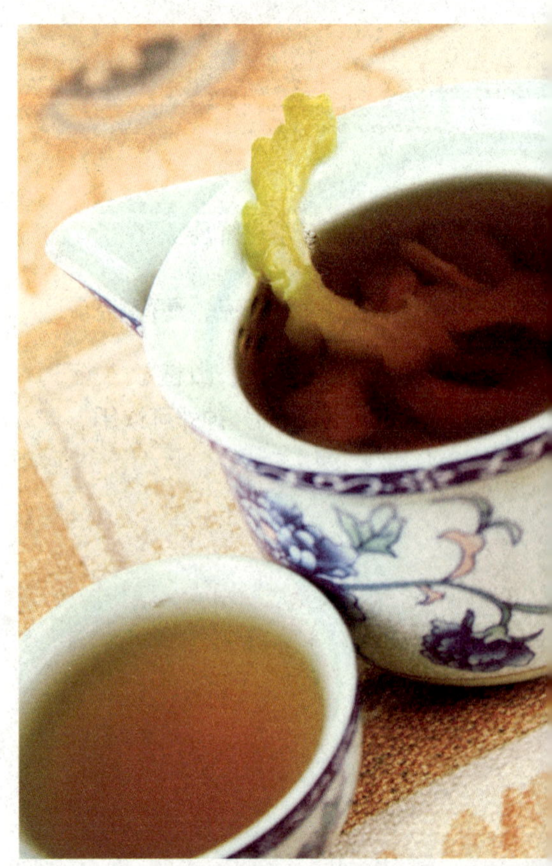

功效：清暑涤热，降糖，降压，降脂。

材料：苦瓜20克，绿茶5克。

做法：将苦瓜洗净，切粗丝，与茶叶一起放入杯中，以沸水冲泡，加盖闷10分钟后，倒出代茶饮用。

宜忌：脾胃虚寒、腹部冷痛、泄泻者忌用。

点睛 苦瓜有明确的降血糖作用，血糖偏高者可多饮此茶加以控制。

冬瓜皮

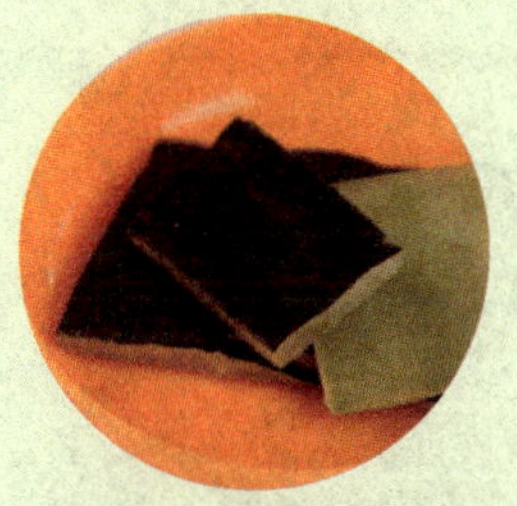

冬瓜皮有清热利水、消肿、清热解暑的功效。

西瓜皮

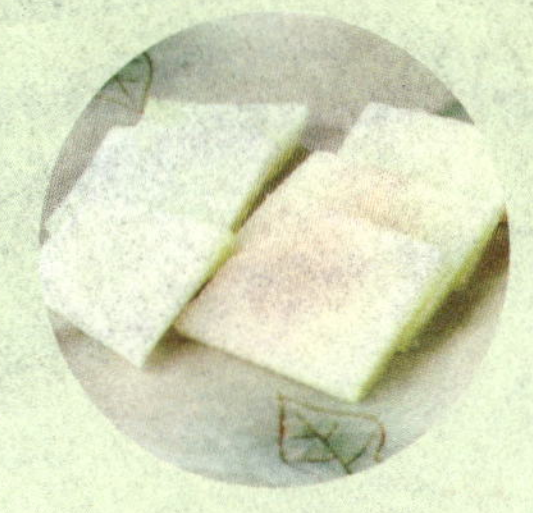

西瓜皮可利尿、生津，用于改善肾炎水肿、肝病黄疸及糖尿病，还有解热、促进伤口愈合以及促进人体皮肤新陈代谢的功效。

点睛 冬瓜皮和西瓜皮的利尿排毒功效比果肉更胜一筹，且含糖量很低。想要降糖或减肥的人不妨多饮，对糖尿病人口渴、暑热烦渴、小便不利都有效果。

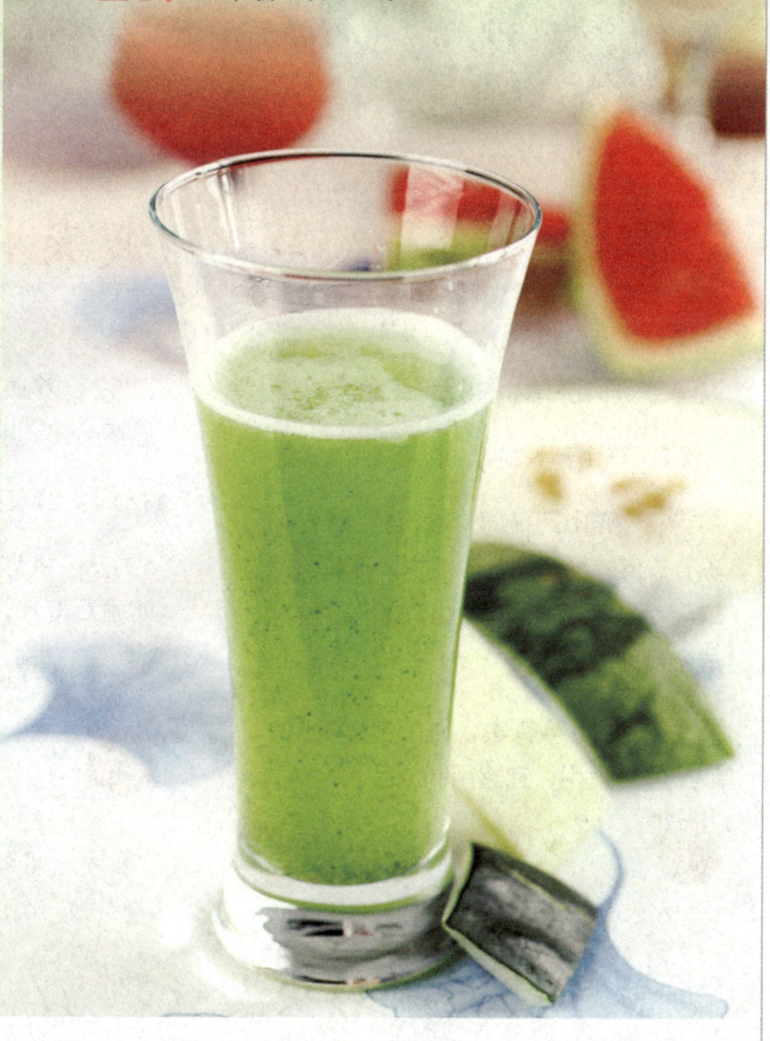

瓜皮茶

功效： 生津止渴，降血糖，降血压，利尿消肿，减肥，消暑热。

材料： 冬瓜、西瓜各150克。

做法： 冬瓜切取外皮，洗净，切碎；西瓜切取瓜皮的白色部分，洗净，切碎。一起放入榨汁机，加适量水，搅打成汁即可。

宜忌： 虚寒腹泻者不宜。

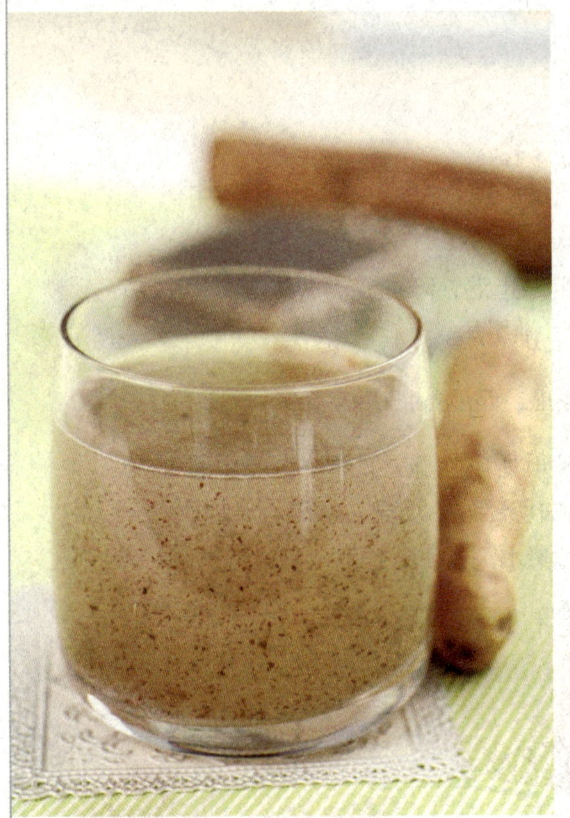

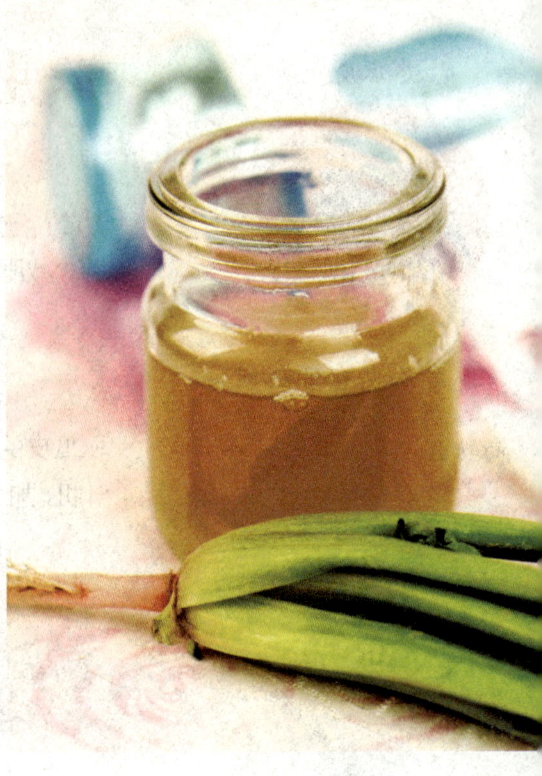

山药魔芋茶

功效：消渴生津，防治糖尿病。

材料：鲜山药100克，制熟魔芋50克。

做法：鲜山药洗净，上锅蒸熟，晾凉，去皮；魔芋切片，焯水，晾凉。把二者都放入榨汁机，加适量水，搅打成稀糊即可。

宜忌：生魔芋有毒，必须煎煮3小时以上才可食用，宜选用制成品。

点睛 此茶能全面改善身体糖类、脂类及水液的代谢，维护肠道健康，适合糖尿病、高血压、肥胖者。

菠菜根茶

功效：养血止血，养阴润燥，可促进胰腺分泌，助消化。

材料：鲜菠菜根250克。

做法：将鲜菠菜根洗净，切碎后，加水煮后取汁，代茶饮服。

宜忌：脾胃虚寒者不宜。

点睛 此茶能通血脉、下气调中、止渴润燥，是中医传统的治消渴病的验方。用菠菜亦可，而菠菜根效果尤佳。

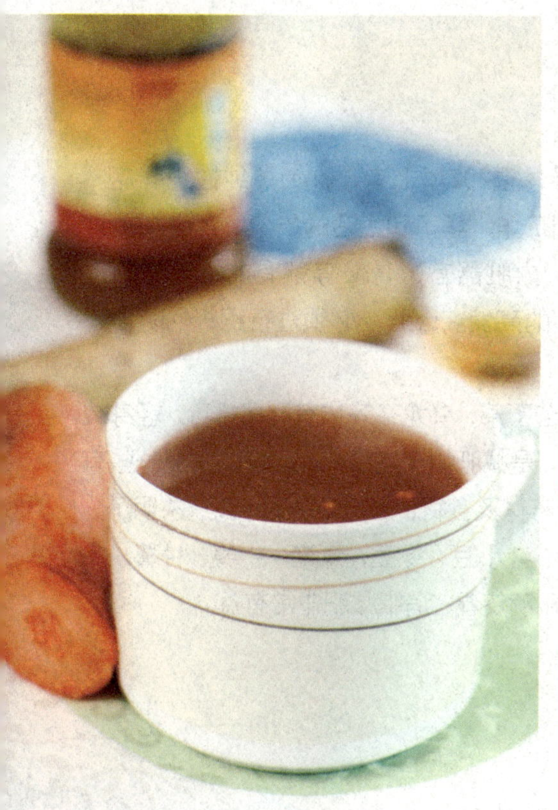

胡萝卜牛蒡茶

功效：降压，降脂，降糖，通便排毒，减肥瘦身。

材料：牛蒡、胡萝卜各100克。

做法：牛蒡、胡萝卜分别洗净，上锅蒸20分钟，晾凉后去皮，切块，一起放入榨汁机，加适量水，搅打成浓汁即可。

宜忌：脾虚腹泻者不宜。

点睛 此饮适合“三高”人群、肥胖者饮用，不用担心热量超标，餐前饮用可提高饱腹感，减少进食量，是安全有效的降糖茶饮。

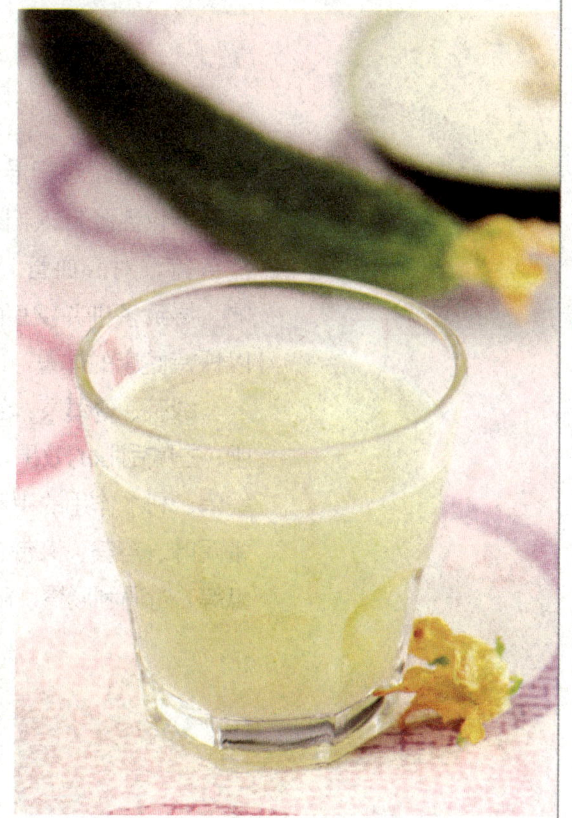

冬瓜黄瓜茶

功效：清热消肿，降脂，降糖，减肥。

材料：冬瓜、黄瓜各100克。

做法：冬瓜去皮，切块，黄瓜也切块，一起放入榨汁机，加适量水，搅打成汁即可。

宜忌：脾胃虚寒、腹泻者不宜。

点睛 此茶能清热生津、消水肿，改善糖尿病患者烦渴口干等症状，并对促进消化和代谢很有利。

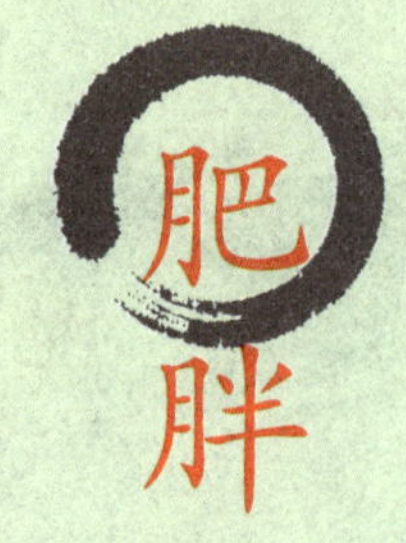

肥胖

凡体重超过标准体重20%以上者，称为单纯性肥胖症。肥胖不仅会降低人们工作、学习和生活的质量，还会加重身体负荷，对心血管、内脏器官、骨骼等都有非常不利的影响，导致多种并发症的高发。因此，必须进行积极的防治，以保持健康的体重。

绿茶、普洱茶、苦丁茶、乌龙茶等均有利尿排毒、轻身减肥、去腻刮脂的效果，是减肥的天然良药。还可以搭配一些有缓泻、利水作用的中药材及食材，如荷叶、玉米须、决明子、番泻叶、芦荟、海带、红小豆、绿豆、薏米、牛蒡、甘薯、冬瓜等，对通利肠胃、化解痰湿、消脂减肥非常有益。

荷叶茶

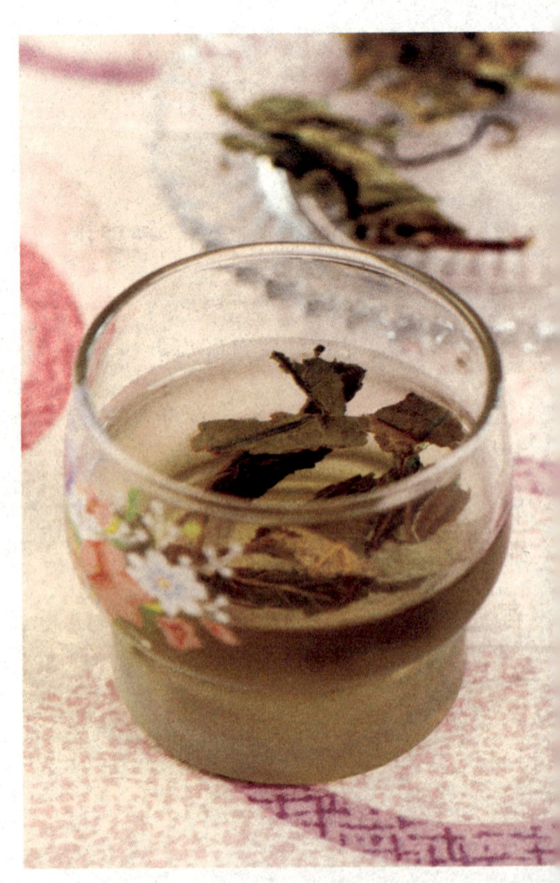

功效：清热、凉血，健脾利水，轻身减肥。

材料：荷叶、绿茶各10克。

做法：将上面材料放入杯中，以沸水冲泡，加盖闷10分钟后，倒出饮用。

宜忌：脾胃虚寒者不宜。

点睛 此茶是传统的减肥验方，并有清热解暑、化油解腻、消水肿的作用，适用于肥胖及高脂血症者。

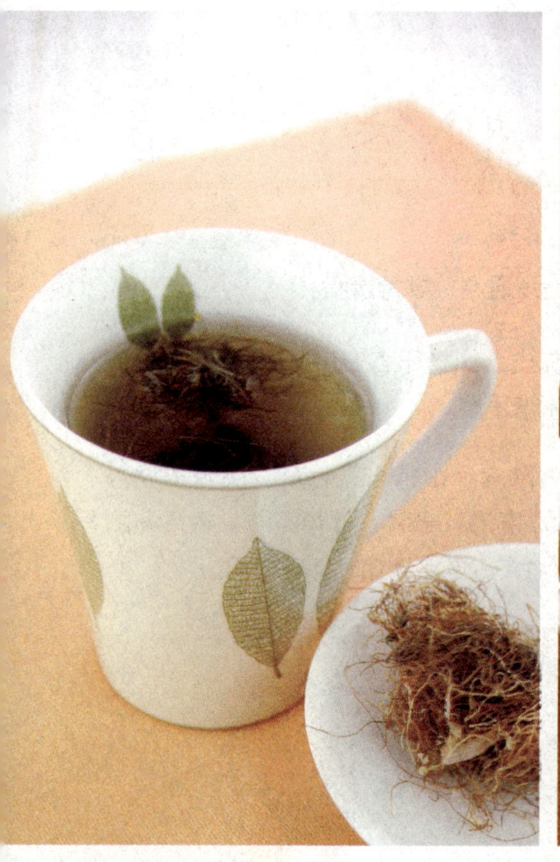

玉米须茶

功效：利水消肿，减肥降压。

材料：干玉米须10克。

做法：将玉米须放入杯中，倒入开水，浸泡15分钟即可饮用。

宜忌：肾虚尿频者不宜。

点睛 玉米须又称龙须，有利尿消肿、平肝利胆、凉血泻热的功效，有一定的减肥作用，适合水肿、肥胖、高血压、糖尿病、黄疸肝炎患者饮用。

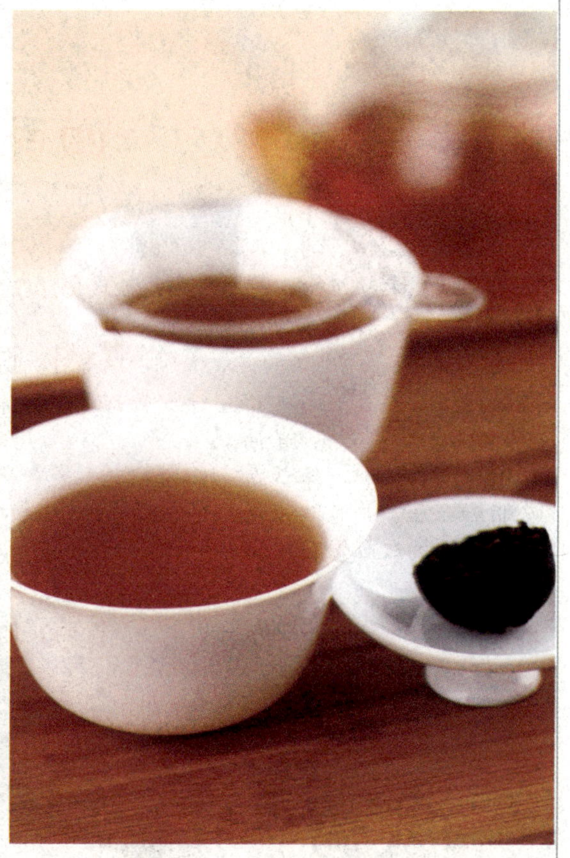

普洱消脂茶

功效：健脾消食，去腻减脂。

材料：普洱茶6克。

做法：将普洱茶置杯中，用沸水冲泡10分钟，或加清水煎沸5分钟即可，不拘时温服。

宜忌：一般人群皆宜。

点睛 此茶适用于肥胖症及恶心呕吐、咳嗽痰多等症，且不伤脾胃，对胃寒肥胖者最为适宜。

四味消脂茶

山楂

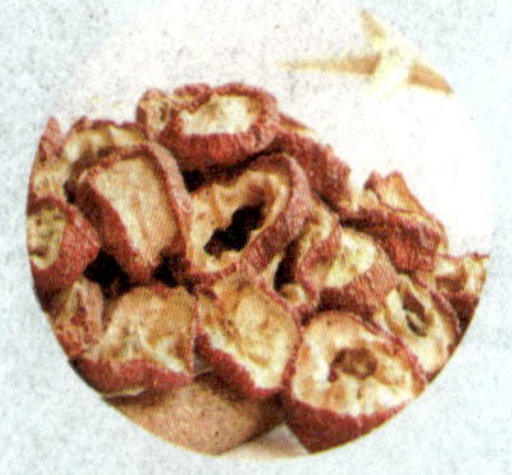

山楂可以化解油腻、消食化积、降低血脂和血压，并能软化血管，保护心血管健康。

功效： 缓泻通便，排毒清脂。

材料： 陈皮、山楂干各10克，甘草、决明子各5克，冰糖适量。

做法： 将陈皮、山楂干、甘草、决明子放入锅中，加水煮沸10分钟，滤掉茶渣，将茶汤倒入杯中，加入适量冰糖调匀即可饮用。

宜忌： 脾胃虚寒、大便溏泻者不宜。

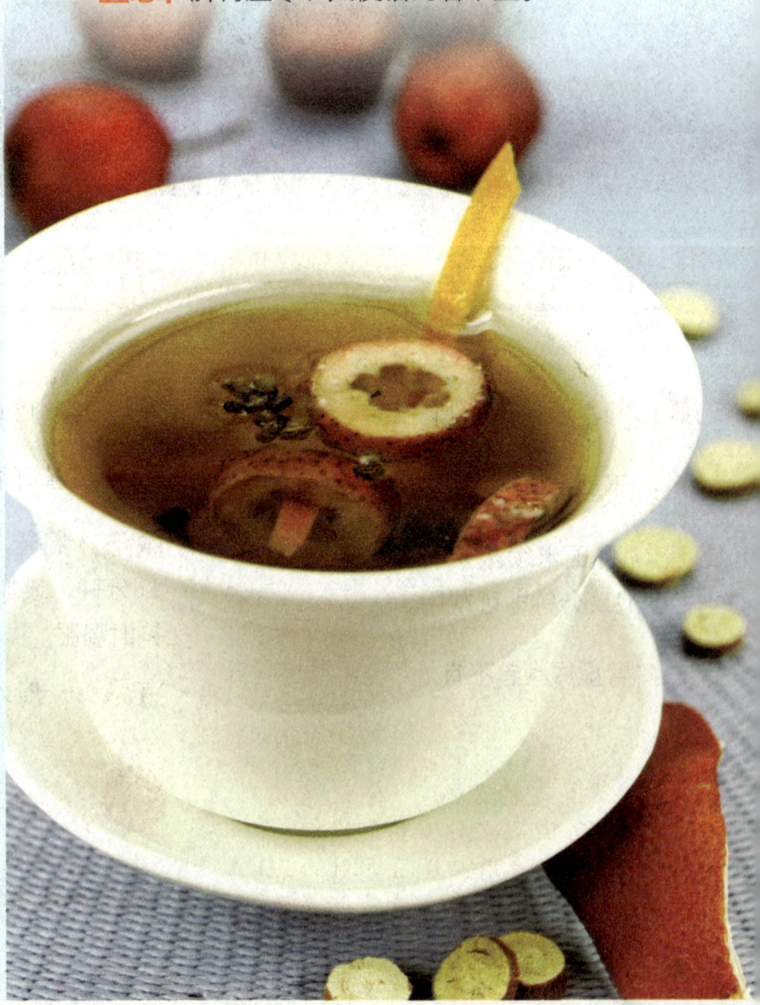

陈皮

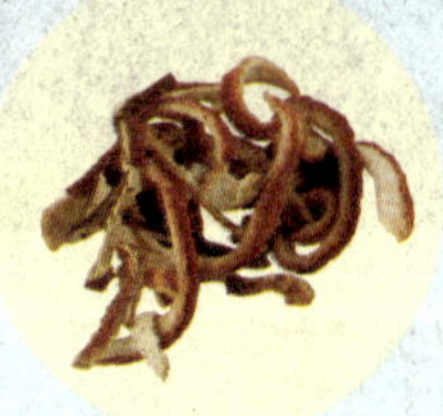

陈皮可理气健脾、促进消化、利水化痰，适用于消化不良、肥甘油腻、腹胀腹痛等症。

点睛 此茶适合食火盛、易便秘、血脂过高的肥胖者饮用。

海带决明茶

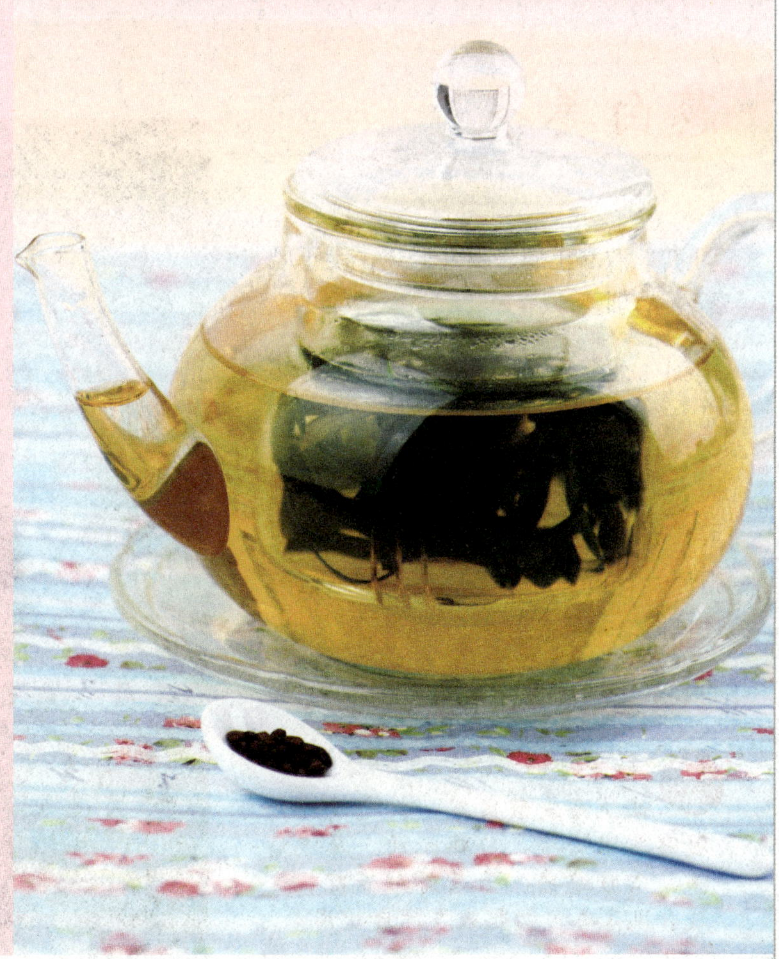

决明子

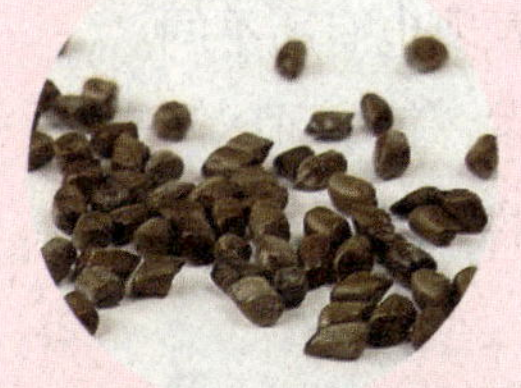

决明子有缓泻作用，并可利水通便，降低血清胆固醇，是天然减肥药。

海带

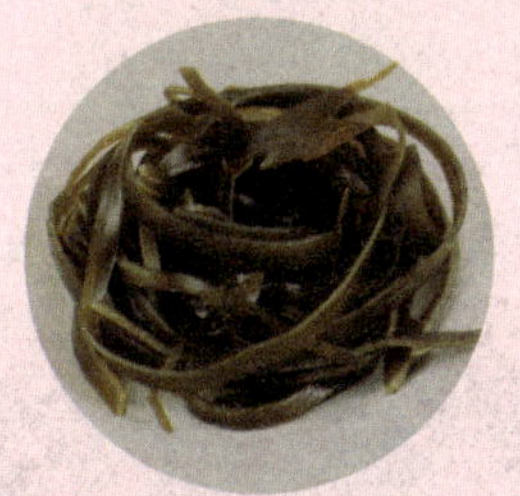

海带性寒、味咸，能软坚化痰、利水清热、降压消脂，是减肥佳品。

点睛 高血压、高血脂症、糖尿病及肥胖常常如影随形、相伴相生，此茶有助于全面改善以上问题。

功效：祛脂降压，减肥瘦身，通利二便。

材料：海带10克，决明子15克。

做法：将海带用清水浸泡软，切细丝，与决明子同置于保温杯中，以沸中冲泡，加盖闷20分钟，饮汤，决明子余渣弃去。每日1剂。

宜忌：脾胃虚弱、大便溏泻者不宜。

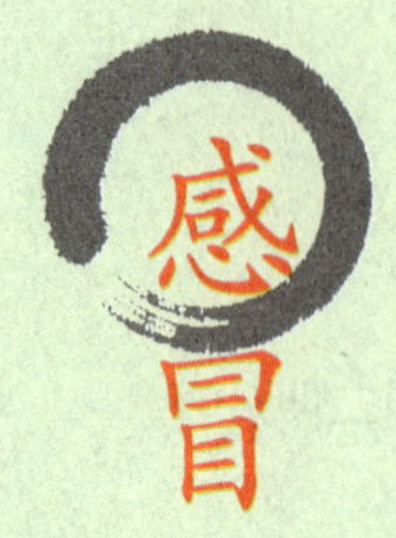

感冒

感冒是一种常见的疾病，一年四季都可发生。由于四季气候不同，病邪与患者体质各异，其临床表现也有所不同。大体上可以分为风寒感冒和风热感冒两大类，其中可以有夹暑、夹湿和体虚等情况。临床应根据不同的症状特点，选择适当的药茶进行调治。

风寒感冒者宜多饮辛温解表的茶饮，可添加香菜、葱白、生姜、豆豉、紫苏叶等材料。风热感冒应多饮辛凉解表的茶饮，可添加菊花、桑叶、薄荷、萝卜、梨、荸荠等材料。

一般茶饮对感冒初起时的轻微症状有效，但重症感冒服用药物期间，茶饮作用就不明显了，是否服用还要遵医嘱。

葱白姜茶

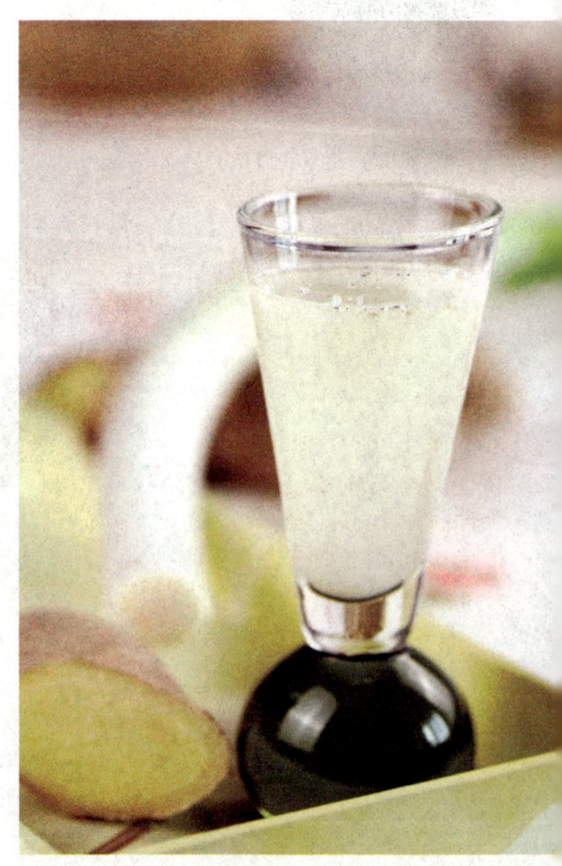

功效：散寒止痛、发汗退热，用于风寒感冒初起。

材料：生姜、大葱（白色部位）各15克，白糖适量。

做法：将生姜、大葱分别洗净，剁碎，放入榨汁机中，加入适量水，搅打成汁，过滤后倒入杯中，加入适量白糖搅匀即可饮用。

宜忌：热性感冒、重症感冒者不宜。

点睛 此饮可发散风寒，促进发汗，缓解恶寒怕冷、头痛无汗、鼻流清涕、四肢酸痛、舌苔薄白等症状，适合风寒感冒初起未发汗者饮用。

生姜

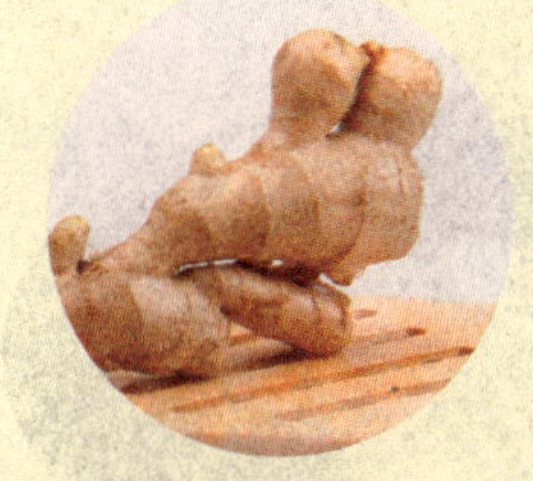

生姜用于解表，发散风寒，多用于治感冒轻症及预防感冒。

苏叶

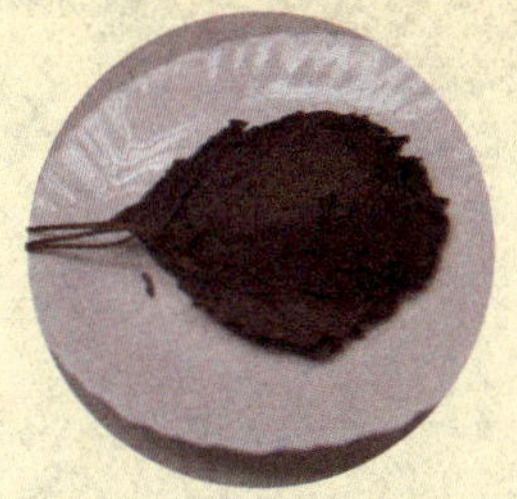

苏叶芳香升散，具有散寒解表、宣肺止咳、理气和中的功效，主治外感风寒、恶寒发热、头痛无汗、咳嗽气喘、脘腹胀闷、呕恶腹泻等。

点睛 此茶适用于风寒感冒症见头痛发热，或有恶心、呕吐、胃痛、腹胀等症的肠胃不适型感冒。感冒初起时饮用效果最佳，也可用于预防感冒。

姜苏茶

功效：疏风散寒，暖身发汗，理气和胃，适用于风寒感冒初起。

材料：生姜、苏叶各3克，红糖适量。

做法：生姜切细丝，苏叶洗净，放入杯内，加开水冲泡10分钟，调入红糖，代茶饮用。每日2剂，分上午、下午温服。

宜忌：阴虚内热及有实热者不宜。

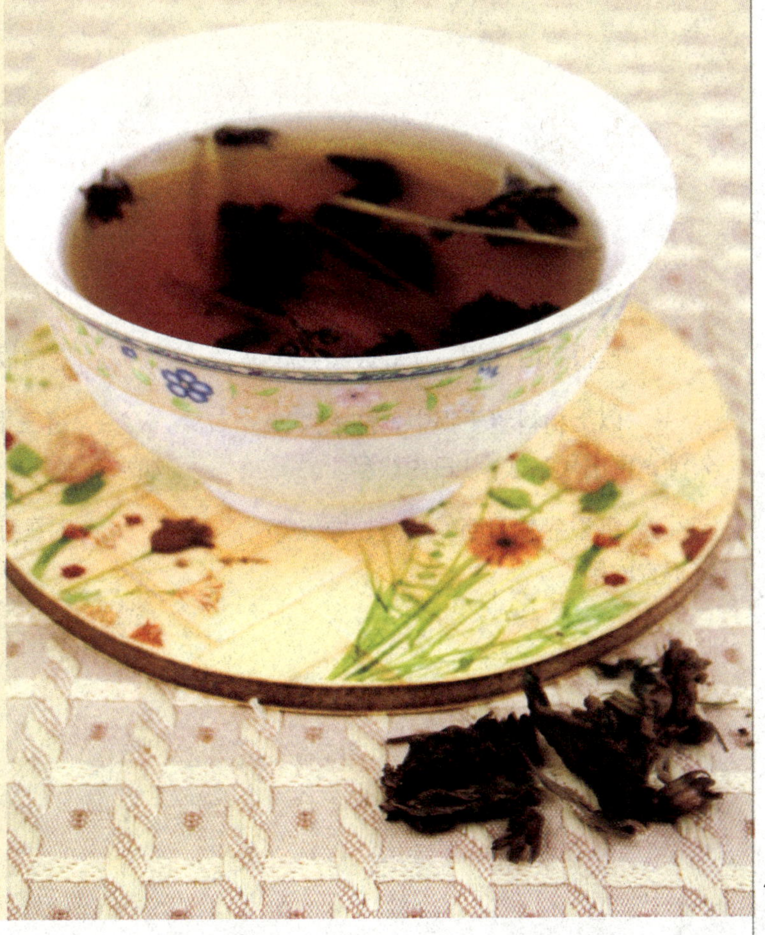

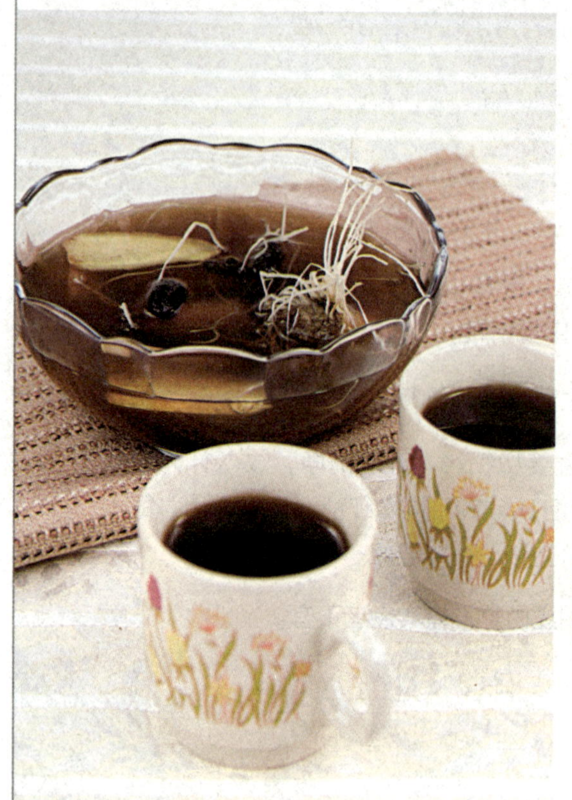

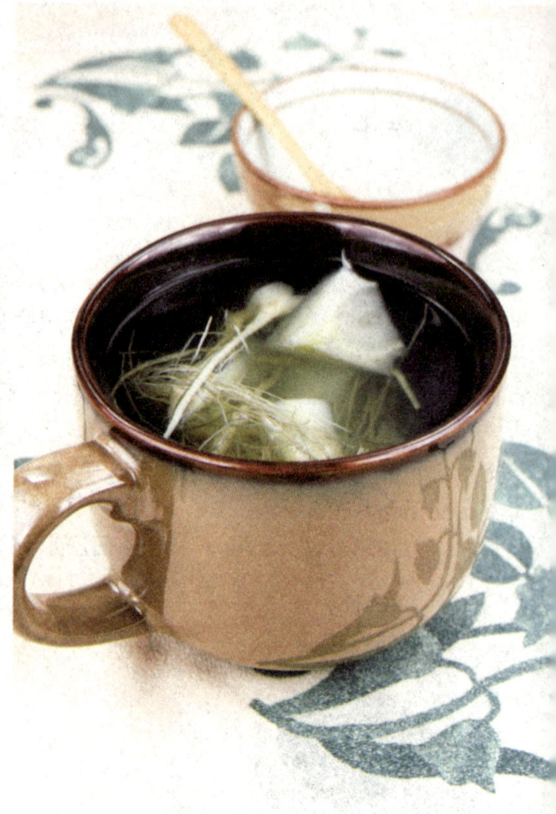

葱豉茶

功效： 发汗解表，用于风寒感冒初起。

材料： 连根葱白10根，淡豆豉20克。

做法： 以上材料置于锅中，加水煮10分钟，倒出代茶饮，1日内饮尽。

宜忌： 患重症感冒而发热重、咳嗽频者不宜饮用。

点睛 此茶是治疗轻症风寒感冒的简易方。葱白发汗散寒解表，淡豆豉解表宣郁除烦。此茶用于风寒感冒所致头痛、全身酸楚、恶寒微热、鼻塞流涕或伴咽痛咳嗽者。

三根茶

功效： 防治轻症感冒，抗流感。

材料： 葱白根、萝卜根、白菜根各50克。

做法： 将三根分别洗净，放入锅中，加水煮沸15分钟后，倒出趁热饮用。

宜忌： 对重症感冒者效果不佳。

点睛 此茶有一定的杀菌消炎、抗病毒的作用，对预防流行性感冒有不错的效果。

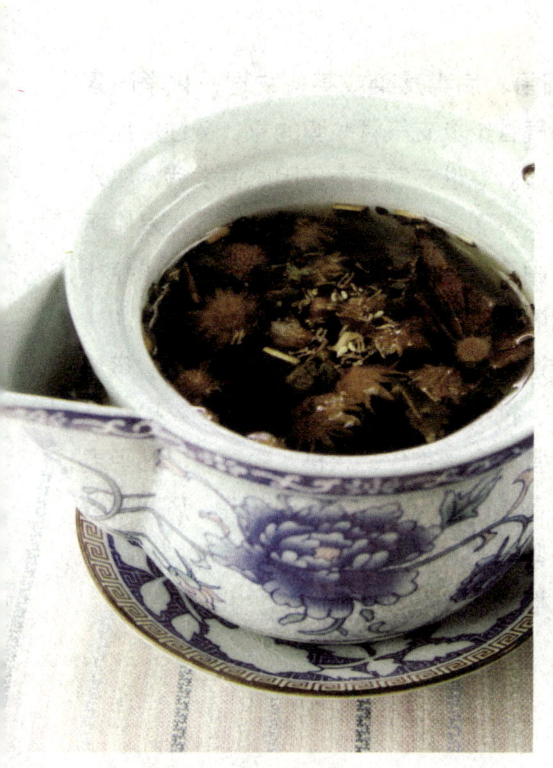

桑菊薄荷茶

功效：疏散风热，用于风热感冒。

材料：桑叶、菊花各10克，薄荷6克。

做法：将以上三种材料放入茶壶中，以沸水冲泡，加盖闷10分钟后，倒出代茶饮。1日内饮尽。

宜忌：风寒感冒有头痛、恶寒重、无汗表现者不宜饮用。

点睛 此茶清凉发散，可疏散风热表邪、清利头目，用于风热感冒所致头痛、咳嗽及目赤、咽痛、发热、口渴、微有恶寒等。

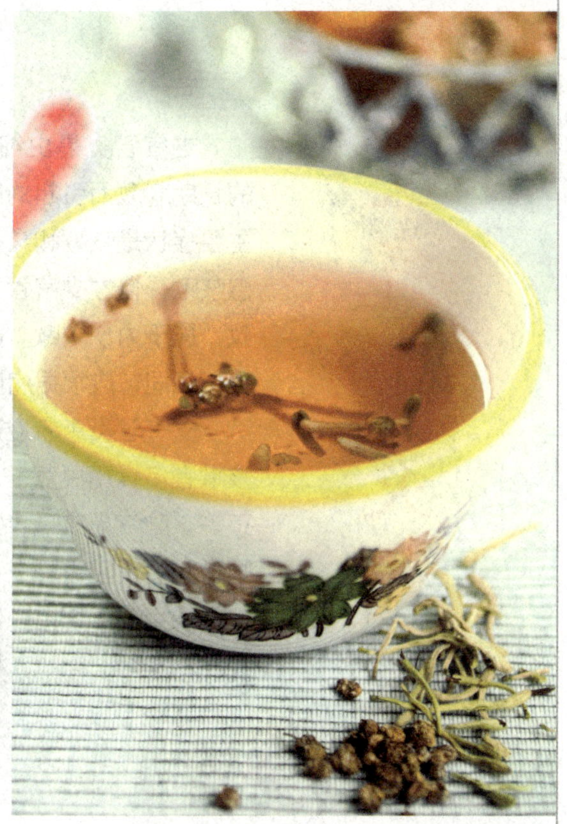

双花解毒茶

功效：清热解毒，消炎消肿，用于风热感冒。

材料：金银花、野菊花各10克，冰糖适量。

做法：将金银花、野菊花和冰糖放入杯中，冲入沸水，加盖闷泡15分钟，即可饮用。

宜忌：风寒感冒、虚寒者不宜。

点睛 此茶适用于风热感冒有目赤肿痛、头痛晕眩、疔疮痈肿、咽喉肿痛者，也可用于支气管炎。

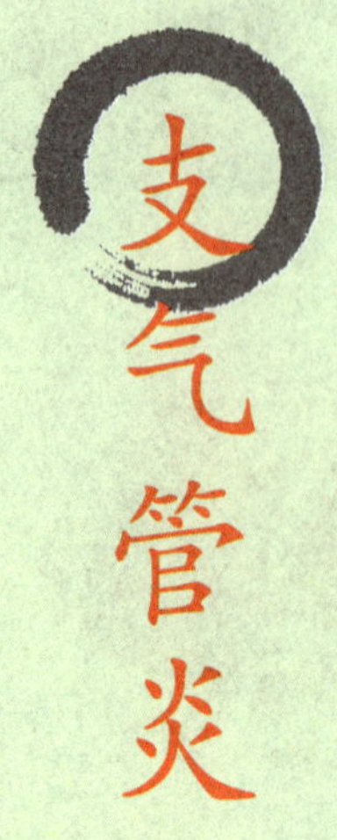

支气管炎

支气管炎是由细菌、病毒感染或某些物理、化学因素的长期刺激而引起的气管炎及支气管黏膜的急、慢性炎症。主要症状是咳嗽和咳痰。急性支气管炎多因感冒发病，属外感咳嗽；慢性支气管炎多因急性期未及时治愈，反复发作所致，属于内伤咳嗽。由于病因不同，虚实不同，故临床症状各不相同，应根据病情对症选择药茶方。

支气管炎患者应选用润肺生津、止咳化痰的茶饮。痰热咳嗽宜多食用白萝卜、枇杷、荸荠、丝瓜、梨、罗汉果、绿茶等。肺气虚咳嗽者宜多食用杏仁、核桃、白果等。肺阴虚咳嗽宜多食用银耳、百合、牛奶、蜂蜜、山药等。风寒咳嗽宜食用生姜、葱白、紫苏、陈皮、桔梗、香菜等。燥热咳嗽宜食用桑叶、橄榄、枇杷、芦根、冰糖、梨、甜杏仁等。

桑叶茶

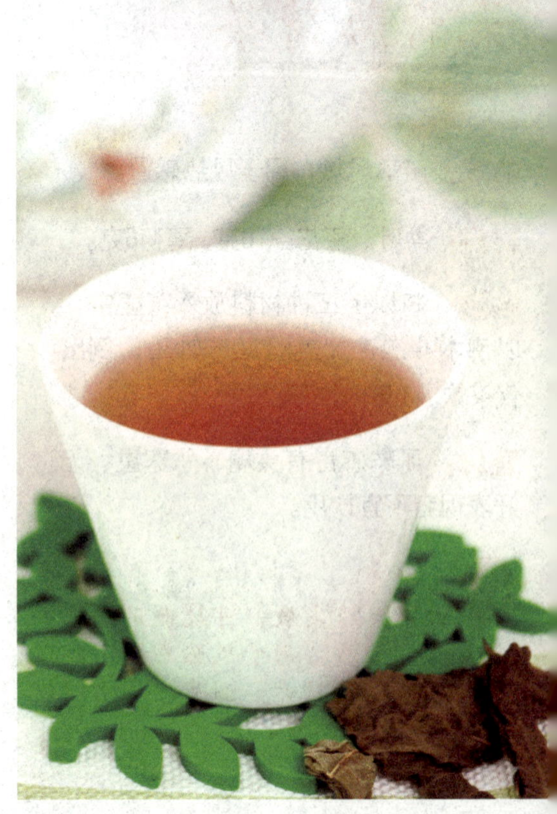

功效：祛风平喘，止咳化痰，用于风热痰喘。

材料：经霜桑叶30克，绿茶3克。

做法：将桑叶加水煎沸10～15分钟，取汁，冲泡绿茶。不拘时温服。

宜忌：体质虚寒及寒咳者不宜。

点睛 此茶适用于肺热咳嗽、痰中带血，或支气管扩张咯血、肺结核咯血等症。

五汁茶

梨

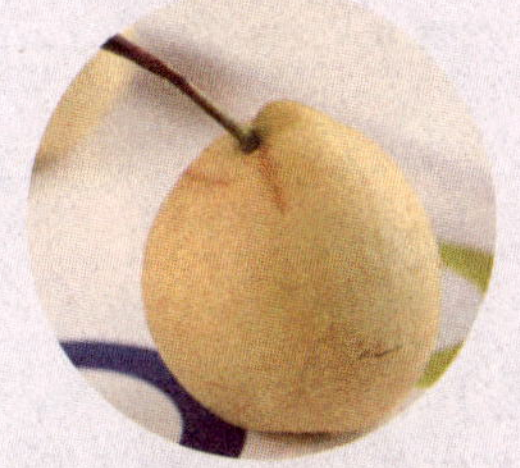

梨具有清肺养肺的作用，可化痰止咳，养护咽喉，预防感冒，抵御空气污染。

荸荠

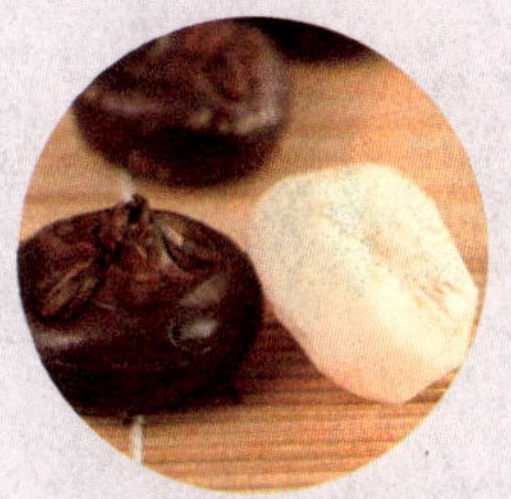

荸荠可用于阴虚肺燥及痰热咳嗽，对防治慢性支气管炎、咽喉肿痛有不错的效果。

功效： 清肺润燥，清热生津，用于热性咳嗽。

材料： 梨、鲜藕、荸荠各50克，芦根15克，麦冬20克，冰糖15克。

做法： 将芦根、麦冬、冰糖煎出汤药汁约100毫升。梨去核、藕和荸荠去皮，洗净后切块，一起放入榨汁机中，加入煎好的汤药汁一起打成汁，倒入碗中即可代茶饮用。

宜忌： 脾胃虚寒者不宜。

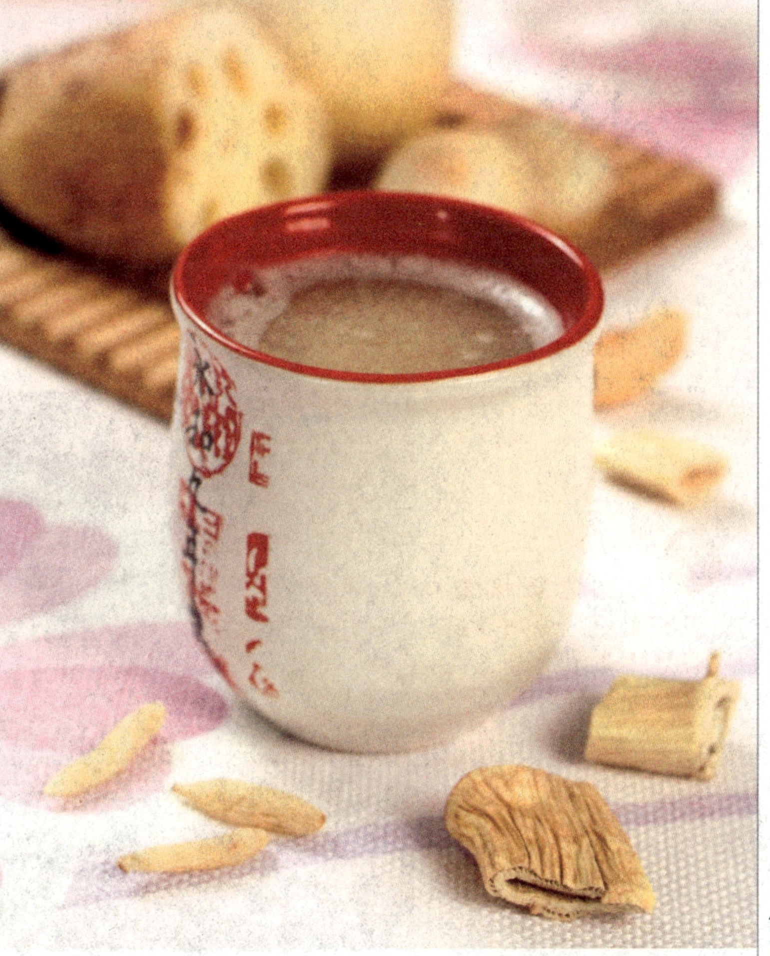

点睛 此茶能生津凉血、清热化痰，适用于风热感冒，风燥、肺燥等引起的热咳、口干、口渴、咽痛等。

杏仁

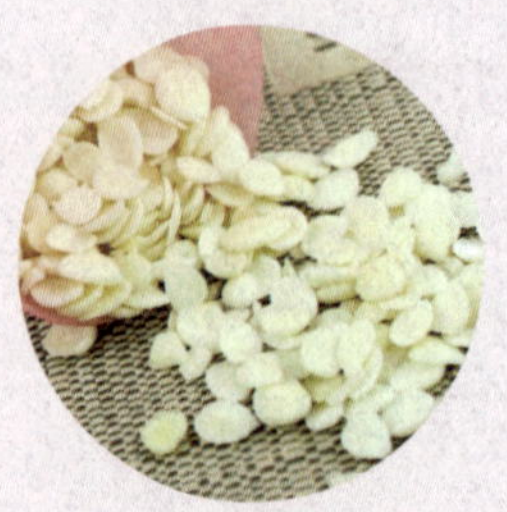

杏仁可润肺、止咳、平喘，用于虚劳咳嗽，是肺燥、肺气虚所致肺病患者的天然良药。

核桃仁

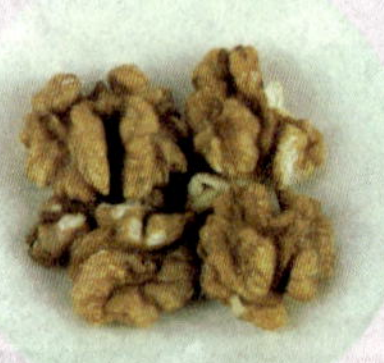

核桃仁补肺肾、生津润燥，常用于肺气虚所致咳嗽、气喘、津亏口干等。

点睛 此茶能止咳喘、润肺燥，尤其是对于虚弱型的老年慢性支气管炎有很好的改善作用，兼有抗衰老作用。

杏仁核桃茶

功效：润肺止咳，平喘化痰，用于肺气虚、肺燥及风寒咳嗽。

材料：熟核桃仁、松子仁、杏仁各10克，蜂蜜适量。

做法：将核桃仁、松子仁、杏仁研磨成粉，加适量水和蜂蜜，煮成稀糊状，倒入杯中代茶饮用。

宜忌：热咳、郁火、腹泻者不宜。

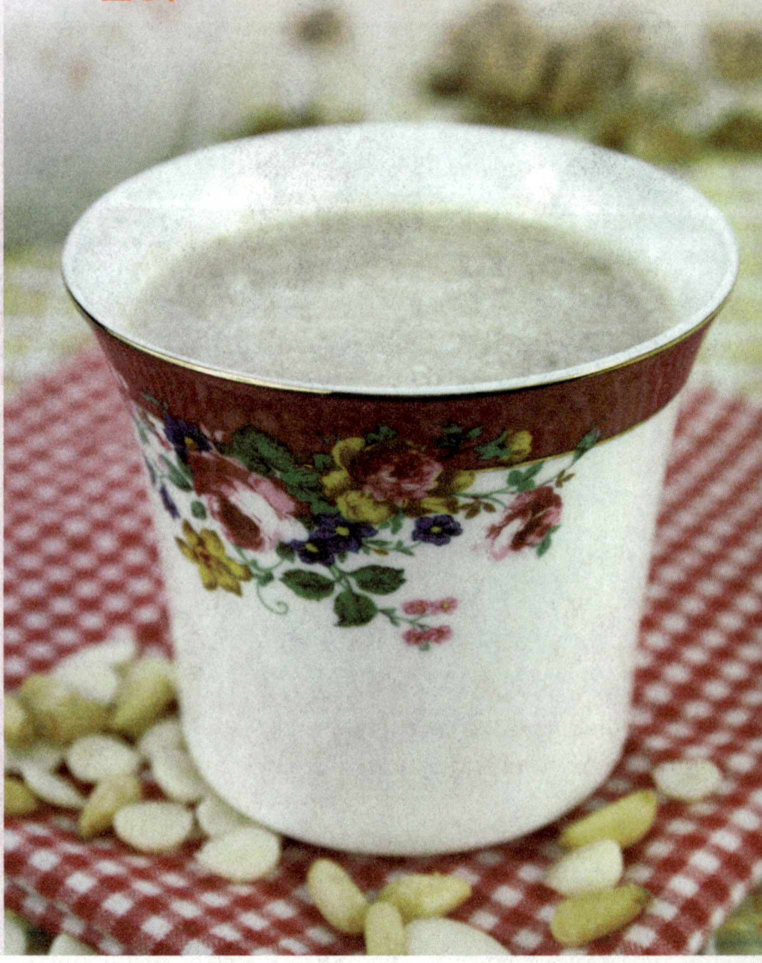

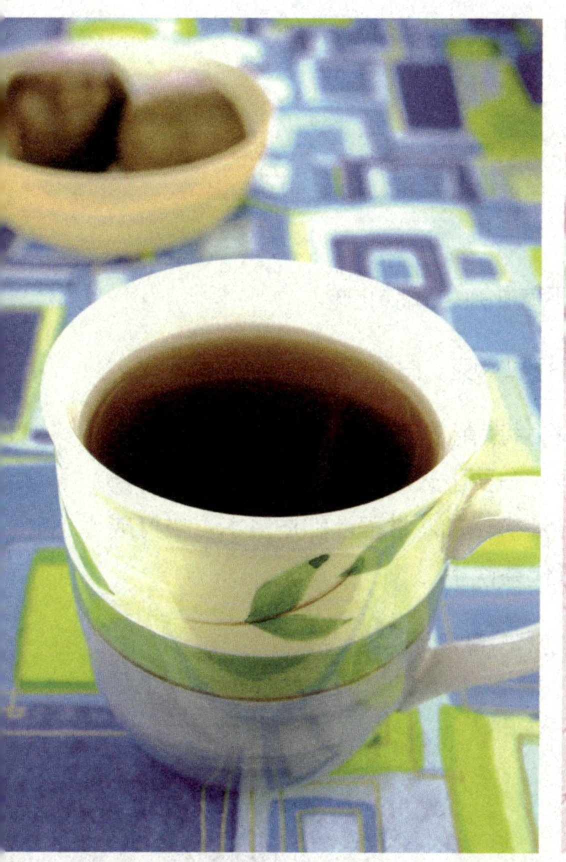

罗汉果茶

功效： 清热化痰，润喉止渴，用于痰火喉痛。

材料： 罗汉果5克，冰糖2块，绿茶1克。

做法： 将罗汉果切碎，与绿茶和冰糖一起放入杯中，用开水冲泡10分钟即可。

宜忌： 胃寒湿困者忌服。

点睛 此茶可生津止渴、化痰止咳，能降血压，多用于急(慢)性支气管炎、急慢性扁桃体炎、慢性咽喉炎等的辅助食疗。

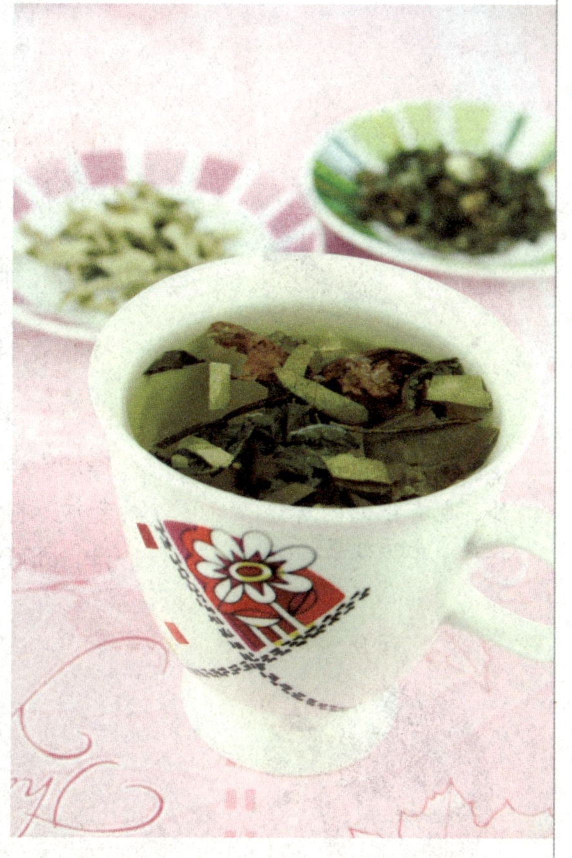

蒲公英甜菊叶茶

功效： 消肿，清咽，止咳。

材料： 蒲公英、甜菊叶各15克，冰糖适量。

做法： 将蒲公英、甜菊叶和冰糖放入杯中，冲入沸水，加盖闷泡15分钟，即可代茶频饮。

宜忌： 脾虚腹泻者不宜。

点睛 此饮能清热解毒、消肿散结，适用于咽痛、目赤、感冒发热、急性扁桃体炎、急性支气管炎、疔疮肿毒等。

甘蔗萝卜百合茶

功效：下气化痰，润肺止咳。

材料：甘蔗100克，白萝卜50克，鲜百合20克。

做法：将甘蔗削皮，切小块，榨汁；鲜百合择洗干净；白萝卜去皮，洗净，切块。二者一起放入榨汁机，加入甘蔗汁和适量水，搅打成汁，即可代茶饮用。

宜忌：虚寒咳嗽者不宜。

白萝卜

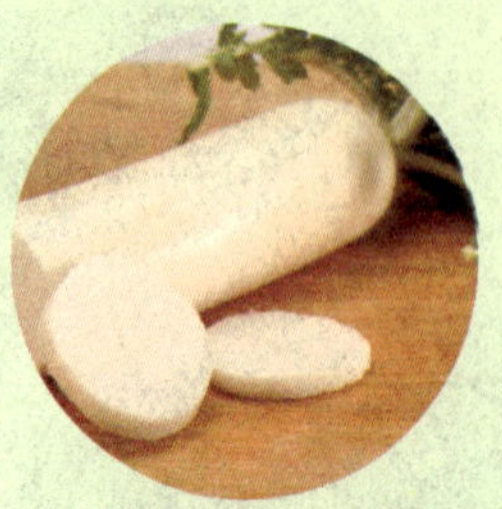

白萝卜除有消食化痰、顺气利尿的作用外，也有很好的清热、止血、止咳效果。

百合

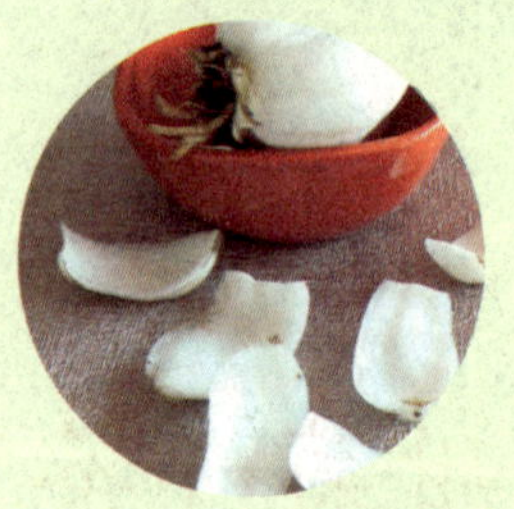

百合可养阴清热、润肺止咳，常用于肺燥或肺热咳嗽、肺痨久咳、咯血等症的辅助食疗。

点睛 此茶适合因肺热引起的咳嗽痰多者饮用，对气管炎、肺结核等有辅助食疗作用。无病者饮用可养护呼吸系统，预防流感和各种传染病。

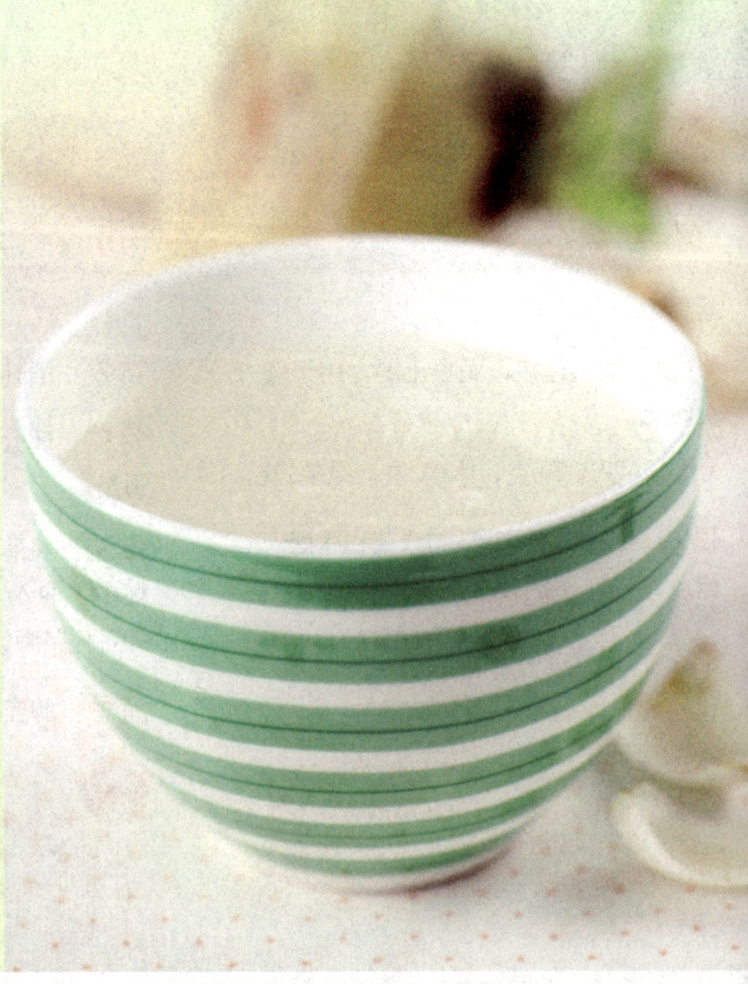

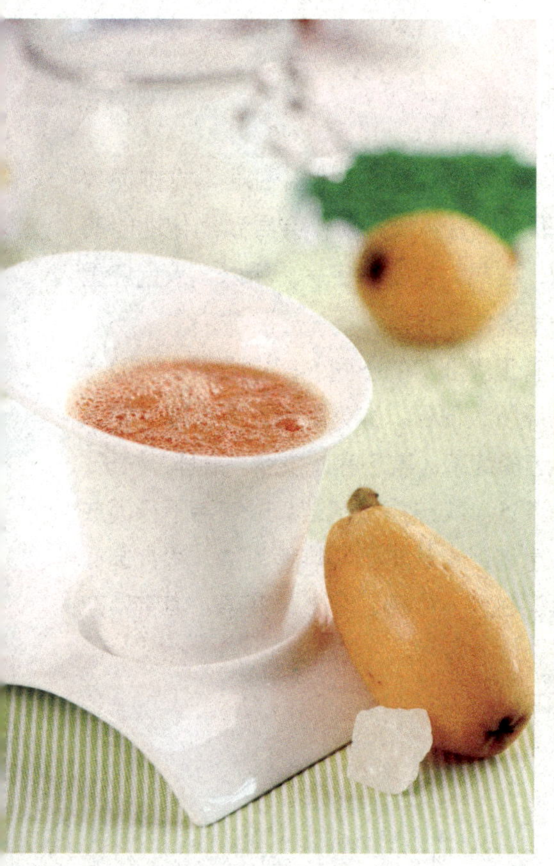

冰糖枇杷茶

功效：清热润肺，止咳化痰，生津止渴。

材料：枇杷150克，冰糖15克。

做法：枇杷去皮、核，洗净，切块，放入榨汁机，搅打成糊，倒出后加入冰糖融化，代茶饮即可。

宜忌：脾虚滑泄者不宜。

点睛 此茶对于肺热咳嗽多痰、肺燥久咳不愈、咽干口渴及咽喉肿痛、胸闷等特别有效。

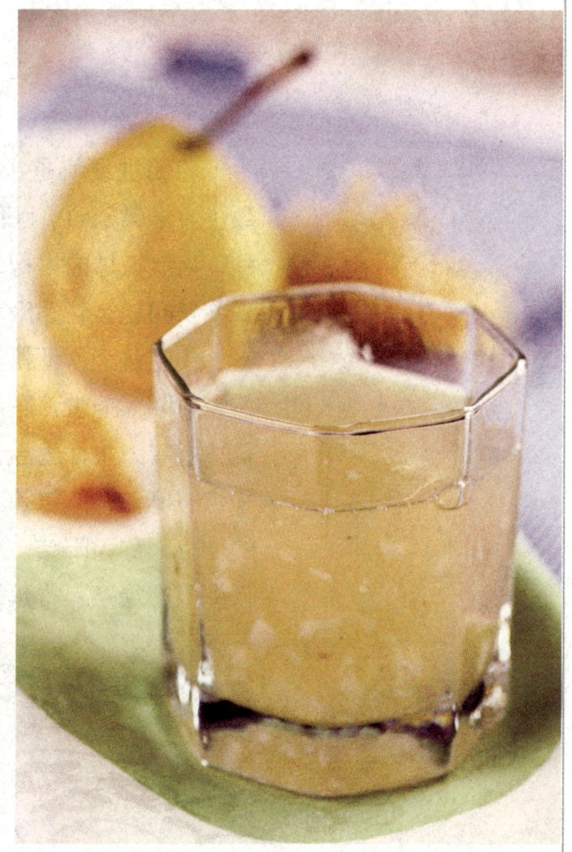

银耳梨茶

功效：润肺止咳，生津止渴。

材料：雪梨100克，水发银耳50克。

做法：雪梨去皮、核，切块；将银耳用水煮30分钟，晾凉。将二者一起放入榨汁机，加适量水，搅打成汁，即可代茶饮。

宜忌：虚寒腹泻者不宜。

点睛 此茶适合肺燥阴虚所致久咳干咳、痰中带血、口干咽燥者饮用，也是秋季润肺防燥的保健茶。

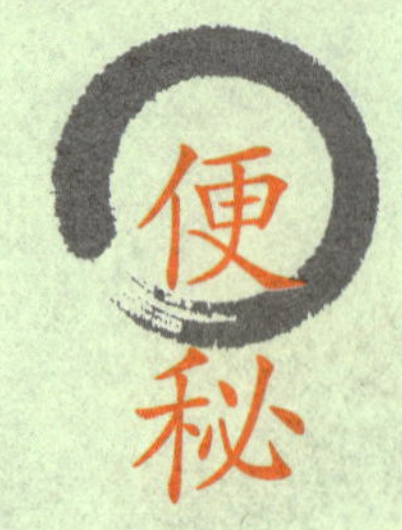

便秘

习惯性便秘是指大便干燥坚硬，排出困难，或排便次数少，通常3天以上不大便者。长期便秘会导致消化功能紊乱，毒素在体内堆积，容易引发各种疾病。所以，人们应重视便秘问题，确保日常排便的通畅。

中医认为，便秘有正虚邪实的不同。气虚阳弱、推动无力，或阴虚血少、肠燥所致便秘，称为阴结，患者以老年人及体虚者为主，适合选择红茶、黑芝麻、核桃、银耳、松子、蜂蜜、麻仁、桑椹等茶饮。实热痰湿壅结，或气滞不行而成的便秘，称为阳结，患者以青壮年及实热者为主，适合选择普洱茶、绿茶、香蕉、甘薯、牛蒡、萝卜、菠菜、海带、芦荟等茶饮。

芦荟茶

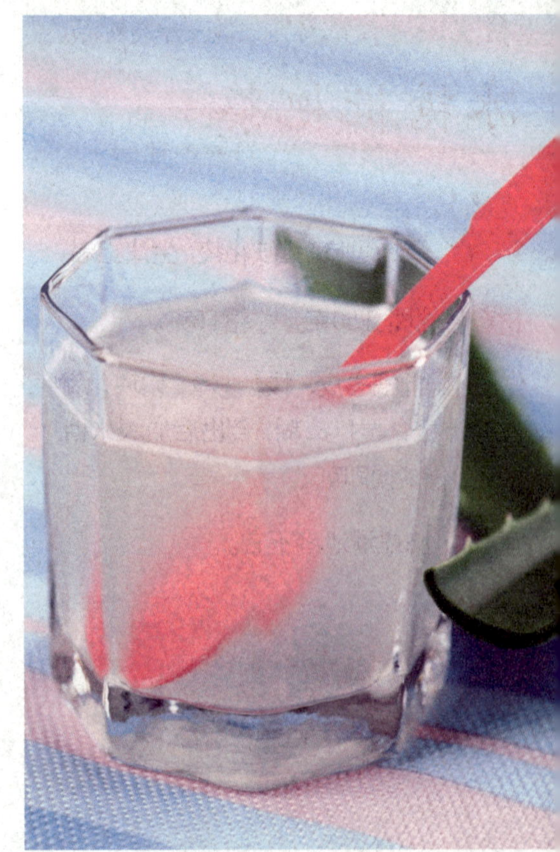

功效：泻下通便，清肝，杀虫。

材料：芦荟50克。

做法：芦荟去皮取肉，放入榨汁机中，加入适量水，搅打成汁即成。

宜忌：脾虚腹泻及孕妇忌用。

点睛 芦荟苦寒降泄，是治疗便秘的特效药，既能泻下通便，又能清肝火、除烦热。此茶可治热结便秘，兼治心、肝火旺、烦躁失眠等，对小儿疳积、便秘也很有效。但不宜久服。

番泻叶

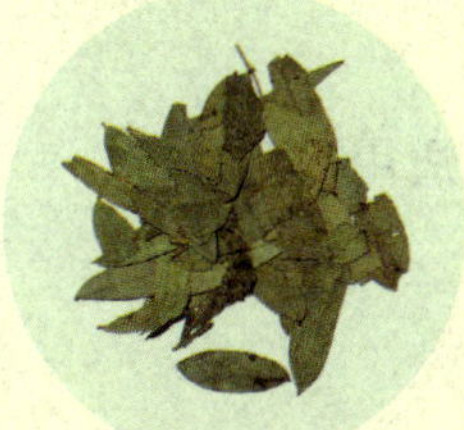

番泻叶是一种刺激性泻药，其有效成分可直接刺激肠道引起强烈蠕动，使肠内物质的运输及大肠的排空运动加速，对于顽固性便秘可发挥较好的疗效。番泻叶属于猛药，非严重便秘尽量少用，且不宜久服。

润通茶

功效： 润肠通便，清火泄热，排毒降脂。

材料： 番泻叶2克，枸杞子5克，陈皮2克，莲子心1克，决明子1克，山楂2片，百合花2片，冰糖1小匙。

做法： 将以上材料放入杯中，冲入热开水，闷泡5分钟即可饮用。

宜忌： 脾胃虚弱、易腹泻、非严重便秘者不宜。

点睛 此茶中的番泻叶、决明子都是强力通便的药材，应根据自身情况控制用量。此茶对于顽固性便秘、积热烦渴以及高血脂、肥胖者有较好的调理作用。此茶不宜久服。

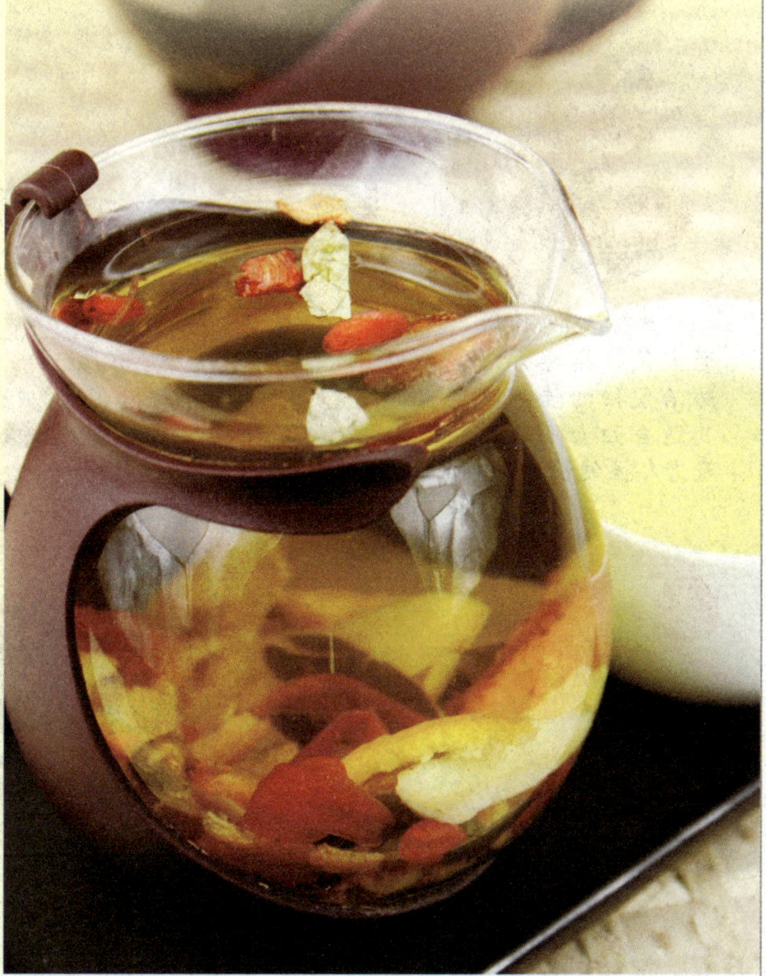

决明蜂蜜茶

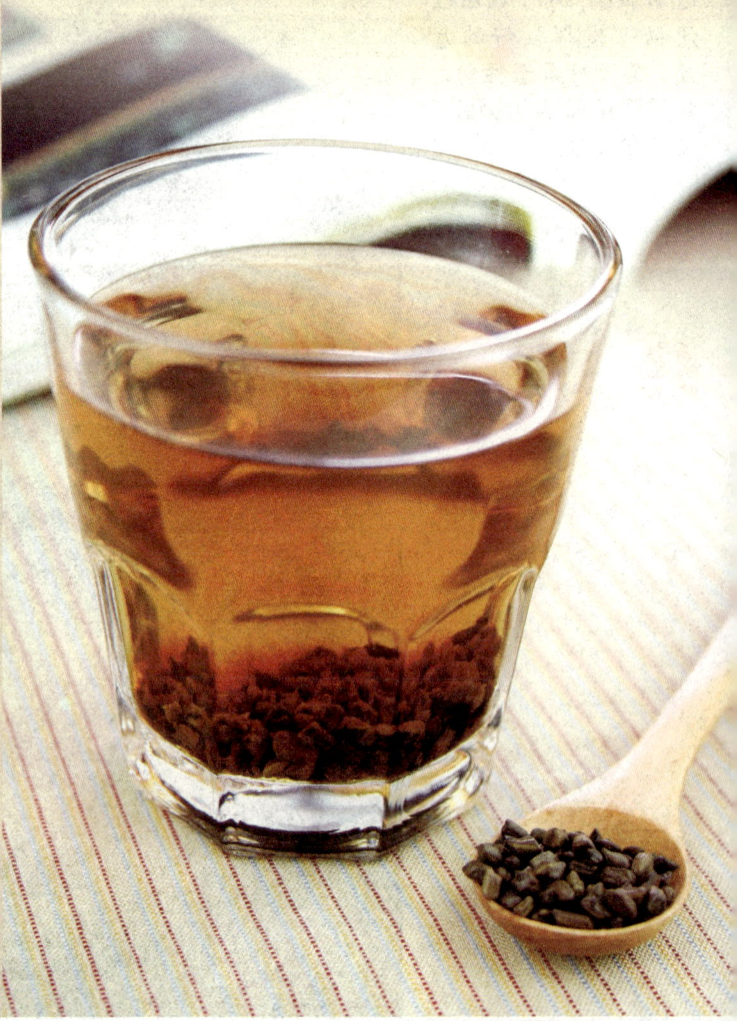

决明子

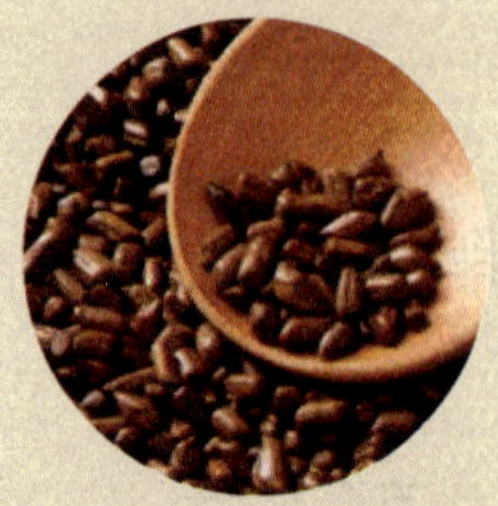

决明子又叫草决明，可以清热明目，其润肠通便排毒的功效也很强，有缓泻作用，能降脂降压，清除体内积存的毒素。

蜂蜜

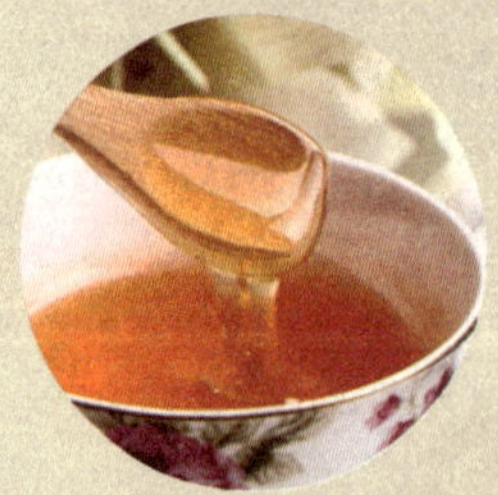

蜂蜜可润肠燥、通大便、排毒素，是防治便秘的佳品，尤其适合妇女产后便秘及老年性便秘者。

功效：润肠通便，降脂明目，适用于各种便秘及高脂血症、高血压等。

材料：决明子10克，蜂蜜适量。

做法：将决明子放入杯中，倒入开水，浸泡10分钟，待水温降至60℃以下时，放入蜂蜜搅匀即可。

宜忌：肠滑易泻者不宜。

点睛 此茶可滑肠通便，常用于大便秘结，并可改善因长期便秘引起的血压偏高、头晕目眩、目赤涩痛等症。

菠菜蜂蜜茶

功效： 防治大便涩滞不通、痔疮。

材料： 菠菜100克，蜂蜜15克。

做法： 菠菜择洗干净，切段，焯熟后放入榨汁机，加适量水，搅打成汁，倒入杯中，加入蜂蜜搅拌均匀即可。

宜忌： 脾虚肠滑者不宜。

点睛 此茶对各类便秘的防治效果均非常好，有利于清肝排毒，还能缓解痔疮出血状况。

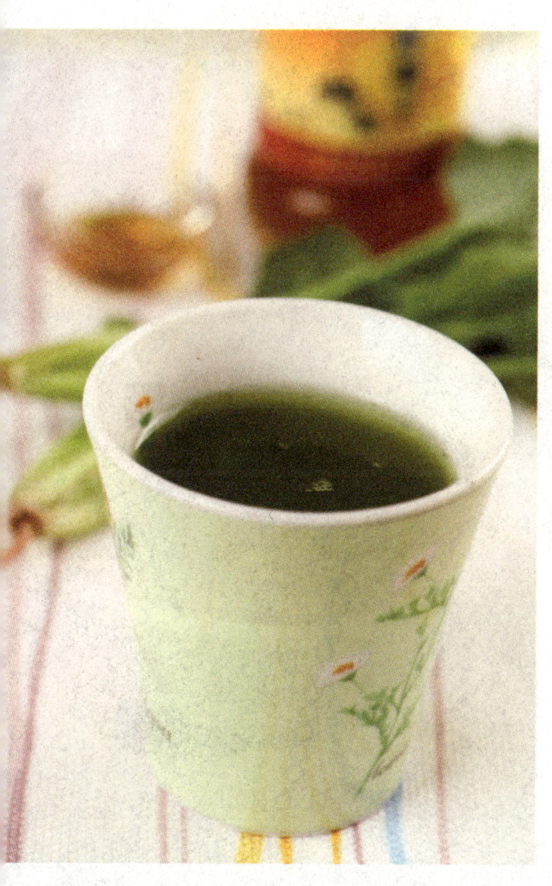

香蕉蜂蜜茶

功效： 润肠通便，缓解便秘、高血压。

材料： 香蕉100根，蜂蜜15克。

做法： 将香蕉去皮，切段，放入榨汁机打成香蕉汁，倒出后再调入蜂蜜，拌匀代茶饮。

宜忌： 肠滑易泻者不宜。

点睛 此茶适合中老年大便秘结、难排者，并可改善因此引起的烦渴、高血压等问题。

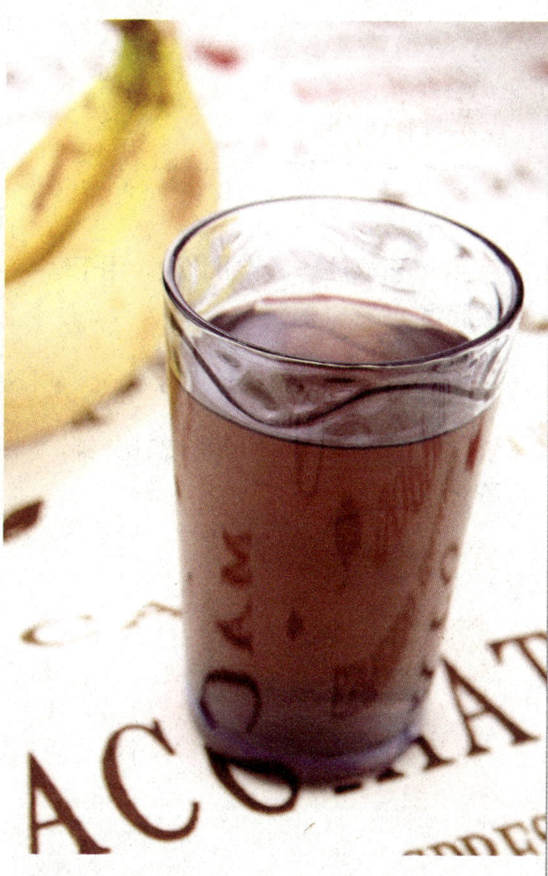

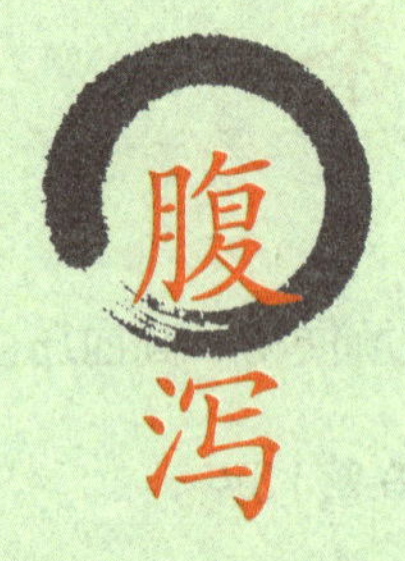

腹泻

腹泻又称泄泻，以排便次数增多、泻下粪便稀薄或如水样为其主要症状。能引起腹泻的疾病包括急(慢)性肠炎、肠结核、肠功能紊乱等疾病。本病多由于感受外邪、饮食不节、情志失调、久病体虚等引起大肠传导功能失常所致，夏秋季节更为高发。中医认为，引起腹泻的原因很多且比较复杂，如寒湿、湿热、伤食、脾虚、肾虚等原因都会引起腹泻，所以在饮食调养时还是要辨证施治。

腹泻时可以适当喝红茶，并搭配有收敛涩肠、补气健脾作用的材料，如莲子、芡实、山药、栗子、红枣、生姜、陈皮、石榴皮等。

姜陈茶

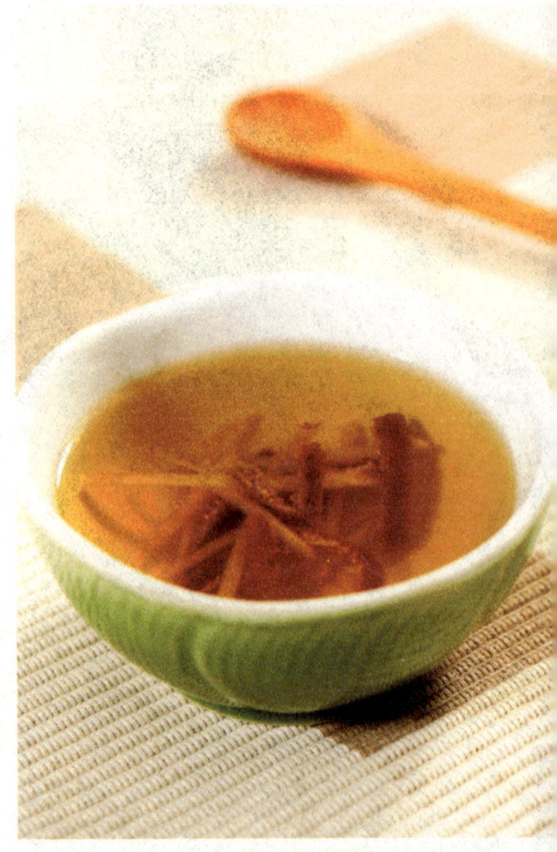

功效：解表散寒，芳香化浊，用于寒湿腹泻。

材料：陈皮10克，生姜7克。

做法：将以上材料加水煎沸10分钟，取汁温饮。

宜忌：便秘者忌用。

点睛　此茶适用于寒湿型腹泻，表现为大便清稀呈水样、腹痛肠鸣、上吐下泻或伴有风寒感冒的症状。

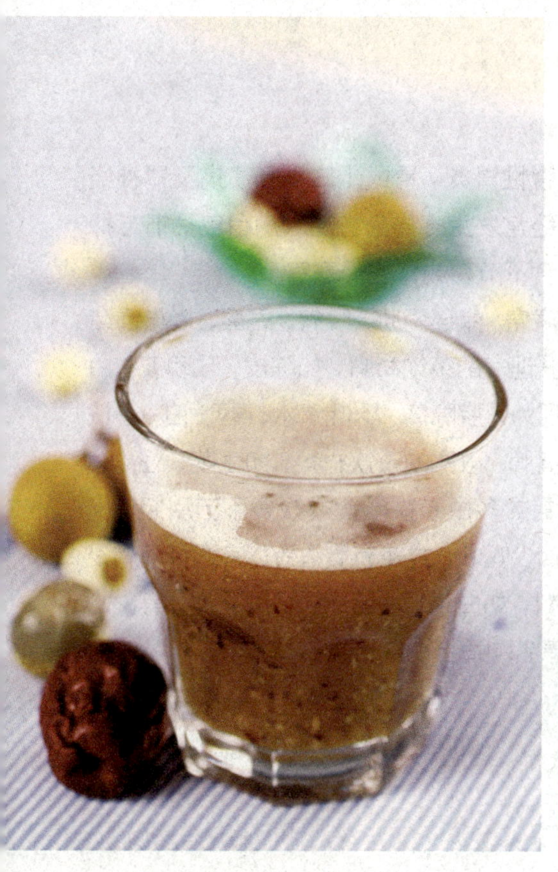

莲枣龙眼茶

功效：健脾益气，止泻固涩，养心安神，用于脾虚寒泻。

材料：红枣、去心莲子各15克，龙眼20克。

做法：红枣去核，与莲子同煮至软烂，晾凉，连同汤汁一起倒入榨汁机。龙眼去壳、核，取果肉，也放入榨汁机。将三种材料搅打成汁即成。

宜忌：湿热腹泻及便秘者不宜。

点睛 此茶适合气血虚弱、脾胃虚寒引起的慢性腹泻者饮用。

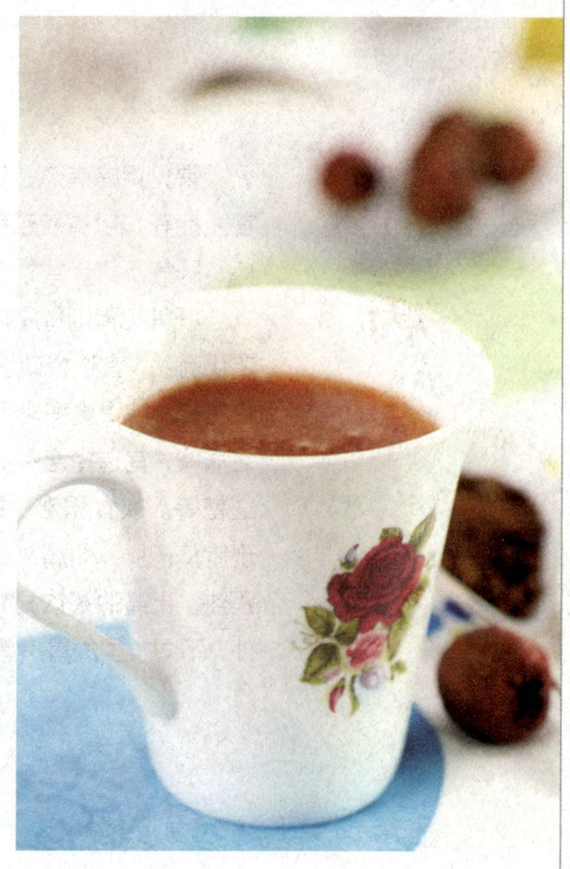

山楂止痢茶

功效：清热消滞，化湿消炎，止泻止痢，用于湿热型腹泻。

材料：山楂60克（半生半熟），茶叶15克，生姜6克，红糖15克。

做法：将山楂、茶叶、生姜加水煎沸10～15分钟，取汁，冲入红糖即可。每日1剂，不拘时饮服。

宜忌：孕妇不宜。

点睛 此茶可缓解湿热痢疾、细菌型痢疾及肠炎引起的腹泻、腹痛。

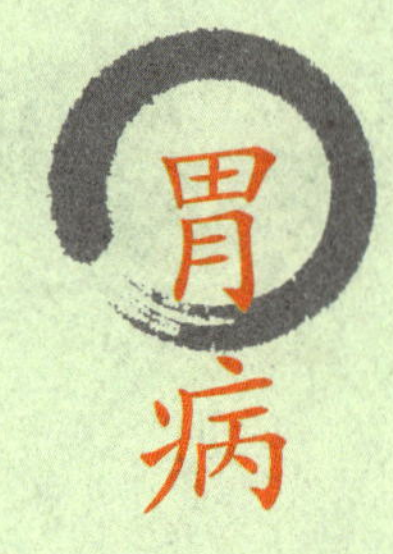

胃病

常见胃病有急、慢性胃炎，胃或十二指肠溃疡及胃神经官能症等，以胃脘部经常发生疼痛为特征。病因包括情志抑郁、肝气不舒，或饮食不节，或胃虚受寒等。

肝气犯胃则胃脘疼痛，牵连两胁、嗳气、吞酸，多与情绪变化有关，宜选择疏肝理气的茶饮材料，如陈皮、玫瑰花、白梅花等。脾胃虚寒表现为胃脘隐痛、泛吐清水、喜暖怕冷、按之痛减，宜选择温中健脾、散寒的茶饮材料，如生姜、红枣、红糖等。饮食积滞、胃热多由暴饮暴食或饮食不节引起，出现脘痛闷胀、灼痛、食少呕吐，或兼有腹泻等，宜选择清胃、泻热、止痛的茶饮材料，如白菜、马齿苋、甘蔗、茶叶等。此外，不同类型的胃病患者均适合以红茶来养胃。

姜枣红糖茶

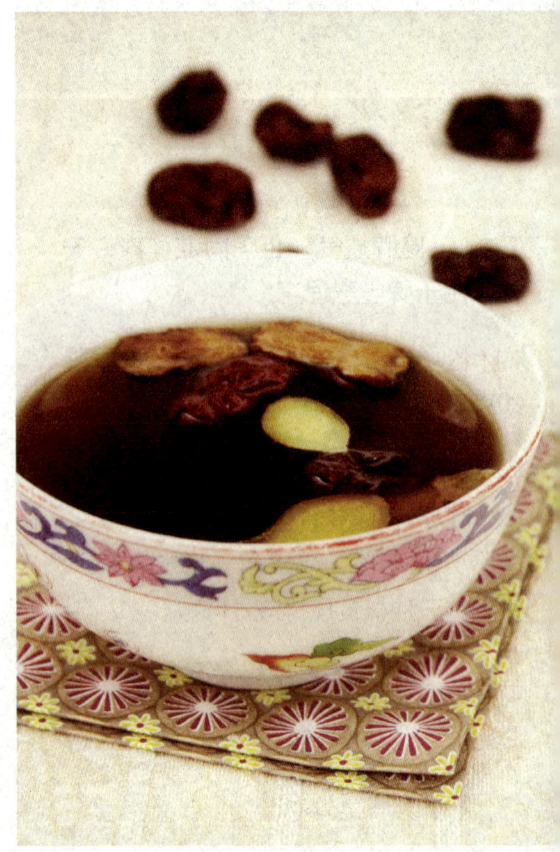

功效：温中和胃，降逆止呕。

材料：生姜、红枣各20克，醋、红糖各适量。

做法：将生姜洗净，切片，以醋浸泡1昼夜。用时取生姜3片，加红枣、红糖，用沸水闷泡5分钟即可，代茶温饮。

宜忌：胃热者不宜。

点睛 此茶适用于食欲不振、反胃呕吐及胃寒引起的胃脘痛等。

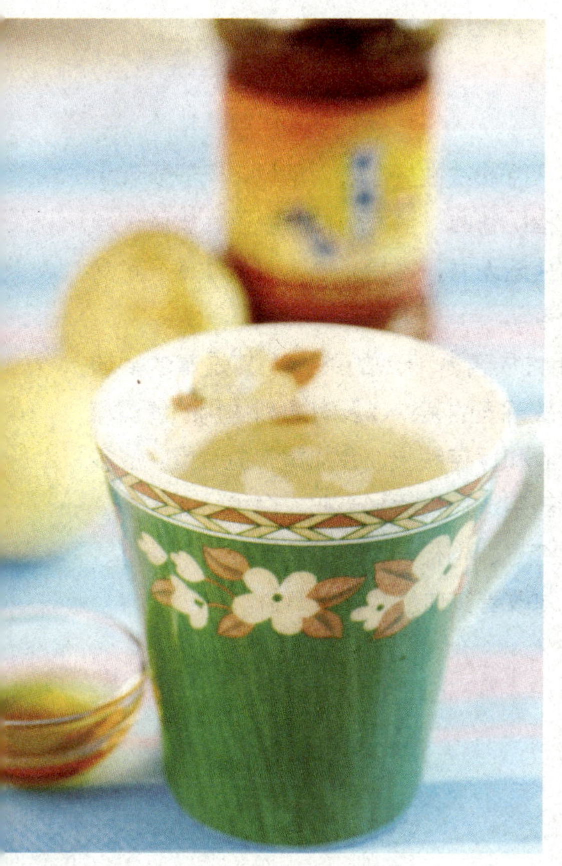

土豆蜂蜜茶

功效：和脾胃，止胃痛，保护胃黏膜。

材料：土豆100克，蜂蜜15克。

做法：土豆去皮，洗净，上蒸锅蒸熟，晾凉，切块，放入榨汁机，加适量水，搅打成汁，倒入杯中，稍晾后加蜂蜜搅匀即可。

宜忌：土豆一定要煮熟。

点睛 此茶非常温和，寒热胃痛皆宜。本茶可用于脾胃虚弱、消化不良，表现为脘腹作痛、大便不利者，对胃及十二指肠溃疡也有益处。

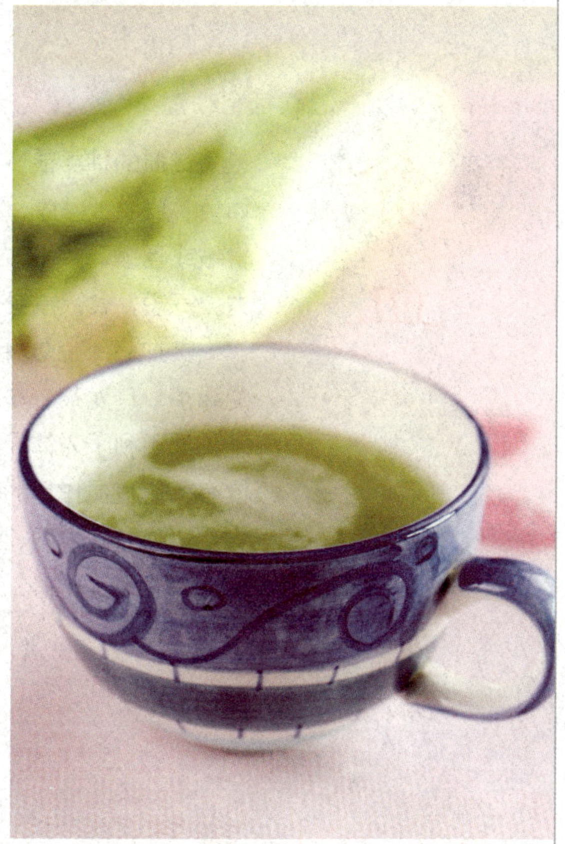

白菜根茶

功效：清胃热，生津止痛，治胃溃疡。

材料：大白菜200克。

做法：将大白菜洗净，切块，放入榨汁机中，倒入适量清水，搅打成汁，饭前加热温服。

宜忌：胃寒者不宜。

点睛 此茶可养胃生津、清热除烦，适合胃热不和所致脘腹胀满、胃痛不适、消化不良者，对治疗胃溃疡也有益。

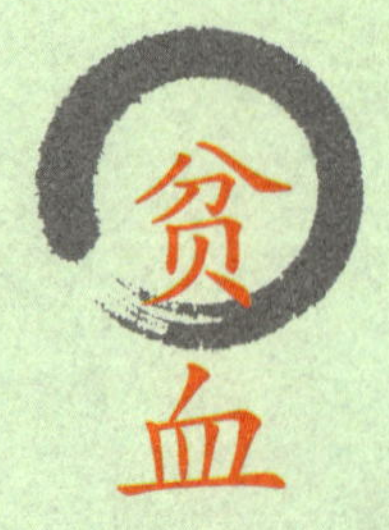

贫血

贫血的种类很多，以缺铁性贫血较为常见，一般表现为面色、皮肤、黏膜、指甲苍白，毛发干枯、脱落，皮肤干燥发皱或萎缩，头晕、疲乏无力，容易疲倦，对运动缺乏耐受力，气短，食欲减退等。

贫血者不宜饮用性质苦寒清热的茶，尤其是富含鞣质的绿茶、乌龙茶、辛散解表的茶饮以及有通利作用的清泻凉茶，都不利于人体吸收和保存铁质，会加重气血亏虚。应多饮有补益气血作用的药茶，适当添加当归、白术、西洋参、党参、阿胶、龙眼、红枣、枸杞子、樱桃、葡萄、胡萝卜、牛奶、豆浆等材料，对改善贫血症状非常有益。

参归枸杞茶

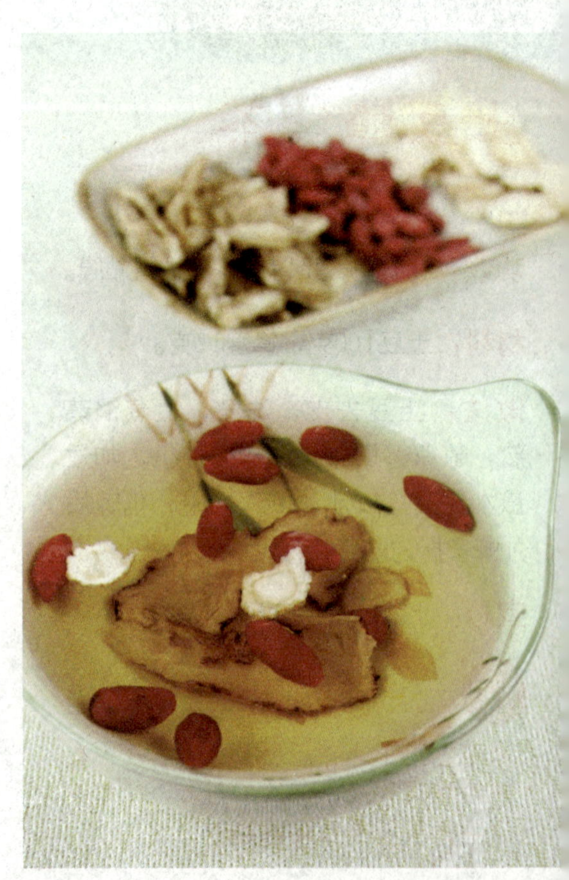

功效：补气，益精，养血。

材料：当归15克，枸杞子10克，西洋参10克，冰糖适量。

做法：将上述材料放入碗中，冲入开水，浸泡15分钟即可饮用。可反复冲泡。

宜忌：无虚证或实盛者不宜乱补。

点睛 当归养肝补血，西洋参补气养阴，枸杞子滋补肝肾。此茶可以有效地补气养血、红润气色，提振精神，最宜血虚及肝肾不足者。

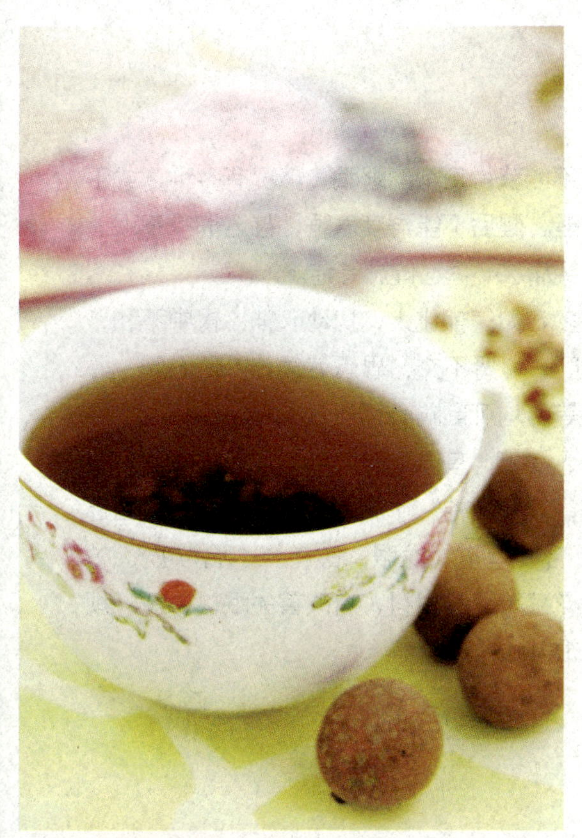

龙眼莲芡茶

功效： 大补阴血，养心安神，涩肠止泻。

材料： 龙眼肉4～6枚，莲子、芡实各10克。

做法： 将以上材料加水炖汤，于睡前温服。

宜忌： 脘腹胀满及大便燥结者忌用。

点睛 此茶能补益心脾、养血安神，可用于贫血，也可用于神经衰弱、心悸怔忡、自汗盗汗、大便溏泻等。

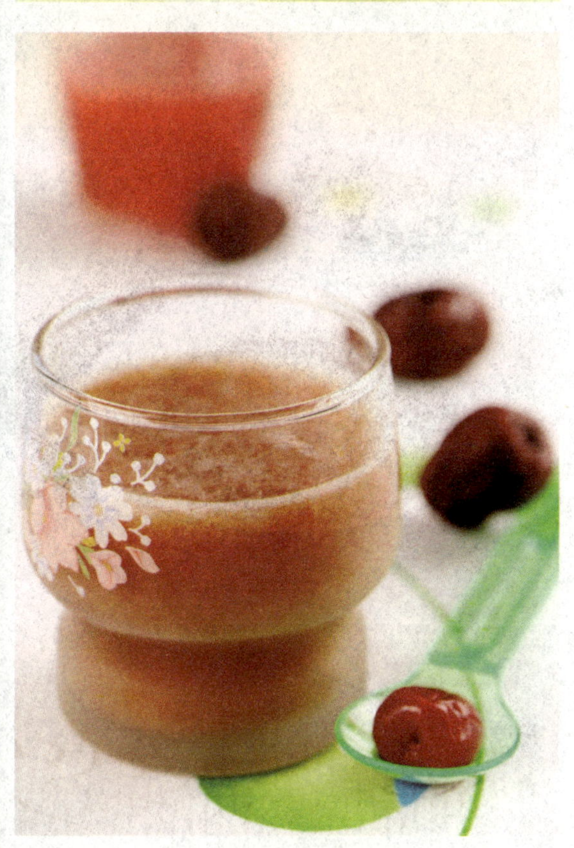

樱桃大枣茶

功效： 健脾，补血，润颜，抗衰老。

材料： 樱桃100克，红枣30克。

做法： 红枣加水煮20分钟，晾凉，煮水留用；红枣去皮、核，取肉备用。樱桃洗净，去蒂，切开，去核，放入榨汁机中，再倒入红枣肉和煮水，搅打成糊状汁即可。

宜忌： 热病咳喘者不宜多吃。

点睛 此茶补血效果好，能让人气血充盈、气色红润，尤其适合贫血的女性。

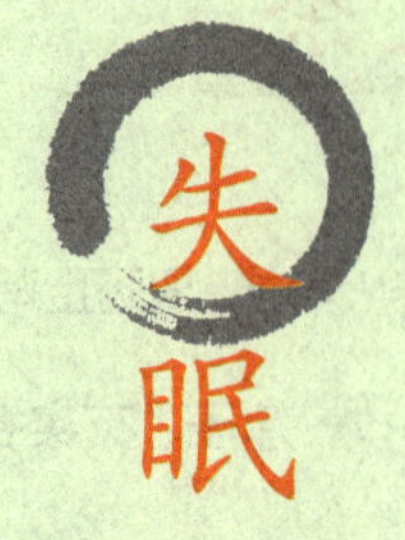

失眠

失眠是指经常不能获得正常的睡眠，情况有多种，或不易入睡，或睡后易醒，醒后不能再度入睡，甚至彻夜不眠。失眠常兼见头晕、头痛、心悸、健忘等症。

失眠的原因很多，如气郁化火，扰动心神；胃中不和，痰热内扰；阴虚火旺，心肾不交；思虑劳倦，内伤心脾；心胆气虚，神摇心悸等，均可影响心神而致不寐。失眠者在临睡前不能饮用绿茶、红茶、乌龙茶等，以免加重失眠。可以饮用有“疏肝解郁、宁心安神”作用的茶饮，茶材可适当选择红枣、芹菜、百合、莲子、龙眼、酸枣仁、合欢皮、柏子仁、浮小麦、黄花菜等药食材料，对改善失眠、心悸、烦热、虚汗等症状有很好的效果。

龙眼枣仁茶

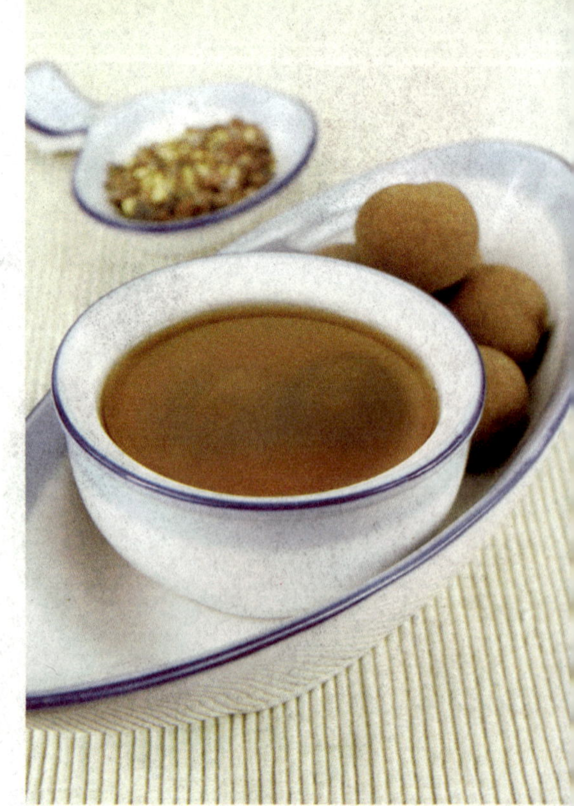

功效：养血安神，助眠，敛汗。

材料：酸枣仁6克，龙眼15克，冰糖适量。

做法：将龙眼去壳后，和酸枣仁一起放入锅中，加入适量水，小火煮20分钟，滤渣后将汤倒入碗中，加入适量冰糖调匀即可。

宜忌：阴虚内热者及孕妇不宜。

点睛 此茶有安神助眠的作用，对于缓解神经衰弱、失眠多梦、心慌、记忆力减退有良好的功效。

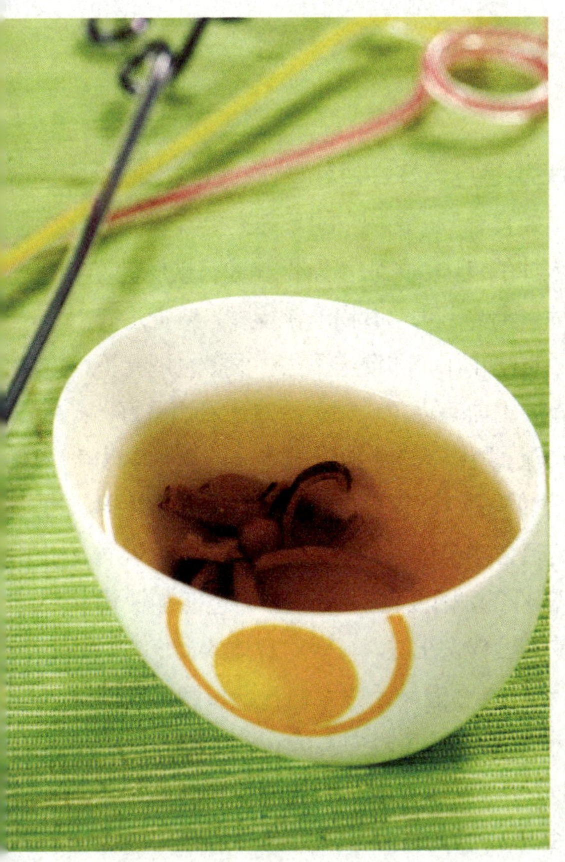

合欢皮茶

功效： 解郁和血，宁心安神，用于心悸失眠。

材料： 合欢皮12克，夜交藤18克，蜂蜜适量。

做法： 将合欢皮和夜交藤洗净，切碎，置于保温瓶中，以沸水冲泡，加盖闷15分钟，倒出加蜂蜜，代茶频饮。每日1剂。

宜忌： 烦躁属实火者慎服。

点睛 此茶能解郁安眠、活血宁心，尤其适合神经衰弱、忧郁失眠者。

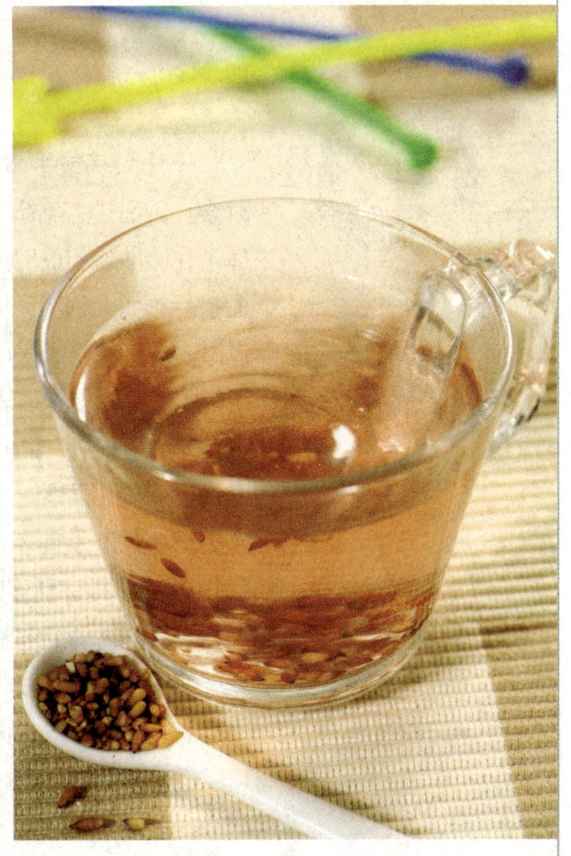

柏子仁茶

功效： 养心安神，益智，润肠。

材料： 柏子仁15克，冰糖适量。

做法： 将柏子仁和冰糖放入杯中，冲入沸水，加盖闷泡15分钟，即可饮用。可多次冲泡。

宜忌： 大便溏泻、暑湿泻泄者忌用。

点睛 此茶能养心气、润燥、安神，主治血虚心悸、失眠、盗汗，对老人及产后肠燥便秘也有作用。

术后、病后调养

一场大病或手术后，是应该好好调养身体、适当食补的时候。俗话说“药补不如食补”，食物中的营养素更容易被人体消化吸收。但此时人体的皮肉、内脏甚至骨往往有损伤，气血损耗很大，伤了元气，全身乏力，脾胃非常虚弱，感觉没有胃口，再有营养的东西也吃不下，即便吃下去，很多也消受不了，反而引起便秘、燥热出血等现象。如果脾胃还没调理好，会有“虚不受补”的问题。所以，应先以流质或半流质的食物来调理脾胃，再逐渐增加营养，以恢复元气，这样做补益效果会更好。此阶段宜多吃富含水分的茶饮、茶汤等流质、半流质食物，一方面有利于营养的消化吸收，另一方面也能加快代谢，尽快把体内的药物残留代谢出去，减轻对身体的损伤。

术后、病后的人群气血亏虚，元气大伤，不仅脾胃功能下降，肝、肾功能也受到损害，免疫力下降，此时的茶饮应以“养阴补血、恢复元气、调理脾胃”为原则，兼顾益肝、强心、安神、生津，全面提高人体免疫力，通过提振自身的活力来更快地恢复体力，让五脏气血充盈和顺。

在茶饮上，不宜用普通茶，以免抵减药效，或影响人体对营养的吸收。最好选择补益茶，根据自身病情，适当添加人参、党参、太子参、沙参、西洋参、莲子、龙眼、麦冬、五味子、山药、灵芝、百合等材料。

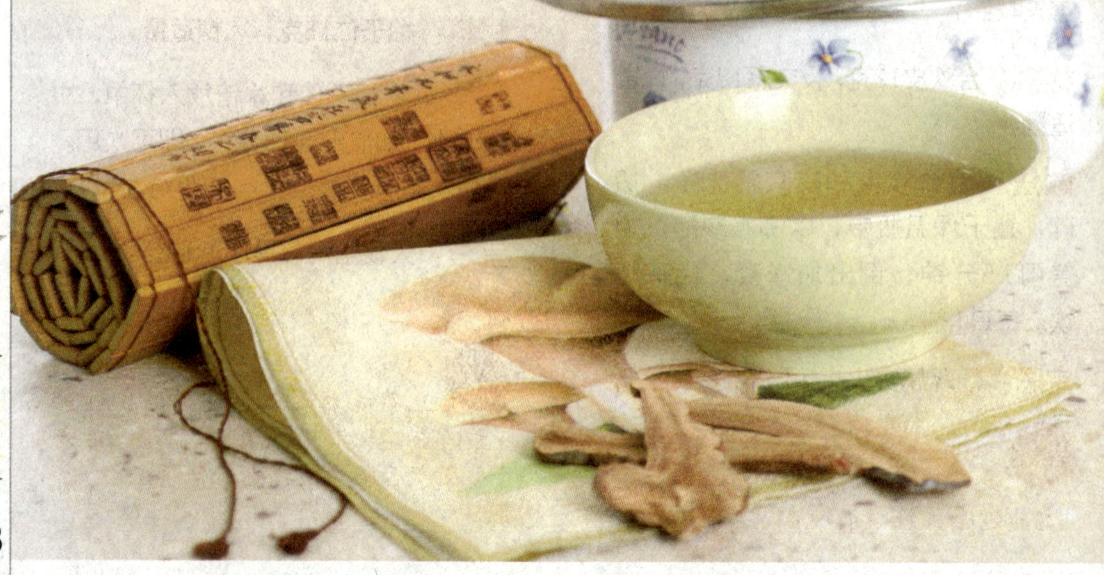

生脉饮

功效：益气生津，敛阴止汗。

材料：党参10克，麦冬15克，五味子10克。

做法：以上材料共置保温瓶中，以沸水适量冲泡，加盖闷泡15分钟，代茶频饮。每日1剂。

宜忌：温热病实邪未去、舌苔厚腻者忌用。

点睛 此茶是传统的补益调理方。三药合用，一补一清一敛，使气复津回，汗止而阴存，用于热病或大病后体倦气短、口渴多汗、心悸、脉虚细无力，以及久咳、干咳无痰、口干舌红、动则汗出、气促者。本茶尤宜心肌梗死、心力衰竭等病的恢复期。

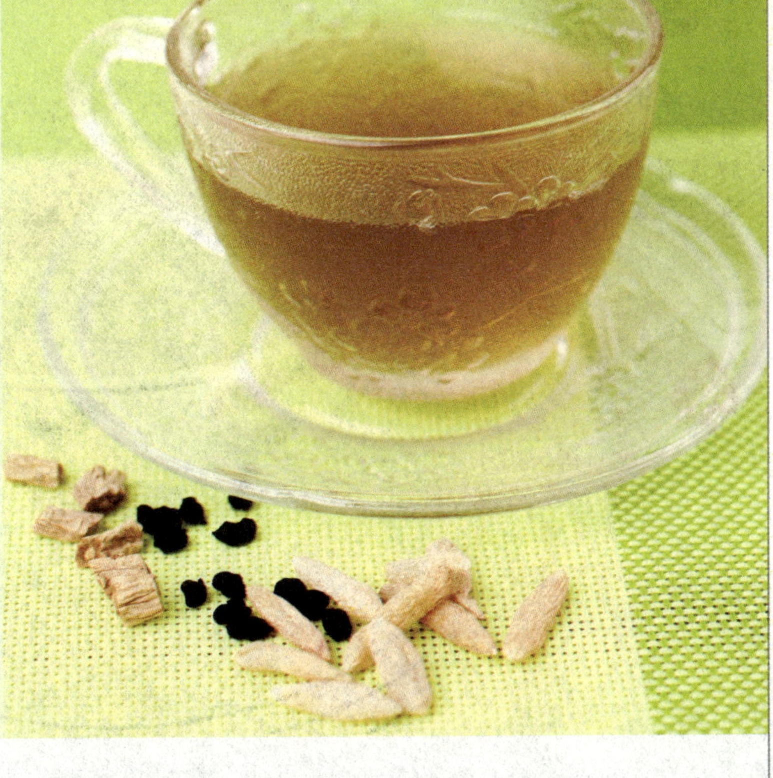

党参

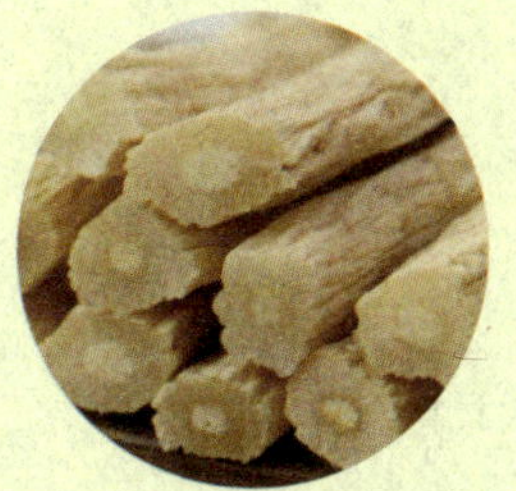

党参可益气生津，如于夏季使用，可以西洋参代替党参，清补之力更佳。气脱严重者也可用人参。

麦冬

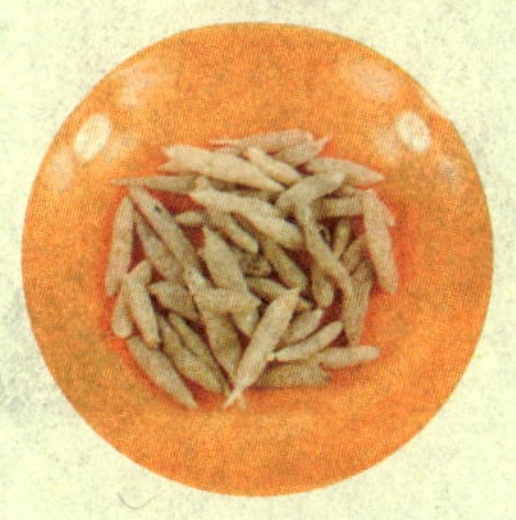

麦冬有养阴清热、养肺生津的功效。

五味子

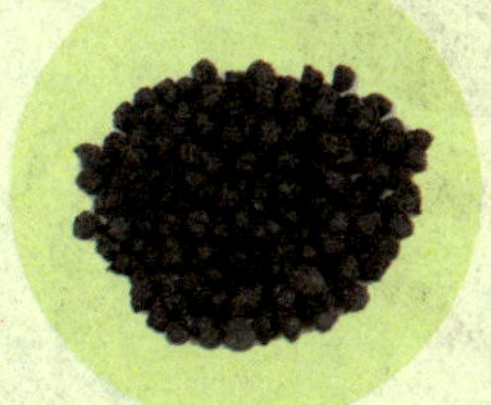

五味子可滋养强壮、敛肺止咳、益气生津、补肾宁心、涩精止泻。

人参莲子茶

功效：补益脾肺，增强体质。

材料：切片人参6克，去心莲子10个，冰糖1小匙。

做法：先将人参、莲子用清水适量浸泡，加入冰糖，隔水蒸1小时即成，可吃莲子喝汤，每日1剂。

宜忌：胃有湿热、痰浊、舌苔厚腻者忌用。

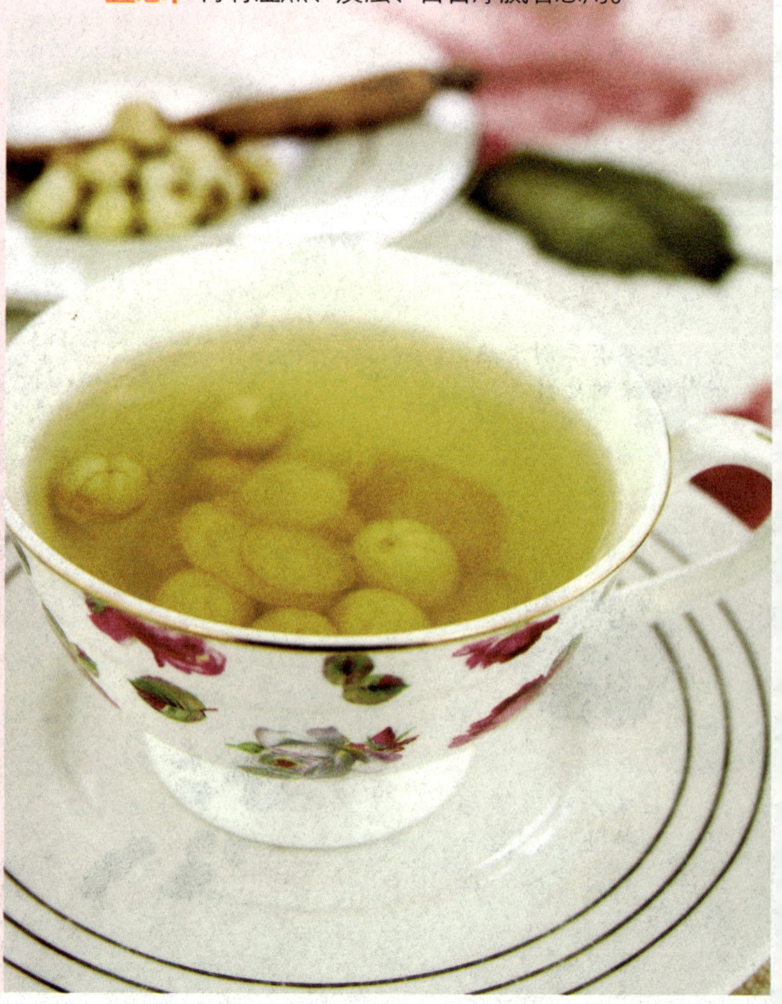

人参

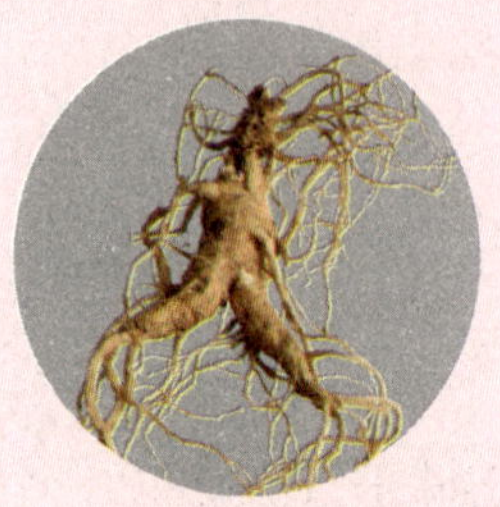

人参主治五脏气不足、五劳七伤、虚损瘦弱、吐逆不下食，可治一切虚弱之证，凡病后气虚、血虚诸证方中多用。

莲子

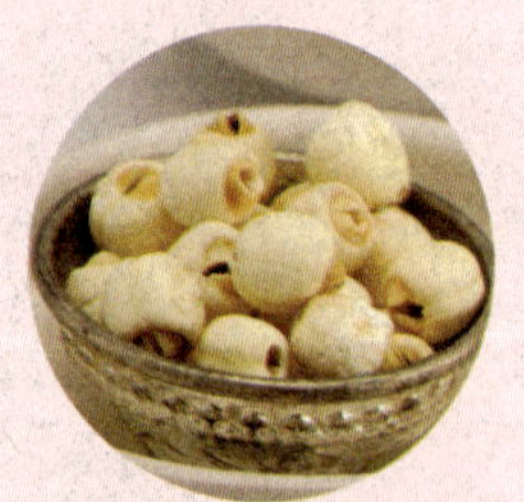

莲子有养心益肾、补脾涩肠的功效，是脾虚胃弱、食少便溏者的药食两用佳品。

点睛 此茶能补益元气、固脱止泻，用于病后体弱、不思饮食、倦怠乏力、自汗、大便溏泄等症。

灵芝

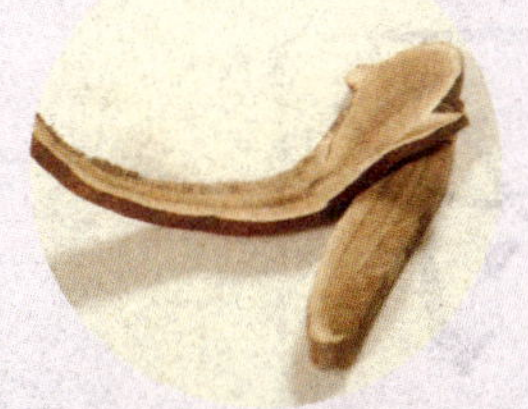

灵芝有镇静、降压、强心、化痰的功效，还有护肝、提高免疫功能、抗菌等作用。灵芝主治虚劳、慢性支气管炎、气喘、神经衰弱、消化不良、冠心病、肝炎、恶性肿瘤等。

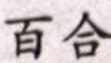

百合

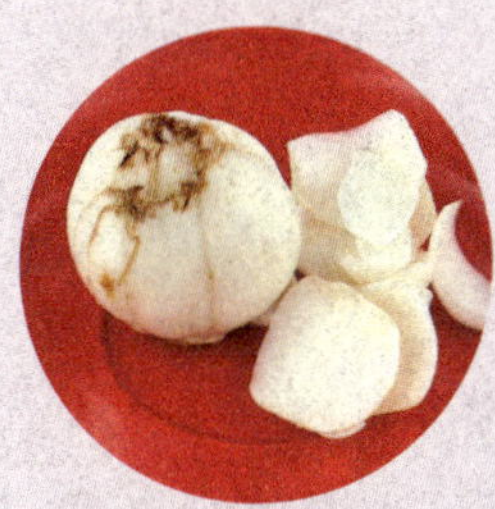

百合可润肺止咳、宁心安神。

点睛 此茶可使食欲增加、睡眠好转、体力增强、免疫力提高，用于慢性支气管炎或支气管哮喘、风寒（热）或痰热已去仍咳喘不已，时有咳痰、气急者。

灵芝百合茶

功效：益肺补虚，化痰止咳，提高免疫力，促进体力恢复。

材料：灵芝、百合各10克。

做法：将灵芝先用温水浸泡30分钟，再加入百合一同煎沸，然后置于保温瓶中，分3次温饮。每日1剂。

宜忌：实证者慎服，病人手术前、后1周内或正在大出血的病人不宜用灵芝。

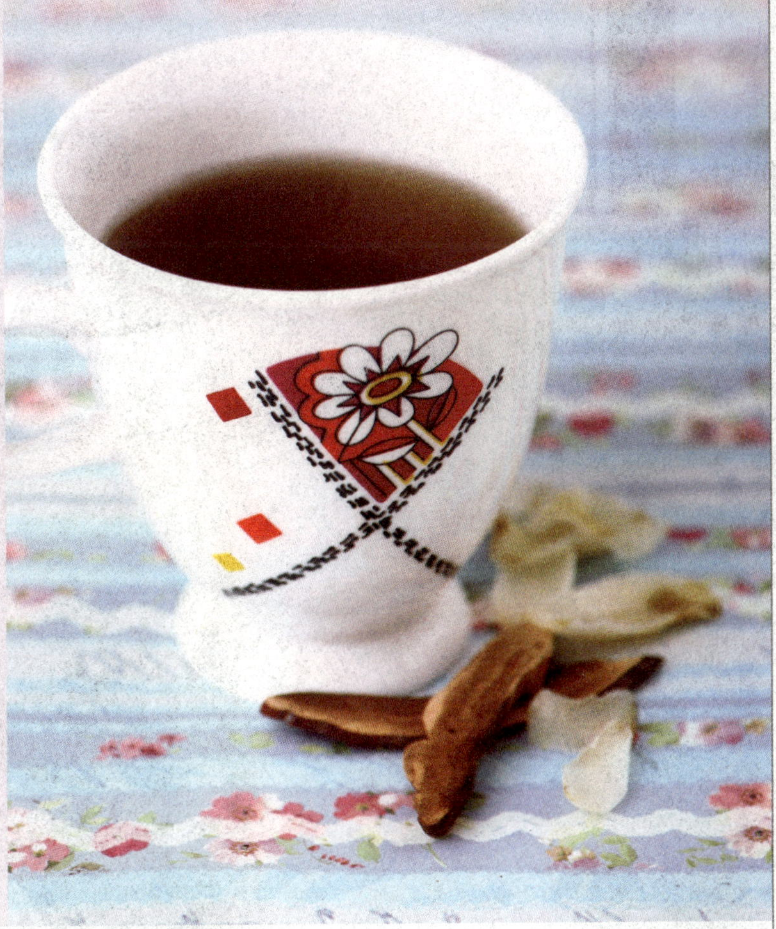

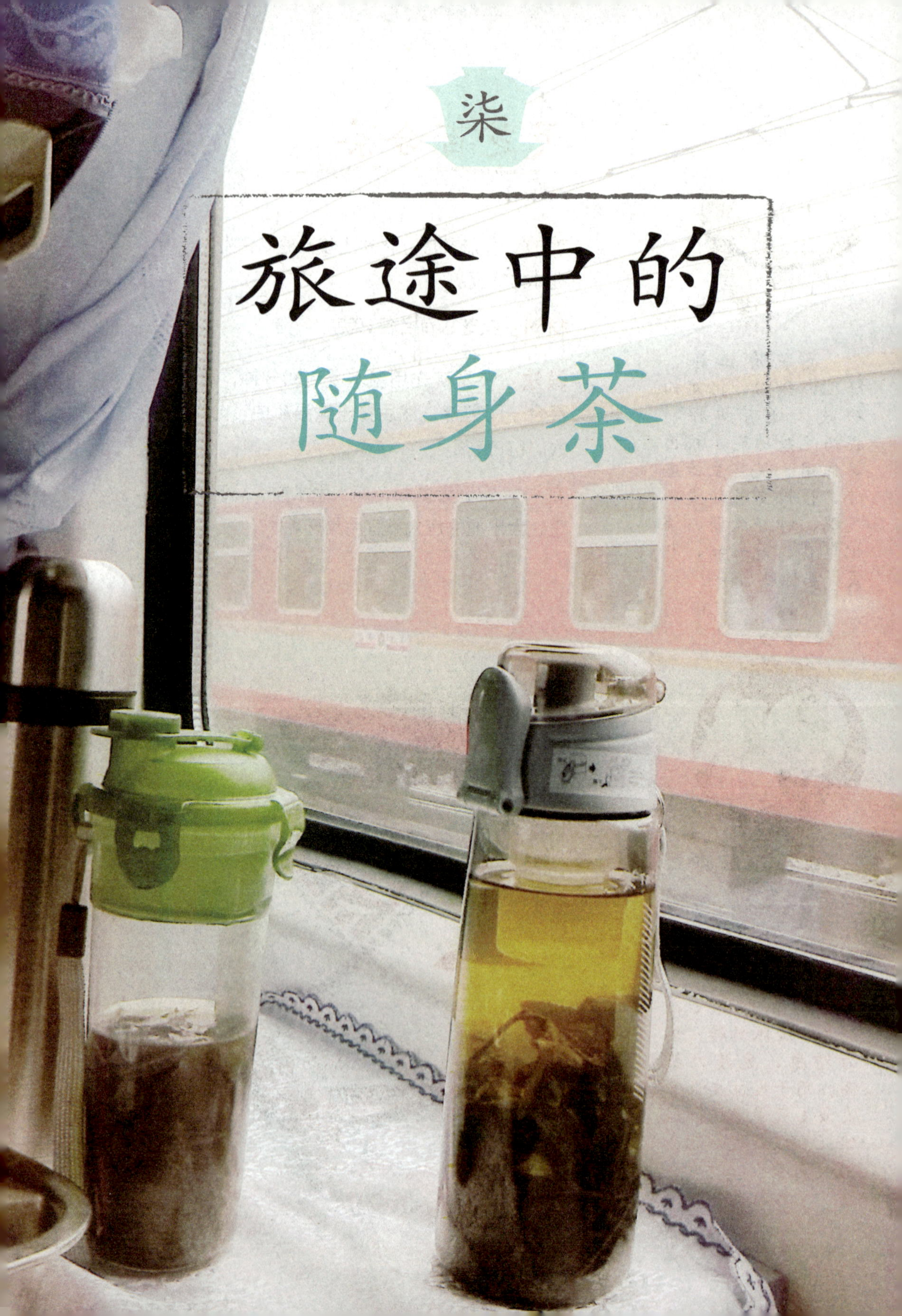

柒

旅途中的随身茶

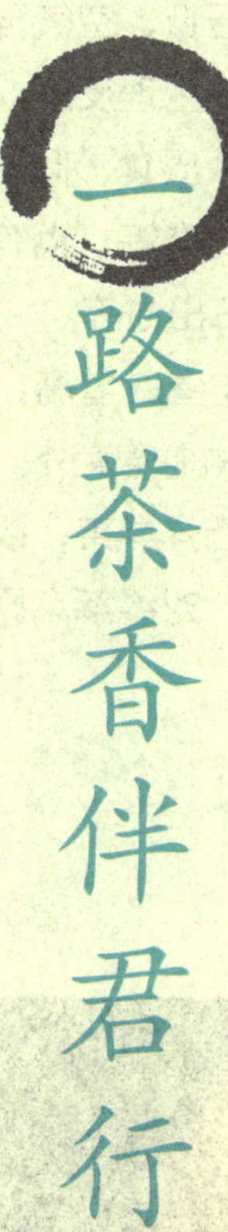

喜欢饮茶的人，出门旅行，茶叶是必不可少的随身物品，人走到哪儿，茶就喝到哪儿。对于在旅途中的人，茶叶是很好的天然药物。

生津止渴，缓解疲劳：茶比其他任何饮料都解渴，并能缓解因疲劳、干渴产生的烦闷，让人神清气爽、疲劳顿消。

化湿解暑，利尿通便：茶可以促进人体新陈代谢，把各种毒素排出体外，防治湿热导致的中暑、感冒、头痛、腹泻、痢疾、皮肤疮疖、湿疹、各种炎症等。

预防感冒，缓解头痛：旅途中多喝茶可以提高人体免疫力，杀菌消炎，发汗解表，预防各类感冒，减轻头痛、鼻塞、咳嗽等感冒症状。

解毒醒酒：外出饮食的卫生条件较差，多饮茶可预防食物中毒，促进消化，防治饮食不节引起的腹泻，并有助于醒酒。

护齿：户外旅游时如果没有条件刷牙，可以用茶水漱口来起到洁齿、护齿、清新口气的作用。

防晕车、晕船：容易晕车、晕船的人，可喝姜陈茶来预防，饮浓茶或口嚼茶叶也有止晕、止吐的作用。

防蚊虫叮咬：旅游时若在草木茂盛的地方穿行，很可能被蜂蜇虫咬，引起皮肤红肿热痛。此时可用嘴嚼烂茶叶敷在红肿处，有消肿、止痛、止痒的作用。

防晒：旅途中若皮肤被烈日晒红，可用凉浓茶汁涂抹在被晒红处，皮肤灼热疼痛之感便会渐渐消失。饮用绿茶还有很好的防晒效果。

漫漫旅途，不管走得多遥远，有一杯茶在手，人也健康，心很平和，有茶相伴，一路飘香。

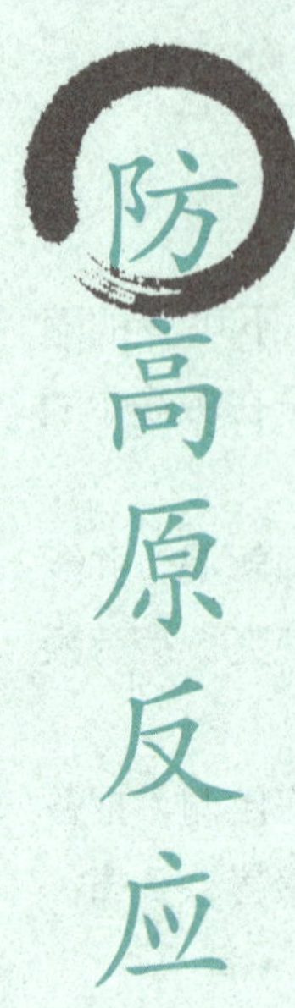

防高原反应

人到达海拔高度2700米以上时，由于气压低、空气含氧量少、干燥等的气候变化，人体会产生自然的生理反应，称为高原反应。一般表现为头痛、气短、胸闷、厌食、低热、头晕、口唇和指尖发紫、嗜睡、乏力或精神亢奋等，也有人会因空气干燥而出现皮肤粗糙、嘴唇干裂、鼻出血等。

在高原，人体容易脱水，加上血中血红蛋白增高，导致血液黏稠度增加，极易形成血栓，引发心脑血管意外。因此，要不断少量喝水。饮茶宜选择红景天、西洋参茶，以提高血液携氧能力，缓解不适。多喝些酥油茶，对缓解高原反应也有很好的作用。

酥油茶

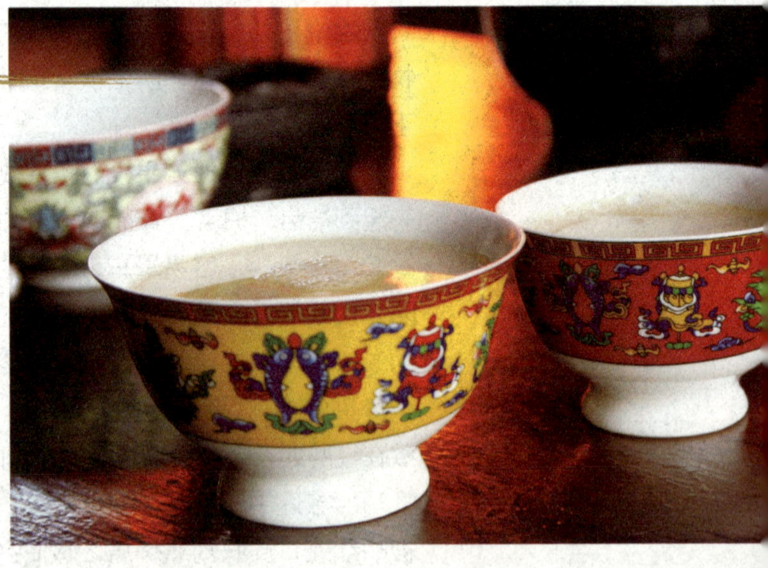

功效：提神，强壮，抗寒，增强食欲，提高血液携氧能力。

材料：普洱砖茶20克，酥油20克，牛奶300毫升，粗盐5克。

点睛 此茶是身处高原时的最佳饮品，不仅有入乡随俗之乐，还可以抗高原反应，抗严寒，补虚弱，让身体更强壮。

做法：将普洱砖茶捣碎装入茶袋，放入煮锅，加水煮沸，改小火煮3分钟。再将酥油、粗盐放入豆浆机，倒入牛奶和茶水，搅打1分钟即成，倒入保温壶中保温，随时取饮。

宜忌：阴虚火旺或脾胃有湿热者忌饮。

红景天茶

红景天

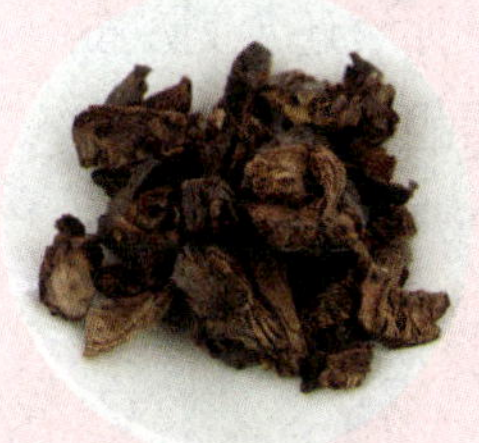

红景天生长于海拔3500米以上的高原寒冷环境中，由于历经缺氧、低温干燥、狂风、强紫外线照射、昼夜温差大等恶劣环境，所以具有很强的生命力和特殊的适应性。红景天具有提高血红蛋白携氧能力、消除疲劳和预防高原反应等作用。

功效：抗缺氧，止头痛，解疲劳，抗辐射。

材料：红景天6克，冰糖适量。

做法：将红景天洗净，和冰糖一起放入杯中，冲入沸水，加盖闷泡15分钟，即可饮用。可多次冲泡，代茶频饮。

宜忌：一般人皆宜。

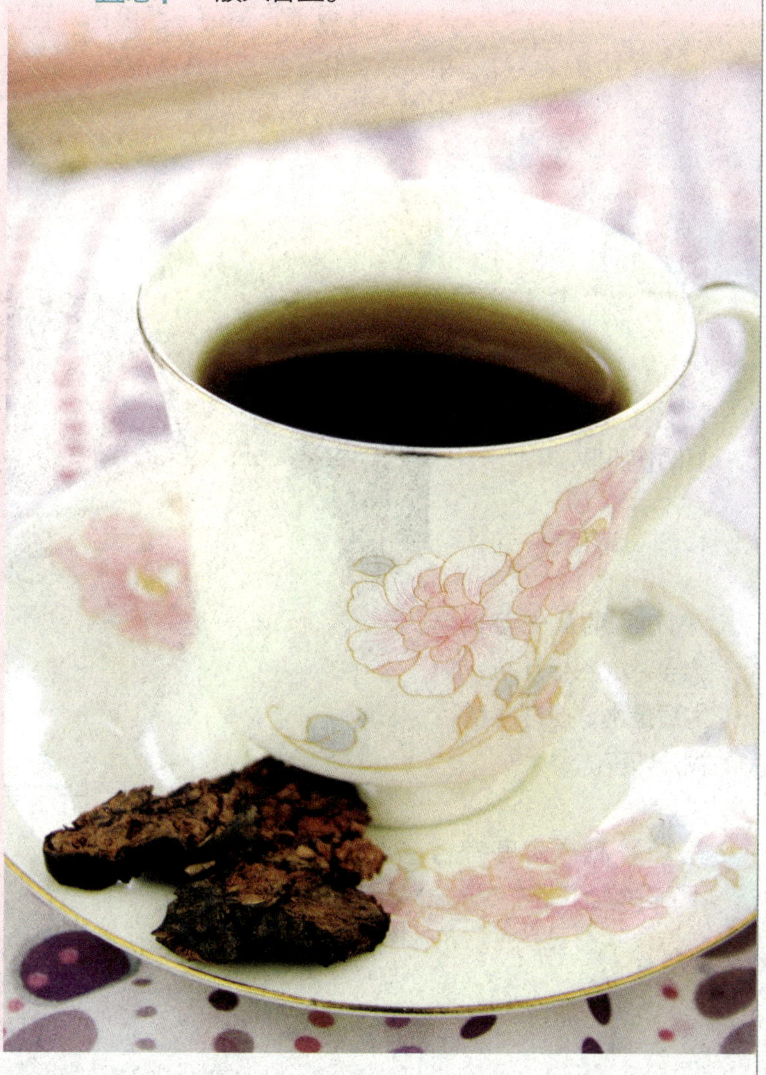

点睛 红景天可促进血液循环，提高血液携氧能力。此饮有缓解缺氧性头痛、增强免疫力的功效，是高原旅游必备的药茶。

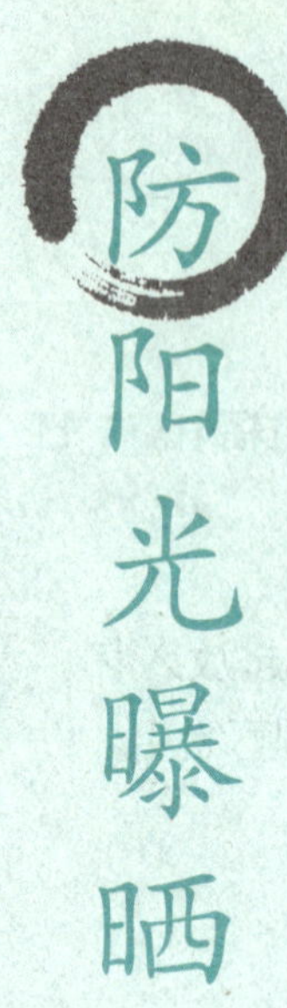

防阳光曝晒

不论是在海滩享受慵懒假期，还是在烈日下徒步穿越，过度日晒常会让人头痛、干渴，阳光中的紫外线还会刺激皮肤，产生大量的过氧化物，使人的皮肤变得粗糙、暗沉、变黑，甚至红痒脱皮或生出晒斑。此时，不妨来杯防晒茶，内服加外用，不仅能预防紫外线损伤肌肤，对已经晒伤的肌肤也有修复作用，效果不比防晒霜差。

据现代研究，绿茶中的儿茶素有很强的抗氧化功能，将含有儿茶素的护肤品涂抹在皮肤上，即使被猛烈阳光照射，也可让导致皮肤晒伤、松弛和粗糙的过氧化物减少约1/3。此外，饮用绿茶的防晒效果和涂抹绿茶护肤品的效果相同。

除了绿茶，葡萄、西瓜肉、西瓜皮、番茄等都是抗辐射、抗氧化、抗紫外线的高手，多喝蔬果茶的防晒效果也很不错。

全葡萄茶

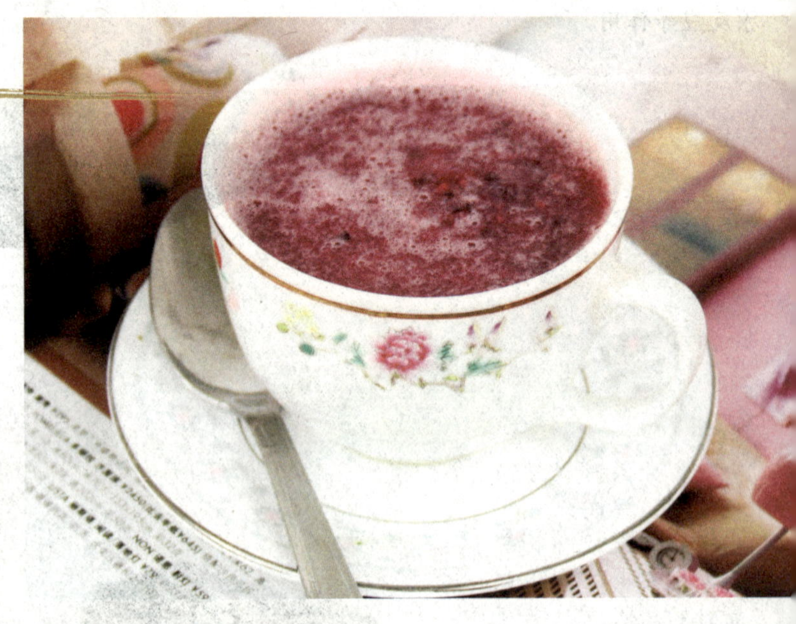

功效：防晒斑，修复晒伤肌肤。

材料：葡萄150克。

做法：葡萄去蒂，洗净，放入榨汁机，加适量水，搅打成稀糊汁即可。

宜忌：糖尿病患者不宜多饮。

点睛 葡萄皮、葡萄籽中的抗氧化剂比果肉更丰富，所以，这道果茶的优势在于可以连皮带籽一起吃，抗氧化、防晒伤的效果更显著。

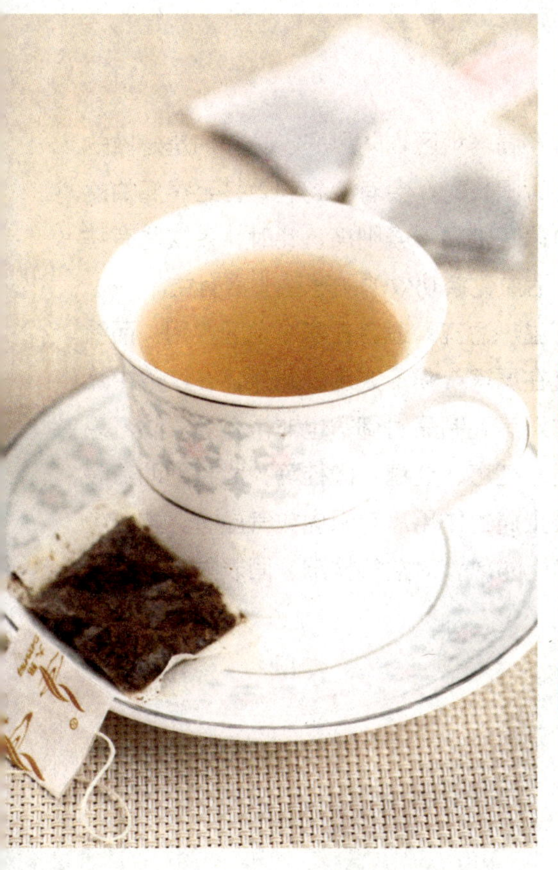

绿茶包

功效：防晒，美白，修复晒伤。

材料：绿茶包2个。

做法：将绿茶包以沸水冲泡，加盖闷泡10分钟后，倒出频饮。每日喝过的茶包可外用，敷于因日晒引起的皮肤红斑、灼热、晒伤处。

宜忌：脾胃虚寒者不宜过量饮用绿茶。

点睛 绿茶包既可以用来泡茶饮用，也是外用良药，越浓的绿茶效果越好，冷敷效果更佳。

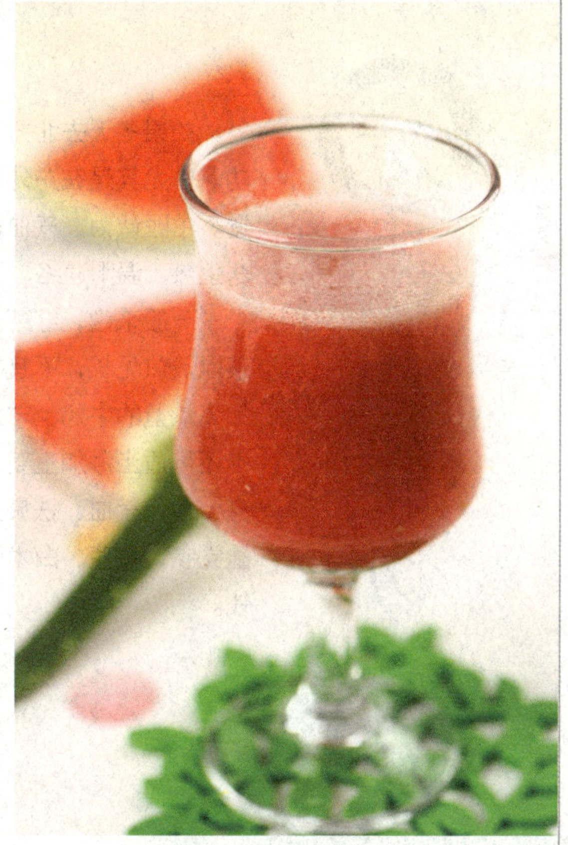

西瓜芦荟茶

功效：修复皮肤晒伤，淡化晒斑，生津止渴。

材料：西瓜200克，芦荟50克。

做法：将西瓜去皮、子，瓜瓤切块；芦荟去皮取肉。两者一起放入果蔬加工机，搅打成汁即成。

宜忌：虚寒腹泻者不宜。

点睛 此饮能有效缓和紫外线对肌肤的损伤，避免出现晒斑、干裂、粗糙、暗黑等问题。本茶外敷效果也很好。

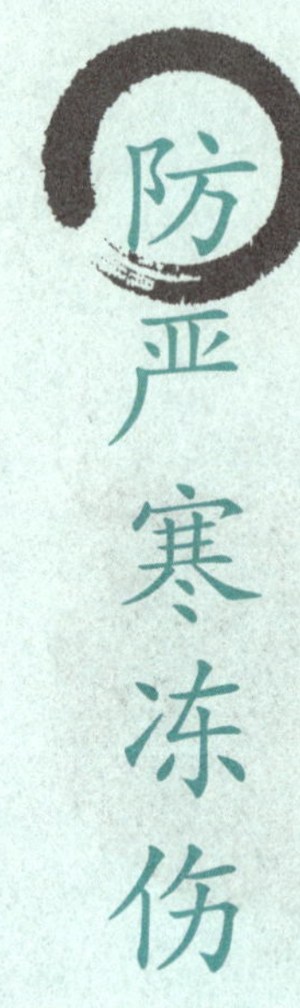

如果冬天去北方及高寒地区，防风寒、防冻伤是必做的功课，尤其是在户外时间长时，会有冷到刺骨甚至疼痛的感觉。中医认为，气血遇寒则凝，凝则痛，此时，多饮些有祛寒生热、温阳通络、活血化瘀功效的防寒茶非常有益。

一般来说，红茶温热适宜，适合在寒冷地区饮用；而绿茶以清热见长，不宜在严寒气候下饮用。此外，在红茶中添加高热量的牛奶、羊奶等乳制品对御寒也非常有效。防寒茶中还可适当添加生姜、红枣、红糖、肉桂等，能起到助热暖身、活化气血、祛瘀止痛的作用。有阳虚或气虚者，加入少量党参、黄芪、白术、防风，对益气扶阳、固表防寒很有好处。

肉桂红茶

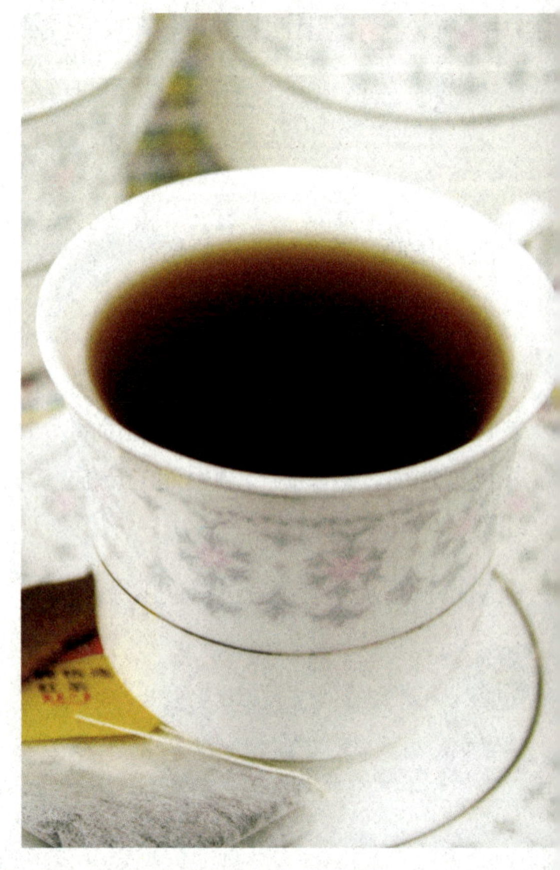

功效：温阳散寒，旺盛气血。

材料：肉桂粉5克，红茶1袋，红糖适量。

做法：将肉桂粉、红茶和红糖放入杯中，冲入沸水，浸泡10分钟即可饮用。

宜忌：肉桂性大热，用量不宜多，热性体质及出血者不宜。

点睛 此茶可用于对抗寒湿之邪，适合在高寒地区饮用，也适合脾胃虚寒、脘腹冷痛、腹泻、气血虚弱、妇女宫寒者。

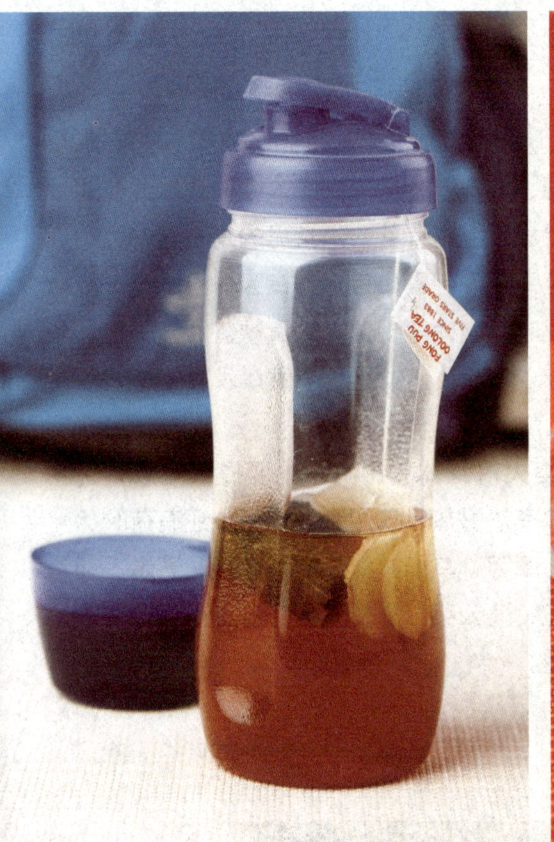

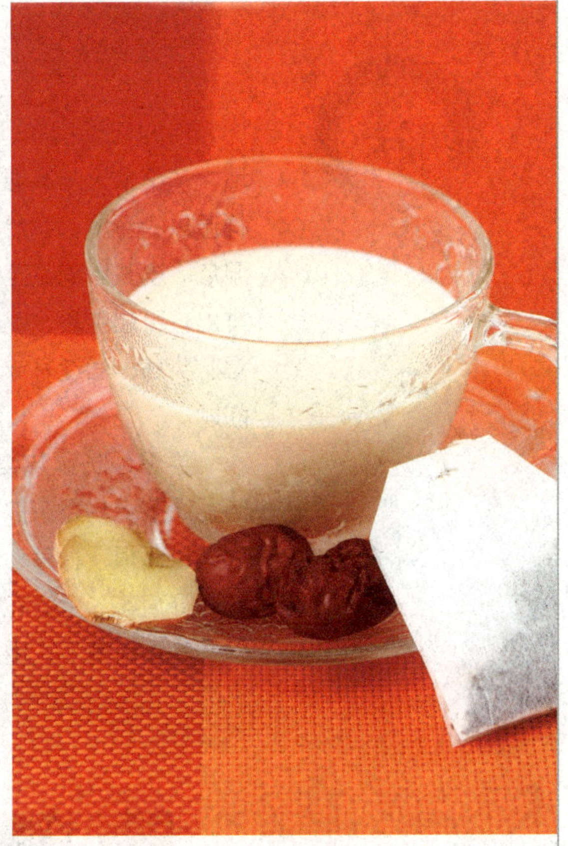

生姜红茶

功效：生热暖腹，养蓄阳气，提高抗寒能力。

材料：生姜3片，红茶1包。

做法：将生姜和红茶包放入保温杯中，以沸水冲泡，随时饮用。

宜忌：体质燥热者不宜。

点睛 此茶不仅能暖身御寒，还能预防晕车晕船、止吐止泻、养护脾胃，是外出旅途中的好帮手。

姜枣奶茶

功效：生热，益血，祛寒。

材料：生姜5克，红枣10克，牛奶100毫升，红糖3克，红茶1包。

做法：将生姜、红枣切成碎末（或打碎），与红茶包一起放入保温瓶中，先用少量沸水冲开，再倒入热牛奶，闷泡10分钟后，倒出饮用。

宜忌：体热者不宜。

点睛 此茶能增加热量、补充体力，是寒冷地区或冬季的最佳保健品。出门前饮一杯，就不怕户外的寒风了。

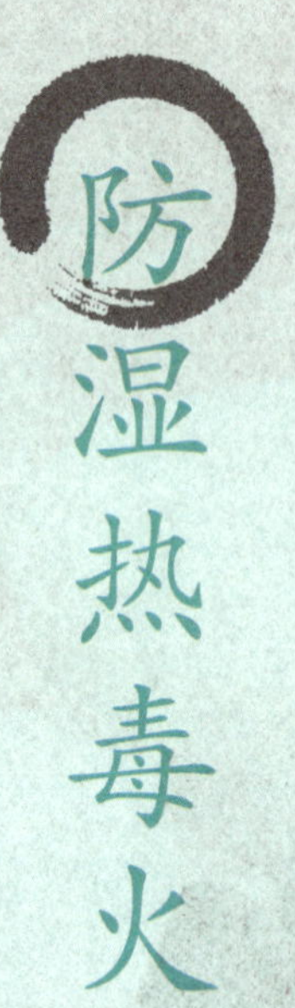

防湿热毒火

南方江湖密布、潮湿多雨，尤其是到了岭南、西南等地，“桑拿天”高温、闷热。初来乍到的人往往难以适应这样湿热的环境，容易出现湿毒症状。最常见的是不同部位的湿疹、皮肤脓疱甚至溃烂、毛囊炎等，或者因体内水湿不能排出，引起中暑、呕吐、腹泻等现象，热毒炽盛还会引起烦渴、头痛、面红耳赤、口舌生疮、便秘尿黄以及暑湿感冒等问题。

要想预防湿热毒火对身体的影响，就要提早喝茶，普通的绿茶、乌龙茶都有清暑热、解湿毒的作用，还有荷叶、薄荷、葛根、甘蔗、荸荠、乌梅、绿豆、红小豆、薏米、菊花、野菊花、金银花、蒲公英、夏枯草等材料，都适合在这样的气候环境下饮用。

酸梅茶

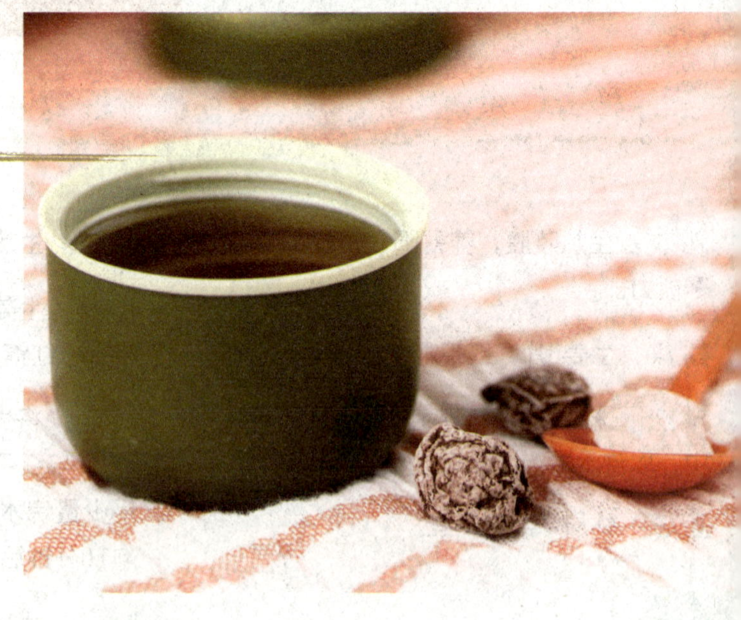

功效：生津止渴，清凉解暑。

材料：酸梅10个，冰糖适量。

做法：将以上材料放入杯中，以沸水冲泡，放凉后饮用。

宜忌：胃酸过多者不宜。

点睛 此茶可预防中暑，能生津润喉，改善肠胃功能，防痢止泻，增进食欲，对晕车晕船、恶心呕吐也有很好的防治作用。

葛根

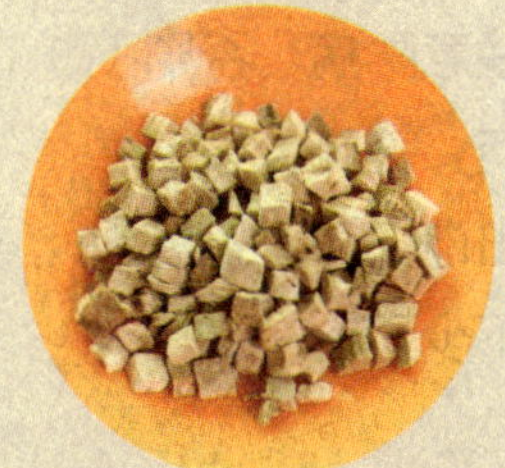

葛根有解表退热、生津、透疹、升阳止泻等作用，常用于暑湿引起的肠胃型感冒、发热、咳嗽、腹泻等，并能提高人体免疫力，对高血压、糖尿病、麻疹不透、热疹等都有防治效果。

冰糖葛根茶

功效：解热清凉，消炎抗菌，生津解渴，降压除烦。

材料：葛根粉20克，冰糖10克。

做法：葛根粉放入锅中，加入适量温水调匀，放入冰糖搅拌均匀即可。

宜忌：低血压、心动过缓者不宜多饮。

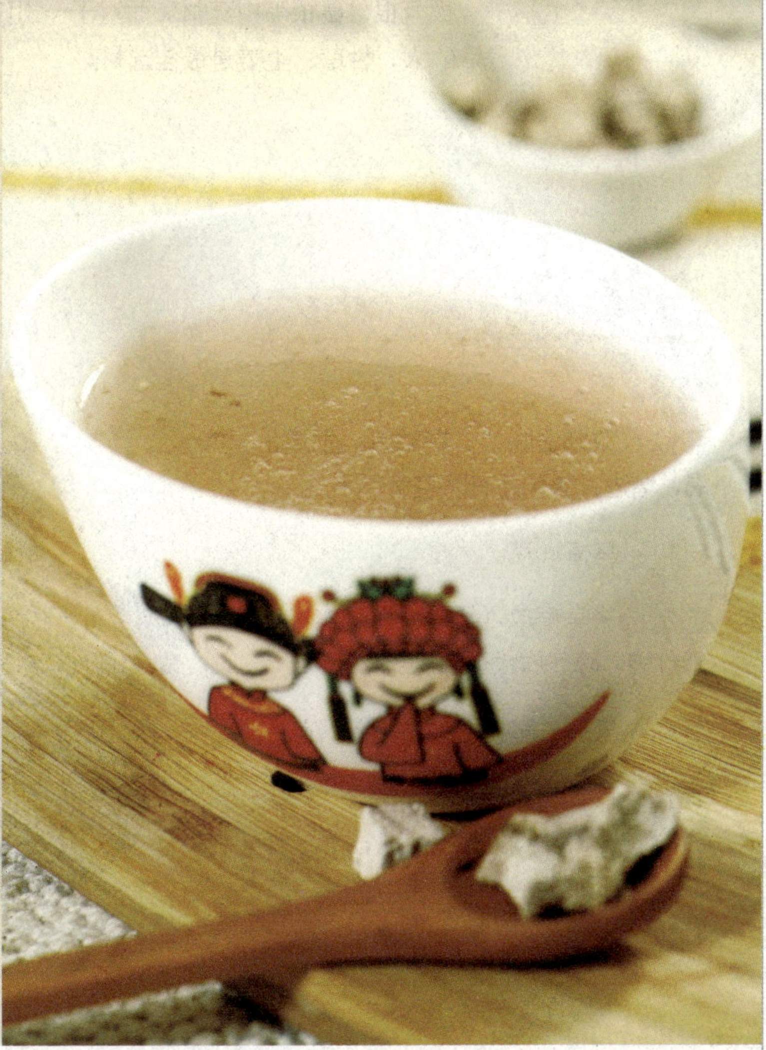

点睛 葛根茶是南方常用的夏季消暑茶。如果去湿热的地方旅游，不妨多饮几杯，对预防中暑、暑热感冒、口渴烦闷都很有益。

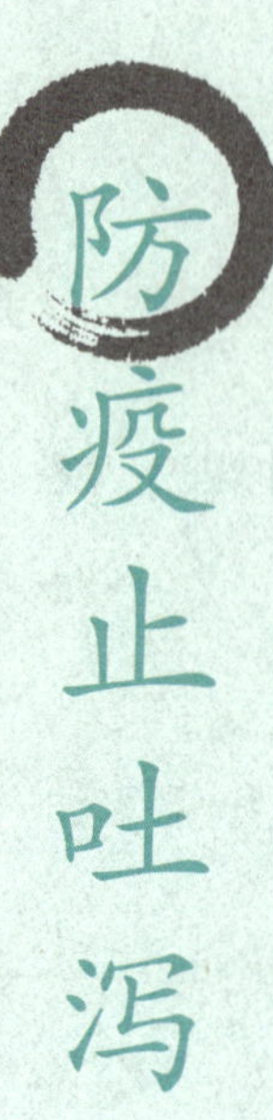

防疫止吐泻

旅游出行是人们梦寐以求的事，但在旅游途中也应该注意自己的身体健康。一方面，旅游出行要注意防病，否则不仅自己易染上疾病，还可能把疫病带进家门，甚至传染给家人，造成疫病的传播或流行。另一方面，出门在外很容易脾胃失调，出现呕吐、腹泻、腹痛等状况，不少人还有晕车、晕船的问题，经常会恶心呕吐。

俗话说，有备才能无患，如果能提前准备好适合自己的防疫茶，随身携带，就能把旅途中的健康风险降到最低。一般的绿茶、乌龙茶都有清热解毒的作用，可起到一定的防疫效果，如果想增强功效，还可以选择乌梅、菊花、金银花、板蓝根、葛根等中药材。而对于一出门就容易拉肚子或呕吐的人，甘蔗、生姜是最佳选材。

乌梅茶

功效：敛肺涩肠，安蛔截虐，生津止渴，增进食欲，并有防疫病作用。

材料：乌梅10克。

做法：将乌梅放入杯中，以沸水冲泡15分钟，晾凉后代茶频饮。

宜忌：表邪未解、内有实邪者不宜。

点睛 此茶可增强肝脏解毒功能，提高人体免疫力，适用于防治疟疾、流感等疫病。乌梅茶制作简单，适合外出旅行者常备。

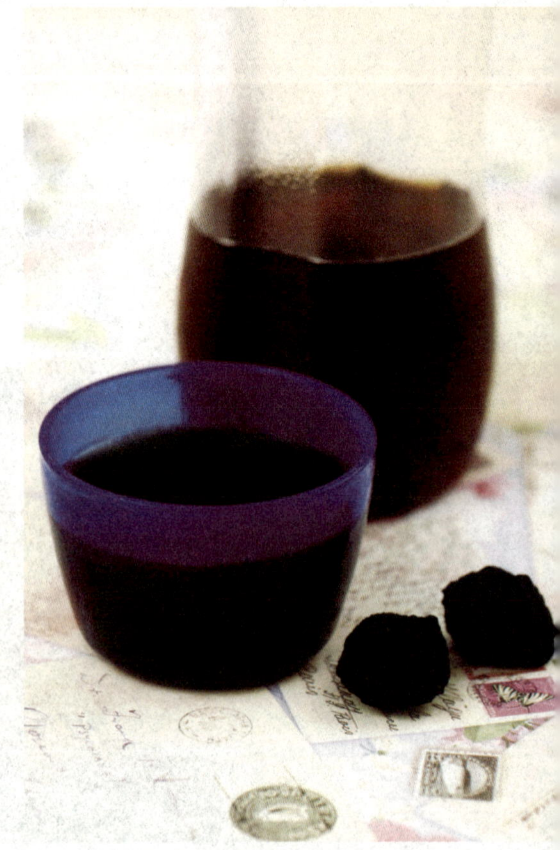

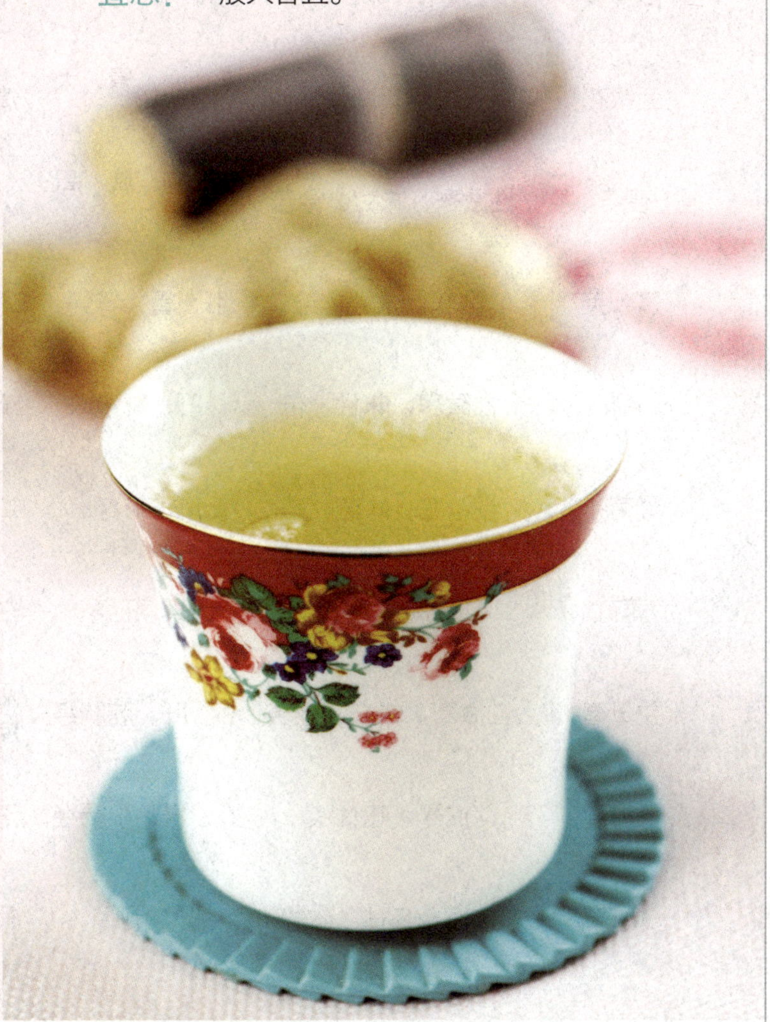

甘蔗

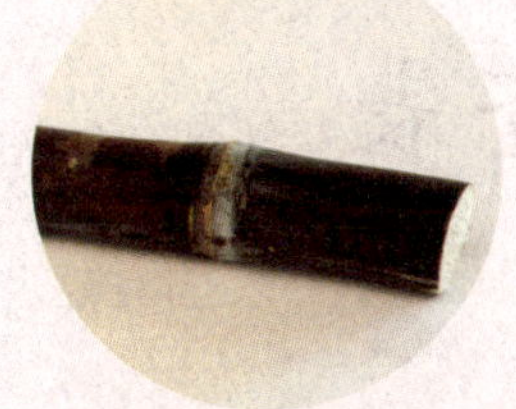

甘蔗味甘、性寒，能下气和中、利大肠、消痰止渴、除心胸烦热、解酒毒，对防治反胃呕吐有特效。

生姜

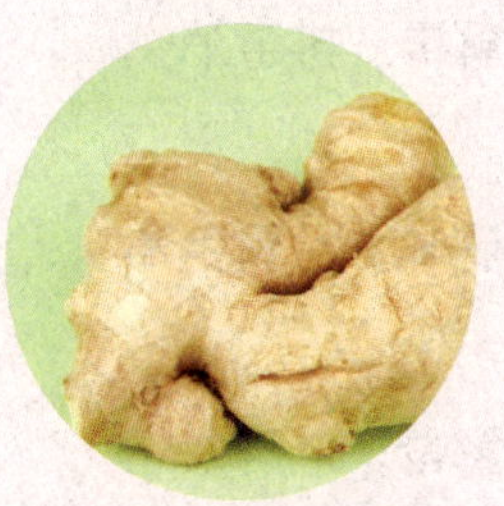

姜为止呕圣药，并可解鱼蟹毒、酒毒，缓解腹痛腹泻。

点睛

甘蔗汁寒，姜汁温，合用则性质较平和。此茶常用于胃气上逆所致反胃呕吐或噎嗝饮食不下，是调理旅途中常见的脾胃不和证的良药，也是晕车晕船、易呕吐者的天然止吐药。

甘蔗生姜茶

功效：健脾益胃，降逆止呕。适用于胃气不和所致上逆作呕、晕车晕船等。

材料：生姜15克，甘蔗100克。

做法：将生姜切片；甘蔗去皮，洗净，切片。二者一起放入果蔬加工机中榨成汁，即可倒出代茶饮用。

宜忌：一般人皆宜。

附录

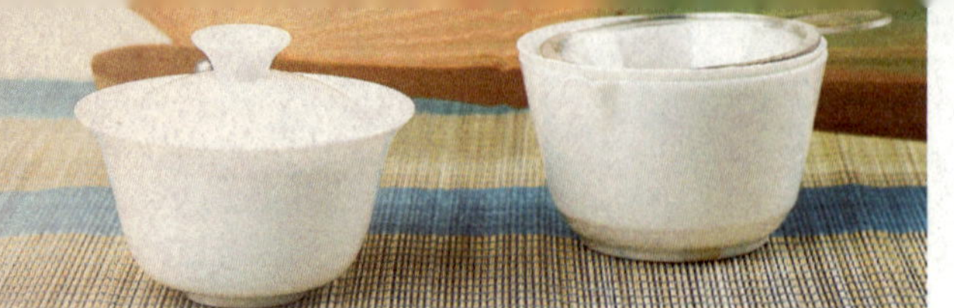

常用泡茶材料功效速查表

寒凉性质的材料

名称	性味	归经	功　效
决明子	性微寒，味甘、苦、咸	肝、胆、肾、大肠经	清热泻火，排毒明目
西洋参	性微寒，味甘、苦	肺、心、肾经	凉补气血，润肺抗老
金银花	性寒，味甘	肺、心、胃、大肠经	清热解毒，排毒消炎
麦冬	性微寒，味甘、微苦	心、肺、脾、胃经	滋阴润肺，益胃生津
蒲公英	性寒，味甘、苦	肝、胃、肾经	清热解毒，消肿散结
菊花	性微寒，味甘、苦	肝、肺经	疏风清热，清肝明目
野菊花	性微寒，味苦、辛	肝、心经	清热解毒，疏风消肿
薄荷	性凉，味辛	肺、肝经	辛凉解表，降火解热
益母草	性微寒，味辛、微苦	心、肝、膀胱经	活血调经，利水消肿，凉血消疹
淡竹叶	性寒，味甘淡	心、胃、小肠经	清热除烦，利尿
桑椹	性凉，味甘、微酸	肝、肾经	补血，益肝肾，明目抗衰

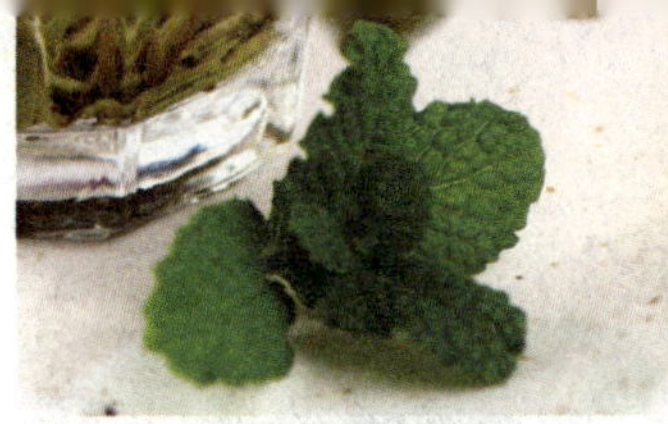
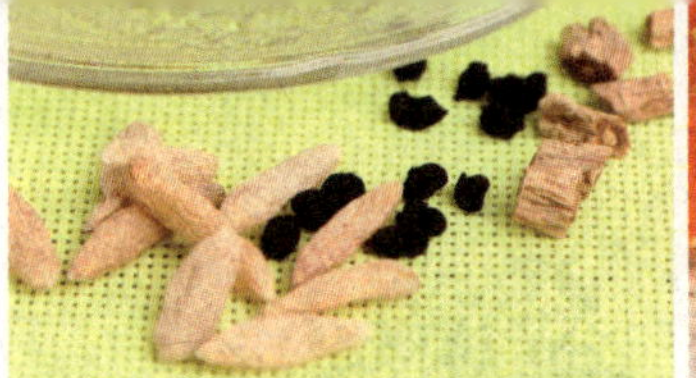
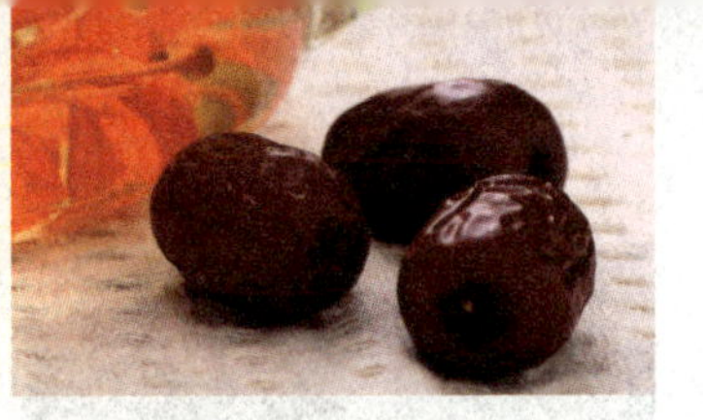

名称	性味	归经	功　　效
绿茶	性凉，味苦、甘	胆、肾、脾	清热解毒，提神醒脑
苦丁茶	性大寒，味苦、甘	肝	散风热，清头目，除烦渴
绞股蓝	性寒，味苦	肺、脾、肾	消炎解毒，滋补强壮
桑叶	性凉，味苦、甘	肺、肝经	疏散风热，清肺润燥，平肝明目，凉血止血
葛根	性凉，味甘、辛	脾、胃经	发表解肌，解热透疹，生津止渴，升阳止泻
夏枯草	性寒，味苦、辛	肝，胆经	清肝火，散郁结，降血压

温热性质的材料

名称	性味	归经	功　　效
龙眼	性温，味甘	心、脾经	补血，益气，安神
红枣	性温、味甘	心、肺、脾、胃经	补气养血，健脾和胃
当归	性温，味甘、辛	肝、心、脾经	养肝补血，调经化瘀
黄芪	性温，味甘	脾、肺、肝、肾经	益气补中，固表托脓
人参	性微温，味甘、微苦	脾、肺经	大补元气，补益气血
杏仁	性微温，味苦	肺、大肠经	宣肺止咳，润肠通便

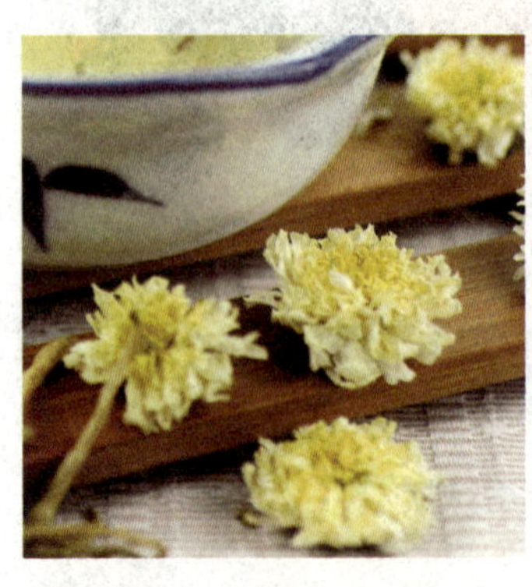
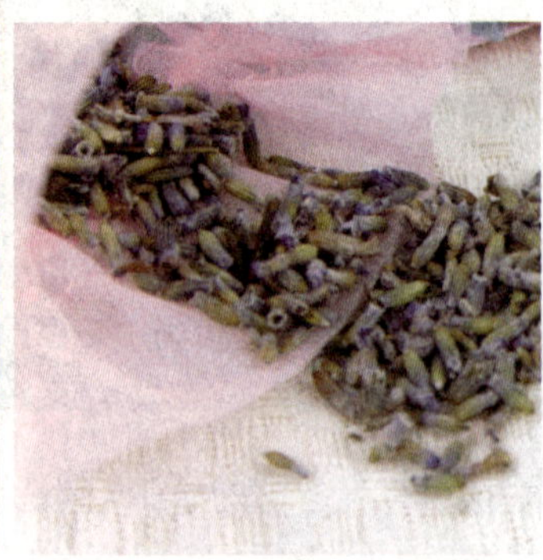
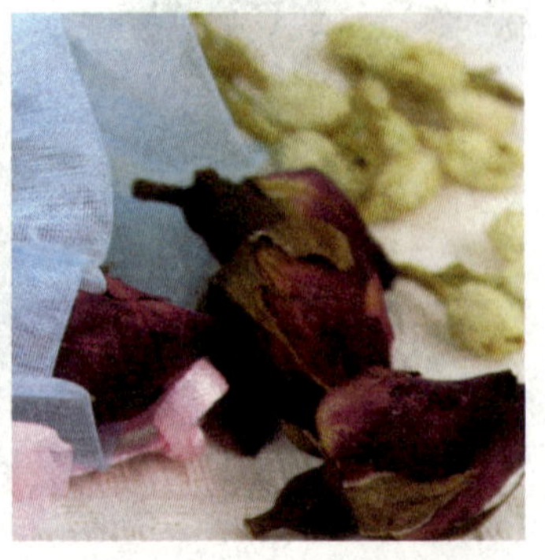

名称	性味	归经	功　效
何首乌	性温，味甘、苦、涩	肝、心、肾经	补血益肾，乌发抗衰
陈皮	性温，味苦、辛	脾、肺经	理气健脾，促进消化
肉桂	性大热，味甘、辛	脾、肾、心、肝经	温里散寒，补火助阳
玫瑰花	性温，味甘	肝、脾经	理气疏肝，活血化瘀
红茶	性微温，味甘	肾、脾	温中散寒，健脾养胃
茉莉花	性温，味辛、甘	肝、脾、胃经	开郁辟秽，理气安神，温中和胃
山楂	性微温，味酸、甘	脾、胃、肝经	消食化积，化瘀行气，化浊降脂

平和性质的材料

名称	性味	归经	功　效
山药	性平，味甘	脾、肺、肾经	健脾补气，润肺强肾
甘草	性平，味甘	心、肺、脾、胃经	补气润肺，缓急和中，解毒
玉竹	性平，味甘	肺、胃经	养阴润燥，生津润肺

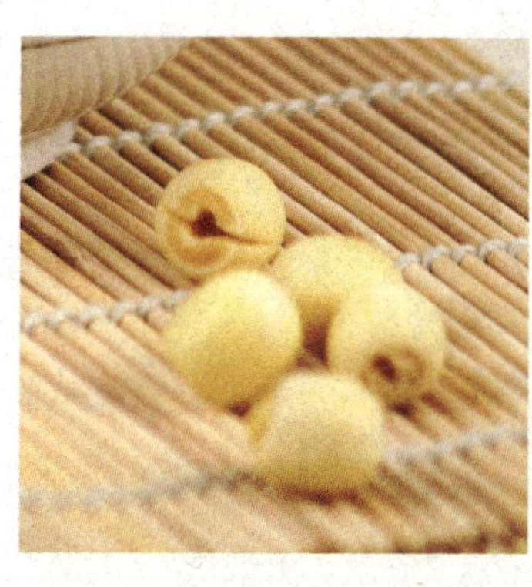
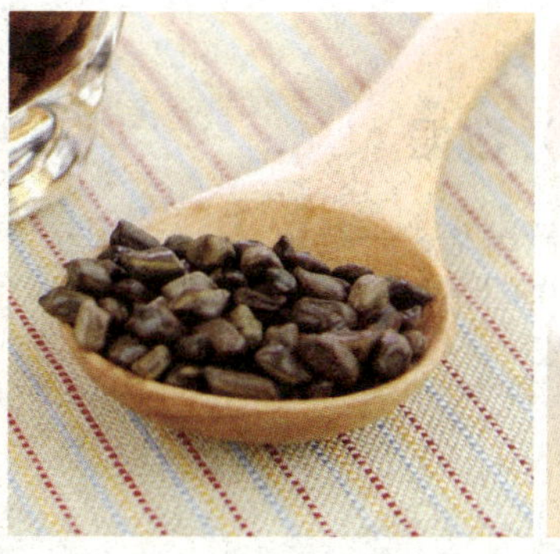
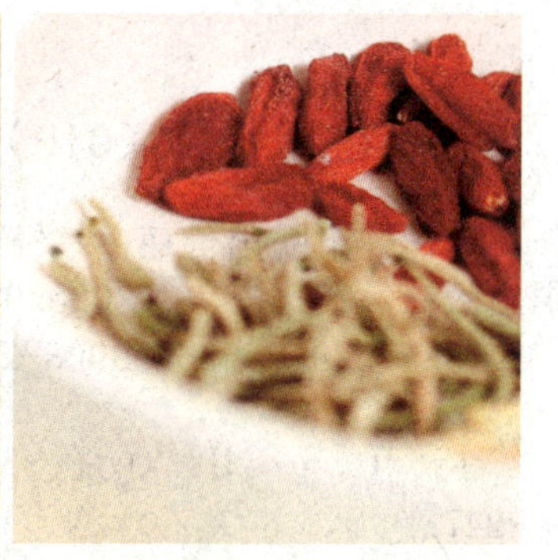

名称	性味	归经	功　　效
茯苓	性平，味甘淡	心、肺、脾、膀胱经	利水渗湿，健脾安神
荷叶	性平，味苦	肝、脾、心经	清热解暑，升发清阳
莲子	性平，味甘、涩	心、脾、肾经	涩肠止泻，养心健脾，益肾
党参	性平，味甘	脾、肺经	补中益气，养血生津
普洱茶	性平，味甘	胃、肾	化解食积，解毒醒酒
桃花	性平，味苦	肾、肝	美容养颜，活血化瘀
莲藕	性平，味甘、涩	肺、胃经	止血凉血，润燥生津
百合	性微寒，味甘	心、肺经	养阴润肺，安神助眠
酸枣仁	性平，味甘、酸	心、肝、胆、脾经	养心安神
玉米须	性平，味甘淡	肾、肝、胆经	利尿消肿，平肝利胆
乌龙茶	性平，味甘、微苦	脾、肾	行气化滞，防病抗病
枸杞子	性平，味甘	肝、肾、肺经	滋补肝肾，养阴补血

图书在版编目（CIP）数据

一杯好茶喝出健康 / 采薇编著. -- 北京 ：中国纺织出版社，2014.8 （2025.9重印）
ISBN 978-7-5064-9968-2

Ⅰ. ①一… Ⅱ. ①采… Ⅲ. ①茶叶-食物疗法 Ⅳ. ①R247.1

中国版本图书馆CIP数据核字(2014)第082598号

责任编辑：舒文慧　　责任校对：高　涵　　责任印制：王艳丽

中国纺织出版社出版发行
地址：北京市朝阳区百子湾东里A407号楼　邮政编码：100124
销售电话：010—87155894　传真：010—87155801
http://www.c-textilep.com
中国纺织出版社天猫旗舰店
官方微博 http://weibo.com/2119887771
三河市人民印务有限公司印刷　各地新华书店经销
2014年8月第1版　2025年9月第2次印刷
开本：710×1000　1/16　印张：13
字数：180千字　定价：58.00元